麻醉学问系列丛书

总主审 曾因明 邓小明
总主编 王英伟 王天龙 杨建军 王 锷

围术期并发症诊疗

主 编 戚思华 刘学胜

Perioperative complication diagnosis and treatment

中国出版集团有限公司

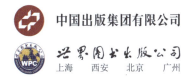

上海 西安 北京 广州

图书在版编目(CIP)数据

围术期并发症诊疗 / 戚思华，刘学胜主编. -- 上海：上海世界图书出版公司，2024.10. --（麻醉学问系列丛书 / 王英伟主编）. -- ISBN 978-7-5232-1646-0

Ⅰ.R619

中国国家版本馆 CIP 数据核字第 2024XC1167 号

书　　名	围术期并发症诊疗 Weishuqi Bingfazheng Zhenliao
主　　编	戚思华　刘学胜
责任编辑	芮晴舟
出版发行	上海世界图书出版公司
地　　址	上海市广中路 88 号 9 - 10 楼
邮　　编	200083
网　　址	http://www.wpcsh.com
经　　销	新华书店
印　　刷	杭州锦鸿数码印刷有限公司
开　　本	787mm×1092mm　1/16
印　　张	26.25
字　　数	500 千字
版　　次	2024 年 10 月第 1 版　2024 年 10 月第 1 次印刷
书　　号	ISBN 978-7-5232-1646-0/ R·749
定　　价	200.00 元

版权所有　翻印必究
如发现印装质量问题，请与印刷厂联系
（质检科电话：0571 - 88855633）

总主编简介

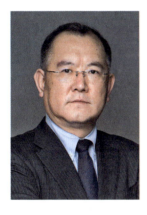

王英伟

复旦大学附属华山医院麻醉科主任,教授,博士研究生导师。

中华医学会麻醉学分会常委兼秘书长,中国医学装备协会麻醉学分会主任委员,中国神经科学学会理事兼麻醉与脑功能分会副主任委员,中国研究型医院学会麻醉学分会副主任委员,中国药理学会麻醉药理分会常务委员。

以通讯作者发表SCI论文60余篇。作为项目负责人获得国家863重点攻关课题、科技部重点专项课题,以及国家自然科学基金7项其中包括重点项目。主编《小儿麻醉学进展》《小儿麻醉学》《临床麻醉学病例解析》《神奇的麻醉世界》《麻醉学》精编速览(全国高等教育五年制临床医学专业教材)、《麻醉学》习题集(全国高等教育五年制临床医学专业教材)等专著。

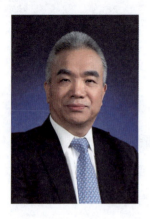

王天龙

首都医科大学宣武医院麻醉手术科主任医师，教授，博士研究生导师。

中华医学会麻醉学分会候任主任委员，中华医学会麻醉学分会老年人麻醉学组组长，国家老年麻醉联盟主席，中国医师协会毕业后教育麻醉专委会副主任委员，北京医学会麻醉学分会主任委员，中国研究型医院麻醉专业委员会副主任委员，欧洲麻醉与重症学会考试委员会委员。

擅长老年麻醉、心血管麻醉和神经外科麻醉，发表SCI论文90余篇，核心期刊论文300余篇。领衔执笔中国老年人麻醉与围术期管理专家共识/指导意见9部。主译《姚氏麻醉学》第8版，《摩根临床麻醉学》第6版中文版；主编国家卫健委专培教材《儿科麻醉学》等。

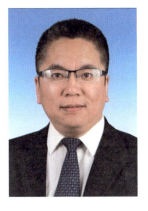

杨建军

郑州大学第一附属医院麻醉与围手术期及疼痛医学部主任,郑州大学神经科学研究院副院长,教授,博士研究生导师。

中华医学会麻醉学分会常务委员,中国精准医学学会常务理事,中国老年医学学会麻醉学分会副会长,中国神经科学学会麻醉与脑功能分会常务委员,中国神经科学学会感觉与运动分会常务委员,教育部高等学校临床医学类专业教学指导委员会麻醉学专业教学指导分委员会委员,河南省医学会麻醉学分会主任委员。

主持国家自然科学基金6项。发表SCI论文283篇,其中32篇IF＞10分。主编《麻醉相关知识导读》《疼痛药物治疗学》,主审《产科输血学》,参编、参译30余部。

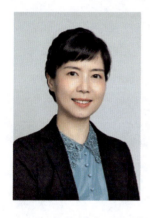

王 锷

一级主任医师,二级教授,博士生导师。

中南大学湘雅医院麻醉手术部主任,湖南省麻醉与围术期医学临床研究中心主任,国家重点研发计划项目首席科学家,中华医学会麻醉学分会常委,中国女医师协会麻醉学专委会副主委,中国睡眠研究会麻醉与镇痛分会副主委,中国心胸血管麻醉学会心血管麻醉分会副主委,中国超声工程协会麻醉专委会副主委,中国医师协会麻醉科医师分会委员,中国医疗器械协会麻醉与围术期医学分会常委,湖南省健康服务业协会麻醉与睡眠健康分会理事长,湖南省麻醉质控中心副主任。《中华麻醉学杂志》《临床麻醉学杂志》常务编委。

分册主编简介

戚思华

哈尔滨医科大学附属第四医院麻醉教研室主任、麻醉科主任,医学博士,主任医师,二级教授,博士研究生导师。

中华医学会麻醉学分会常务委员兼气道管理学组组长,中国中西医结合学会麻醉学分会常务委员,中国神经科学学会麻醉与脑功能分会常务委员,中国医学装备协会麻醉学分会副秘书长,中国医师协会麻醉学医师分会委员,黑龙江省医学会麻醉学分会主任委员,黑龙江省中西医结合学会麻醉学分会主任委员。

刘学胜

主任医师,教授,博士生导师。安徽医科大学第一附属医院麻醉科主任

安徽省学术和技术带头人。中华医学会麻醉学分会委员、中国医师协会麻醉医师分会委员、安徽省医学会麻醉学分会候任主任委员。获得5项国家自然科学基金项目资助。在 *Anesthesiology*,*BJA*,*Anesthesia & Analgesia*,*JAMA Network Open* 等国内外知名杂志发表论文50余篇,参编、参译专著10余部。

麻醉学问系列丛书

总主审

曾因明　邓小明

总主编

王英伟　王天龙　杨建军　王　锷

总主编秘书

黄燕若

分册主编

分册	主编	
麻醉解剖学	张励才	张 野
麻醉生理学	陈向东	张咏梅
麻醉药理学	王 强	郑吉建
麻醉设备学	朱 涛	李金宝
麻醉评估与技术	李 军	张加强
麻醉监测与判断	于泳浩	刘存明
神经外科麻醉	王英伟	
心胸外科麻醉	王 锷	
骨科麻醉	袁红斌	张良成
小儿麻醉	杜 溢	
老年麻醉	王天龙	
妇产科麻醉	张宗泽	
五官科麻醉	李文献	
普外泌尿麻醉	李 洪	
合并症患者麻醉	王东信	赵 璇
围术期并发症诊疗	戚思华	刘学胜
疼痛诊疗学	冯 艺	嵇富海
危重病医学	刘克玄	余剑波
麻醉治疗学	欧阳文	宋兴荣
麻醉学中外发展史	杨建军	杨立群
麻醉学与中医药	苏 帆	崔苏扬

编写人员

主 编

戚思华（哈尔滨医科大学附属第四医院）
刘学胜（安徽医科大学第一附属医院）

副主编

李龙云（吉林大学中日联谊医院）
王　胜（中国科学技术大学附属第一医院）

编 委

王　颖（哈尔滨医科大学附属第四医院）
高晓莹（哈尔滨医科大学附属第四医院）
贺振秋（哈尔滨医科大学附属第四医院）
徐光红（安徽医科大学第一附属医院）
陈立建（安徽医科大学第一附属医院）
陆　姚（安徽医科大学第一附属医院）
胡宇博（吉林大学中日联谊医院）
贺克强（中国科学技术大学附属第一医院）
刘　丽（哈尔滨医科大学附属第三医院）
徐龙河（中国人民解放军总医院第三医学中心）

参编人员

汪　欢	孟改革	李　珺	方攀攀	刘　欢
王丽霞	汤玮洁	刘佳琦	赵子豪	凌新养
杨　瑞	孙　月	刘永哲	范春玲	胡亚楠
刘博研	马　骏	陈　旭	毛佳丽	高　玮
刘　琳	李　俊	谢　莉	王肖肖	张雪兵
冯　博	牟敦兰	朱康丽	王　雪	张伟鑫
祝　贺	刘　琪	罗　琴	吉美霖	陈　旭

主编秘书

朱康丽（哈尔滨医科大学附属第四医院）
沈启英（安徽医科大学第一附属医院）

总　序

我投身麻醉学专业60余年,作为中国麻醉学科从起步、发展到壮大的见证者与奋斗者,欣喜地看到70余年来,特别是近40年来,我国麻醉学专业持续不断的长足进步。新理论、新观念、新技术、新设备、新药品不断涌现,麻醉学科工作领域不断拓展,人才队伍的学历结构和整体实力不断提升,我国麻醉学事业取得了历史性成就。更令人欣慰的是,我国麻醉学领域内的后辈新秀们正在继承创新,奋斗于二级临床学科的建设,致力于学科的升级与转型,为把我国的麻醉学事业推至新的更高的平台而不懈努力。

麻醉学科的可持续发展,人才是关键,教育是根本。时代需要大量优秀的麻醉学专业人才,优秀人才的培养离不开教育,而系列的专业知识载体是教育之本。"智能之士,不学不成,不问不知"。"学"与"问"是知识增长过程中两个相辅相成、反复升华、不可缺一的重要层面。我从事麻醉学教育事业逾半个世纪,对此深有体会。

欣悉由王英伟、王天龙、杨建军、王锷教授为总主编,荟集国内近百位著名中青年麻醉学专家为主编、副主编及编委的麻醉学问丛书,历经凝心聚力的撰著终于问世。本丛书将麻醉教学中的"学"与"问"整理成册是别具一格的,且集普及与提高为一体,填补了我国麻醉学专著中的空白。此丛书由21部分册组成,涉及麻醉解剖、麻醉生理、麻醉药理和临床麻醉学各专科麻醉,以及麻醉监测、治疗等领域,涵盖了麻醉学相关的基础理论及临床实践技能等丰富内容,以问与答的形式为广大麻醉从业者开阔思路、答疑解惑。这一丛书以临床工作中常见问题为切入点，编撰时讲究文字洗练，简明扼要，便于读者记忆和掌握相关知识点，减少思维冗杂与认知负荷。

值此丛书出版之际，我对总主编、主编和编委，以及所有为本丛书问世而辛勤付出的工作人员表示衷心的感谢！感谢你们为了麻醉学事业的发展、为了麻醉学教育的进步、为了麻醉学人才的培养所做出的不懈努力！"少年辛苦终身事，莫向光阴惰寸功"，希望有更多出类拔萃、志存高远的后辈们选择麻醉学专业作为自己奋斗终生的事业，勤勉笃行、深耕不辍！而此丛书无疑是麻醉学领域传道授业解惑的经典工具书，若通读博览，必开卷有益！

（丛书总主审：曾因明）

徐州医科大学麻醉学院名誉院长、终身教授

中华医学教育终身成就专家获得者

2022 年 11 月 24 日

前言

麻醉学是一门充满奇迹和挑战的科学,从麻醉学到围术期医学的发展更是促进外科治疗的上限。而围术期麻醉管理特别是对并发症的预防、识别和处理更是至关重要的环节,因为它直接关系到手术患者的生命安全和术后恢复质量。这本《围术期并发症诊疗》正是对这一复杂主题进行全面且深入的探讨。

《围术期并发症诊疗》内容上不仅从纵向的时间维度上对术前、术中、术后3个阶段可能出现的各种并发症进行了详细解答,也在横向学科的宽度上涵盖了患者本身病情变化、各专科手术和麻醉治疗相关并发症等诸多方面的内容。主题广泛,并且通过问答的形式,使读者能够快速找到所需的信息。这种组织方式既高效实用又提高了可读性,满足了临床医生在繁忙紧张的工作中快速获取知识的需求。但是,需要指出的是,尽管本书的覆盖面很广,但由于时间和编者水平限制,书中难免存在疏忽或赘述之处。例如,困难气道的评估与处理,不仅涉及术前、术中及术后,而且在各专科麻醉管理中均占据重要地位,因此,围术期与困难气道相关的并发症在不同章节中会有交叉或重复。其他包括低血压、心律失常、围术期神经认知功能障碍等,在书中问题解答时偶有重复也在所难免。我们鼓励读者在阅读过程中保持批判性思维,对书中出现的任何问题提出批评和建议。

在本书的编写过程中,除哈尔滨医科大学第四附属医院麻醉科戚思华教授团队与安徽医科大学第一附属医院麻醉科刘学胜教授团队,我们还邀请了中国科学技术大学附属第一医院麻醉科王胜教授团队、吉林大学中日联谊医院麻醉科李龙云教授团队等多所大学附属医院的20余位临床一线医生共同完成了这本近50万字的专著,以问答形式呈现,旨在为临床医生提供一份全面、系统的参考资料。

在过去的3年时间里,编者团队历经艰辛,克服种种困难,通过线上或线下讨论最终汇集了各位专家学者团队丰富的临床经验和最新的研究成果,将临床实践中常见的问题进行了系统梳理,并提供了详细的解答和建议,希望能够为临床医生提供有力的支持和指导。

在这里,我们要感谢所有参与本书撰写的专家、学者和临床一线医生们,他们的辛勤付出和专业精神使得这本书得以顺利完成。我们还要感谢所有支持我们的编辑团队、科室其他成员以及与我们共同战斗在临床一线的友邻学科成员。正是有了你们的支持和鼓励,我们才能够克服重重困难,完成这部富有价值的专著。

总的来说,针对手术室内与疾病、手术乃至麻醉本身的无硝烟之战,麻醉医生先"伐谋",制定合适的麻醉管理预案防患于未然,其次"伐兵",积极处理相关并发症,提高恢复质量。而这本《围术期并发症诊疗》正是将"谋与兵"以问答的形式快速传递给临床医生,从而提高临床医生尤其青年医生围术期管理的能力,有助于减少围术期并发症的发生,提高手术治疗效果和患者满意度。最后,我们希望读者能够充分利用这本书,并在实践中不断验证和应用其中的知识,使得本书能够真正成为临床医生的有力工具,帮助他们更好地应对围术期的并发症,为患者的健康保驾护航。同时,我们也希望读者能够积极反馈宝贵意见和建议,让我们共同为围术期医学事业的发展和进步而努力奋斗。

戚思华　刘学胜

目 录

第一章 概论 ········· 1
第一节 围术期并发症的分类及相关概念 ········· 1
第二节 围术期并发症的流行病学特征 ········· 4
第三节 围术期并发症的防范策略 ········· 6

第二章 与围术期并发症相关的术前风险因素 ········· 10
第一节 感染、创伤和失血的风险 ········· 10
第二节 肥胖和营养不良的风险 ········· 17
第三节 呼吸系统的术前风险因素 ········· 25
第四节 循环系统的术前风险因素 ········· 35
第五节 神经系统的术前风险因素 ········· 42
第六节 消化系统的术前风险因素 ········· 61
第七节 内分泌系统的术前风险因素 ········· 68
第八节 血液系统的术前风险因素 ········· 79
第九节 泌尿系统的术前风险因素 ········· 84
第十节 特殊人群的风险因素 ········· 89
第十一节 其他系统的术前风险因素 ········· 103

第三章 与外科手术相关的围术期并发症 ········· 110
第一节 普通外科手术相关并发症 ········· 110
第二节 骨科手术相关并发症 ········· 121
第三节 妇产科手术相关并发症 ········· 128

第四节　眼耳鼻喉手术相关并发症 …… 133
　第五节　口腔科手术相关并发症 …… 143
　第六节　神经外科手术相关并发症 …… 149
　第七节　心外科手术相关并发症 …… 156
　第八节　儿外科手术相关并发症 …… 162
　第九节　内镜下手术相关并发症 …… 172
　第十节　日间手术相关并发症 …… 183
　第十一节　介入手术相关并发症 …… 199

第四章　与麻醉诊疗相关的术中并发症 …… 213
　第一节　麻醉方法及麻醉操作技术相关并发症 …… 213
　第二节　与术中管理方法及有创技术相关的并发症 …… 267
　第三节　术中用药和输血相关不良反应 …… 276
　第四节　麻醉设备相关并发症 …… 283
　第五节　人工心肺支持相关并发症 …… 290

第五章　与围术期麻醉诊疗相关的术后并发症 …… 298
　第一节　术后呼吸系统并发症 …… 298
　第二节　术后循环系统并发症 …… 309
　第三节　术后神经系统并发症 …… 325
　第四节　术后消化系统并发症 …… 333
　第五节　术后内分泌系统并发症 …… 350
　第六节　术后泌尿系统并发症 …… 363
　第七节　围术期免疫系统并发症 …… 368
　第八节　感染和失血 …… 375
　第九节　离子紊乱 …… 390

第一章

概　　论

第一节　围术期并发症的分类及相关概念

1. 什么是围术期？

广义的围术期是指从进入外科病房决定手术起直到治疗终止出院之间的时间段。

2. 什么是不良事件？

不良事件（adverse event，AE）是指与所施行的医学诊疗有时间相关性的任何不利或者非预期的体征（包括异常的实验室检查发现）、症状、疾病，不论是否认为与医学治疗或者处理相关。不良事件术语用于医疗记录和科学分析，作为特定事件的唯一指代用语。

3. 什么是并发症？

并发症（complication）是指原发疾病的发展或是在原发疾病基础上产生和导致机体脏器的进一步损害。虽然与主要疾病性质不同，但是在发病机制上有密切联系。如慢性肺部疾病并发肺性脑病、风湿性心脏瓣膜病并发亚急性感染性心内膜炎等。

4. 什么是麻醉并发症？

麻醉并发症是直接由麻醉引起或与麻醉有关的一系列不良反应或疾病。不仅仅因麻醉而产生，与麻醉实施和手术操作有关的因素均是使机体内环境发生改变的重要外因,而并发症则是在原有身体状况的内因基础上由外因作用而引发的。

5. 什么是麻醉意外?

麻醉意外是手术麻醉期间发生的未能有效预测或预防性处理的可危及手术患者生命安全的严重麻醉并发症。

6. 围术期并发症如何分类?

围术期并发症可有多种分类方式。按病因相关性可分为外科疾病相关并发症、麻醉相关并发症;按病程演变可分为短期并发症和长期并发症;按临床工作流程可分为术前并发症、术中并发症和术后并发症;按并发症发生的器官和系统可分为以器官系统为基础的并发症,例如呼吸系统并发症、循环系统并发症等。

7. 围术期并发症的原因分类是什么?

疾病本身的原因或病情突然变化导致;手术应激及外科相关处置导致;麻醉应激、麻醉药物、麻醉管理等导致。

8. 什么是并存疾病?

并存疾病又称为伴发疾病或并存病(comorbidities)。是指同时存在的与主诊断的疾病不相关的疾病,其对机体和主要疾病可能发生影响,如龋病(龋齿)、肠蛔虫症等。

9. 什么是症状?

症状(symptom)是患者患病后对机体生理功能异常的自身体验和感觉,如瘙痒、疼痛、心悸、气短、恶心、呕吐或眩晕等。这些症状常常早于临床其他检查结果的异常,重视它们有利于疾病的早发现、早诊断。各种症状大多存在一定的病理生理基础,因而具有不可替代性,了解它们的发生和演变始终是临床工作中非常重要的内容。当然也有些疾病,例如恶性肿瘤,在疾病的早期可以没有任何症状,一旦出现症状已经是中期甚至晚期。

10. 什么是体征?

体征(sign)是患者患病时,医师通过体格检查发现的异常征象,如皮肤黄染、肝脾肿大、心脏杂音或肺部啰音等。症状和体征可单独出现或同时存在。有些异常既是症状,也是体征,如皮肤黄染。任何体征都有其病理生理学基础,医师不仅要正确判断体征,还要分析这些体征所揭示的病理生理改变,为诊断提供依据。

11. 什么是综合征?

在各种病理过程中,当出现一个症候时,同时会伴有另外几个症候。这一群症候是很固定的,将其统一起来进行观察则称为综合征(syndrome)。一个综合征的各种症状可看作是由一个基本原因所引起的。亦称"症候群"。代表一些相互关联的器官病变或功能紊乱而同时出现一群症状,往往不是一种独立的疾病,常可出现于几种疾病或由于几种不同原因所引起的疾病。

12. 请简述我国 2023 年推出的的《医疗质量安全不良事件分级分类标准》包括哪些内容?

答:依据严重程度从轻到重分为四大类,依次为Ⅳ类事件(隐患事件)即未发生不良事件;Ⅲ类事件(无后果事件)即发生不良事件,但未造成患者伤害;Ⅱ类事件(有后果事件)即发生不良事件,且造成患者伤害;Ⅰ类事件(警告事件)即发生不良事件,造成患者死亡。与之相对应的,根据给患者造成损害的程度描述分为 A、B、C、D、E、F、G、H、I 共 9 个级别,其中Ⅳ类对应 A 级,Ⅲ类对应 B、C、D 三级,Ⅱ类对应 E、F、G、H 四级,Ⅰ类对应 I 级。适用于全国二级以上医疗机构。

13. 现行的麻醉专业医疗质量控制指标主要包括哪些指标?

现行的麻醉专业医疗质量控制指标主要包括:麻醉科医患比、各 ASA 分级麻醉患者比例、急诊非择期麻醉比例、各类麻醉方式比例、麻醉后手术取消率、麻醉后监测治疗室(PACU)转出延迟率、PACU 入室低体温率、非计划转入 ICU 率、非计划二次气管插管率、麻醉开始后 24 小时内死亡率、麻醉开始后 24 小时心搏骤停率、术中自体血输注率、麻醉期间严重过敏反应发生率等。

14. 中国医院协会《患者安全目标》2019 版包括哪些内容?

中国医院协会发布了中国医院协会《患者安全目标》(2019 版),包含:正确识别患者身份、确保用药与用血安全、强化围术期安全管理、预防和减少健康保健相关感染、加强医务人员之间的有效沟通、防范与减少意外伤害、提升管路安全、鼓励患者及其家属参与患者安全、加强医学装备安全与警报管理、加强电子病历系统安全管理等十项内容。

第二节　围术期并发症的流行病学特征

15. 循证医学的核心思想是什么？

循证医学（evidence-based medicine，EBM）的核心思想是将临床证据、医师经验与患者意愿三者相结合来制定医疗决策，包括诊断和治疗方案。

16. 循证医学核心思想中的寻找最佳临床证据的目的是什么？

寻找和收集最佳临床证据，旨在得到更敏感和更可靠的诊断方法、更有效和更安全的治疗方案。而医师则可根据临床经验识别和采用那些最好的证据，并根据患者的具体情况，对疾病的担心程度、对治疗的期望程度，为患者着想并尊重患者的选择。将最佳临床证据、临床经验和患者意愿这三大要素紧密结合在一起，医患相互理解、相互信任，从而达到最佳诊断和治疗效果。

17. 传统医学获得的临床证据有什么不足？

传统医学主要根据个人的临床经验，遵从上级或高年资医师的意见，参考来自教科书和医学刊物的资料等诊断疾病，其理论依据可能是零散、片面甚至过时、错误的，并非当前可以获得的最佳临床证据。

18. 循证医学如何支持临床诊断推理？

循证医学强调将临床证据按质量进行分级，在诊治患者时，优先参照当前（最新）的最高级别证据进行诊治决策，如果没有高级别证据，再按证据级别顺次考虑低级别。这是关系临床诊断推理正确与否的关键。

19. 围术期并发症的流行病学特征？

在中国，目前还没有权威的围术期并发症流行病学数据。

20. ICD‐11 疾病编码中已确认的麻醉并发症包括哪些类别？

（1）妊娠期间的麻醉并发症。
（2）产程及分娩期间的麻醉并发症。
（3）产褥期麻醉并发症。

(4) 受妊娠、产程或分娩期母体麻醉或镇痛影响的胎儿或新生儿。
(5) 麻醉引起的恶性高热。
(6) 与麻醉装置的损伤或伤害有关。

21. ICD-11 疾病编码中已确认的妊娠期间麻醉并发症包括哪些？
(1) 妊娠期间麻醉的肺部并发症。
(2) 妊娠期间麻醉的心脏并发症。
(3) 妊娠期间麻醉的中枢神经系统并发症。
(4) 妊娠期间局部麻醉的毒性反应。
(5) 妊娠期间脊髓或硬膜外麻醉诱发的头疼。
(6) 非特指的妊娠期间麻醉的并发症。
(7) 妊娠期间麻醉的并发症,未特指的。

22. ICD-11 疾病编码中已确认的产程或分娩期间麻醉并发症包括哪些？
产程及分娩期间:
(1) 麻醉引起的吸入性肺炎。
(2) 麻醉引起的其他肺部并发症。
(3) 麻醉引起的心脏并发症。
(4) 麻醉引起的中枢神经系统并发症。
(5) 局部麻醉的毒性反应。
(6) 脊髓或硬膜外麻醉诱发的头痛。
(7) 脊髓或硬膜外麻醉引起的其他并发症。
(8) 其他特指的产程或分娩期间的麻醉并发症。
(9) 麻醉并发症,未特指的。

23. ICD-11 疾病编码中已确认的产褥期麻醉并发症包括哪些？
(1) 产褥期麻醉的肺部并发症。
(2) 产褥期麻醉的心脏并发症。
(3) 产褥期麻醉的中枢神经系统并发症。
(4) 产褥期脊髓或硬膜外麻醉诱发的头痛。
(5) 产褥期脊髓或硬膜外麻醉的其他并发症。
(6) 其他特指的产褥期麻醉并发症。

(7) 产褥期麻醉并发症,未特指的。

24. ICD-11 疾病编码中已确认的麻醉并发症包括哪些类别?
(1) 妊娠期间的麻醉并发症。
(2) 产程及分娩期间的麻醉并发症。
(3) 产褥期麻醉并发症。
(4) 其他和未特指麻醉药中毒。

25. 在《麻醉科质量控制专家共识(2020版)》中,妥善处理与麻醉相关的医疗安全(不良)事件的途径有哪些?
(1) 建立主动报告医疗安全(不良)事件的制度与可执行的工作流程(高度推荐)。
(2) 建立网络医疗安全(不良)事件直报系统及数据库(建议)。
(3) 麻醉科工作人员对不良事件报告制度知晓率应达到100%(高度推荐)。
(4) 需持续改进安全(不良)事件报告系统的敏感性,有效降低漏报率。对于严重不良事件,需溯源分析并制定相应的防范措施(建议)。

第三节 围术期并发症的防范策略

26. 什么是病史采集?
病史采集(history taking)即问诊,是通过医师与患者进行提问与回答,收集患者相关资料的过程,目的是了解疾病发生与发展过程,为诊断提供依据。这是医师最基本的一项临床技能。只要患者神志清晰,无论在门诊或住院的环境均可进行。许多疾病经过详细的病史采集,加上全面系统的体格检查,即可提出初步诊断(initial diagnosis)。医师与患者之间的问与答,涉及医师很多交流沟通的基本技能,并体现出对患者的人文关怀。

27. 什么是系统回顾?
系统回顾(review of the systems)是指对呼吸系统、循环系统、消化系统、泌尿系统、造血系统、内分泌系统及代谢、神经精神系统、肌肉骨骼系统等的症状、体征和病史的回顾。

28. 什么是体格检查？

体格检查（physical examination）是医师用自己的感官或传统的辅助器具（如听诊器、叩诊锤、血压计、体温计）对患者进行系统的观察和检查，揭示机体正常和异常征象的临床诊断方法。主要是通过视诊、触诊、叩诊和听诊，了解患者所存在的体征，来发现患者的临床表现。体格检查应该做到全面、系统、准确，不遗漏重要征象。尽量做到既能获得准确结果，又不使患者感到难受。

29. 什么是实验室检查？

实验室检查（laboratory tests）是通过物理、化学和生物学等实验室方法对患者的血液、体液、分泌物、排泄物、细胞取样和组织标本等进行的检查，目的是获得病原学、病理形态学或器官功能状态等相关资料。当实验室检查结果与临床表现不符时，应结合临床慎重解释结果或进行必要的复查。实验室检查偶尔阳性或者数次阴性，均不能作为肯定或否定临床诊断的依据。

30. 什么是辅助检查？

辅助检查是应用各种器械，对患者进行的相关检查，如心电图、肺功能和各种内镜检查，以及临床上常用的各种诊断操作技术等。这些辅助检查只能在问诊、体格检查、必要的实验室检查基础上，有针对性地选用，为诊断疾病提供依据。随着科学技术水平的不断发展，越来越多的辅助检查能越来越早期、准确地提供诊断依据，但仍然不能忽视首先对患者进行问诊与体格检查。

31. 诊断的内容与格式有哪些？

诊断的内容包括病因诊断、病理解剖诊断、病理生理诊断、疾病的分型与分期、并发症诊断、伴发疾病诊断、待诊诊断。

32. 应依据什么来规范疾病的诊断名称？

疾病诊断、手术、各种诊疗操作名称的书写和编码应尽量符合最新国际标准、国家标准、地方或单位标准，以《国际疾病分类》ICD 编码（International Classification of Diseases，ICD）和 CM-3 国际标准为主要代表。国际疾病分类对于国际、国内进行疾病分类资料的交流对比都有一定的唯一性、权威性及重要性。它是一个多轴心分类系统，主要有病因轴心、部位轴心、病理轴心和临床表现轴心，每个疾病诊断由一个或数个表示分类轴心的医学术语所构成。

33. 什么是主要诊断和第一诊断？

世界卫生组织（WHO）和我国卫生行政主管部门规定，当就诊者存在着一种以上的疾病损伤和情况时，需选择对就诊者健康危害最大、花费医疗资源最多、住院时间最长的疾病作为病案首页的主要诊断（principal diagnosis）；将导致死亡的疾病作为第一诊断。

34. 什么是待诊诊断？

症状或体征原因待诊诊断是指有些疾病一时难以明确诊断，临床上常常用主要症状或体征的原因待诊作为临时诊断，如发热原因待诊、腹泻原因待诊、黄疸原因待诊、血尿原因待诊等，对于待诊病例应根据临床资料的分析和评价，提出可能性较大的诊断，可按可能性大小排列，反映诊断的倾向性。对"待诊"患者提出诊断的倾向性有利于合理安排进一步检查和治疗，并应尽可能在规定时间内明确诊断。

35. 什么是临床诊断思维？

临床思维指在临床实践中用来收集和评价资料以及做出诊断和处理判断的推理过程。临床诊断思维是与医师的各种操作技能同等重要的一种思维技能，通过科学的逻辑思维，结合掌握的疾病知识，对所获取的各种资料进行分析、评价、整理，以达到提出诊断的目的。

36. 用于诊断的临床思维基本方法有哪些？

临床思维的基本方法包括：推理、横向列举、模式识别以及其他方法如解剖结构、生理功能、病理及病理生理变化、病情轻重、可能的致病原因、寻找特殊的症状和体征组合进行鉴别诊断、最大可能性诊断、进一步检查和诊断性治疗等。

37. 临床诊断思维的特点有哪些？

对象的复杂性；时间的紧迫性；资料的不完备性；诊断的概然性；诊断的动态性。

38. 常见诊断失误的原因？

（1）病史资料不完整、不确切。
（2）观察不细致或检查结果误差较大。
（3）医学知识不足、缺乏临床经验。

（4）其他如症状不典型、诊断条件不具备或其他复杂的社会原因等。

39. 什么是整合医学？

整合医学指在理念上实现医学整体和局部的统一，在策略上以患者为核心，在实践上将各种防治手段有机融合。它将医学各领域最先进的知识理论和临床各专科最有效的实践经验有机整合，并根据社会、环境、心理进行调整，使之成为更加适合人体健康和疾病治疗的新的医学体系。整合医学的核心是团队合作、多科合作、全程关注。

40. 围术期并发症的防范策略？

围术期并发症的防范策略包括：积极预防、完善制度、执行规范、普及质控；有效识别、加强合作；合理会诊、治疗充分；知识更新、系统培训、避免过劳。

41. 麻醉安全与质量控制的核心是什么？其实现路径是什么？

麻醉安全与质量控制的核心是持续改进和提高。实现路径为戴明循环（Deming Cycle）又称 PDCA 循环（PDCA Cycle）。PDCA，即 Plan‐Do‐Check‐Act，也可以称为 PDSA，即 Plan‐Do‐Study‐Act。

（王颖　戚思华）

参考文献

[1] 美国卫生及公共服务部《常见不良事件评价标准（CTCAE）》5.0 版，https://ctep.cancer.gov/protocolDevelopment/electronic applications/ctc.htm
[2] 李天佐,黄宇光,马虹,等.麻醉科质量控制专家共识(2020版).
[3] 陈孝平,汪建平,赵继宗,等.外科学[M].北京：人民卫生出版社,2018.
[4] 万学红,卢雪峰,刘成玉,等.诊断学[M].北京：人民卫生出版社,2018.
[5] 国际疾病分类第十一次修订本（ICD‐11）.https://icd.who.int/zh.html.

第二章

与围术期并发症相关的术前风险因素

第一节 感染、创伤和失血的风险

1. 围术期常见的术前感染有哪些？

　　细菌感染、病毒感染、破伤风、获得性免疫缺陷综合征、结核病等。其中最常见的是细菌感染。

2. 导致术前感染增加的主要因素有哪些？

　　主要包括宿主因素、病原微生物因素、医源性因素三个方面。宿主因素多为与宿主自身存在的感染易感性增加的因素有关，如高龄、贫血、创伤、营养不良、慢性疾病等；病原微生物因素多为细菌，其中以革兰阴性细菌最多见，且导致不同部位感染的病原微生物也不同，不合理应用抗生素也易导致菌群失调和二重感染以及耐药菌株增加；医源性因素包括各种侵入性检查、正常生理保护性反射的抑制和破坏、医疗资源分配不合理、医疗行为不规范等。

3. 感染的早期临床表现有哪些？

　　感染引起的全身反应包括：体温、心率、呼吸和白细胞计数的改变，早期多见为体温升高、心率增快、呼吸增快、白细胞计数和其中中性粒细胞比值增加，但这些临床表现并非感染的特异性表现，只能为诊断提供佐证。

4. 确诊感染的诊断思路是什么？

仔细复习病史了解原发病；分析感染的诱发因素；筛查感染的临床表现佐证；查找感染灶；通过辅助检查和诊断性实验确定感染部位，并尽可能不遗漏潜在的多发感染灶；获取培养标本以明确病原微生物种类；排除其他病因导致的非感染性全身性炎症反应。

5. 全身性炎症反应综合征的诊断标准是什么？

全身性炎症反应综合征（systemic inflammatory response syndrome，SIRS）的诊断标准有：发热或低体温（中心温度＞38℃或＜36℃）；白细胞计数＞$12×10^9$/L 或＜$4×10^9$/L；或者中性杆状核粒细胞（未成熟白细胞）比例＞10%；心率＞90次/分或者＞正常年龄基础值的2个标准差；呼吸急促（呼吸频率＞20次/分）。

6. 脓毒症和脓毒性休克的定义是什么？

脓毒症：机体对感染的反应失调而导致危及生命的器官功能障碍，即出现感染的全身炎症反应综合征。严重脓毒症被定义为合并至少一个器官功能障碍的脓毒症。

脓毒性休克：脓毒症合并严重的循环障碍和细胞代谢紊乱，即使容量复苏后仍存在持续低血压，易进展为多器官功能障碍综合征（multiple organ dysfunction syndrome，MODS），致使围术期死亡风险较单纯脓毒症显著升高。

7. 预防感染的临床路径有哪些？

制定制度、严格管理、加强人员培训，加强医疗场所的清洁与消毒，器械与设备严格消毒，尽量使用一次性医疗用品、合理使用抗生素、加强危重患者的基础护理，严防感染向脓毒症和脓毒性休克发展。

8. 麻醉医师在治疗感染过程中的早期支持治疗包括哪些内容？

麻醉医师在治疗感染过程中的支持治疗是全身性的，为病因去除赢得时间。早期的支持治疗包括：容量治疗（包括补液治疗和血管张力调节）、心肌收缩力调节、氧疗（包括吸氧和输注红细胞）、辅助通气、抗生素治疗、替代治疗、控制血糖和血液中离子、酸碱平衡、能量与营养支持。

9. 围术期常用的抗生素有哪些种类?

围术期常用的抗生素有:

(1) β 内酰胺类,包括青霉素类、碳青霉烯类、单酰胺菌素类、头孢菌素类。

(2) 克林霉素。

(3) 万古霉素。

(4) 氨基糖苷类,包括庆大霉素、妥布霉素、链霉素和阿米卡星。

(5) 喹诺酮类,包括环丙沙星、左氧氟沙星、莫西沙星。

(6) 甲硝唑。

10. 当术前出现脓毒血症时的围术期生命功能管理目标应重点关注哪些生理参数?

当术前出现脓毒血症时的围术期生命功能管理目标应重点关注的生理参数为:MAP、CVP、尿量、血 pH、血乳酸值、$ScvO_2$、神志、呼吸频率等。

11. 脓毒症时提示发生各器官系统功能障碍的常见临床表现有哪些?

中枢神经系统:神志由清醒转为模糊或淡漠,Glasgow 评分下降;心血管系统:血管扩张伴低血压,心率增快;呼吸系统:氧合指数下降;肾:血肌酐升高;血液系统:血小板减少或 DIC;胃肠道:肝功能异常,血胆红素升高;内分泌系统:血糖升高、肾上腺皮质功能不全。

12. 严重创伤可导致的常见并发症主要包括哪些?

严重创伤导致的组织或器官损伤,局部及全身器官功能和代谢紊乱,易导致多种并发症,影响患者预后,严重者可导致患者死亡。常见并发症有:感染、休克、应激性溃疡、凝血功能障碍、器官功能障碍。

13. 腹部闭合伤容易受损的器官有哪些?

一般钝力作用于腹部可造成腹部闭合性损伤。闭合性损伤可涉及腹腔内所有器官,包括肠管、膀胱等空腔脏器,甚至可出现腹腔脏器的腹膜外部分损害,但最常见的仍以肝脾肾等实质性脏器损伤居多。前者约占 1/3,且以小肠损伤多见;后者约占 2/3,且脾破裂多于肝破裂,右肝破裂多于左肝破裂。出血可形成腹膜后血肿或腹腔内出血。由于诊断困难,出血程度和损伤范围各异,闭合性损伤较穿透伤的死亡率更高,常需及时剖腹探查确定病因、评估创伤。

14. 胸部创伤伴随的有生命威胁的伤情包括哪些？

胸部创伤伴随的有生命威胁的伤情包括：失去通气道、张力性气胸、大量血胸、开放性气胸、张力性气胸、心包填塞、连枷胸、大血管损伤、膈肌破裂、气管支气管断裂等。

15. 创伤患者提示心包填塞的早期体征有哪些？

创伤患者提示心包填塞的早期体征为 Beck 三联征（包括颈静脉怒张、低血压和心音低钝）、奇脉（自主吸气时血压下降 $>10\,\mathrm{mmHg}$）。

16. 什么是大量失血？什么是失血性休克？

大量失血（massive blood loss，MBL）通常指 24 小时内丢失全部自身血容量或者 3 小时内丢失 50% 自身血容量。休克是机体有效循环血容量减少、组织灌注不足、细胞代谢紊乱和功能受损的病理生理过程。其中机体氧供需平衡是其本质，产生炎症因子是其特征。由于机体大量丢失血液引起的休克称为失血性休克。一般快速大量失血超过总血容量的 20% 时即可引起失血性休克，属于低血容量性休克。根据休克的进展，可分为 3 期：缺血性缺氧期、淤血性缺氧期和微循环衰竭期。

17. 失血性休克的临床症状和体征有哪些？

失血性休克的临床症状和体征有：心动过速、低血压、肢端厥冷、苍白、少尿、呼吸急促、毛细血管再充盈功能减弱、焦虑、烦躁、意识不清或淡漠等。

18. 创伤失血性休克的致死三联征是什么？

创伤失血性休克的致死三联征是低体温、酸中毒和凝血功能障碍，是严重创伤和创伤失血性休克常见并发症及死亡原因。组织低灌注是致死三联征发生的重要启动因素，是创伤后循环管理的核心目标。

19. 创伤并发应激性溃疡的临床特点有哪些？

创伤并发应激性溃疡的发生率较高，多见于胃、十二指肠，小肠与食管也可发生。溃疡可单发也可多发性，如深及浆膜层，可发生大出血或穿孔。

20. 挤压综合征的临床表现有哪些？

挤压综合征系肌肉长时间受压致大量肌肉缺血坏死所致，临床表现为皮肤肿胀、变硬，张力增加，水泡形成，皮下淤血，小血管阻塞和肢体缺血，还可因坏死组织释放出毒素吸收后的全身中毒症状及肾功能不全，表现为神志恍惚、呼吸深快、躁动恶心，少尿或无尿，酱油样尿，脉快，发热甚至高热、心律失常等，实验室检查可见肌红蛋白尿、高血钾、贫血、酸中毒、氮质血症。

21. 严重创伤患者易发生心功能不全和心律失常的原因是什么？

（1）失血失液导致组织灌注不足，氧供不足。
（2）代谢性酸中毒与代谢紊乱。
（3）低体温。
（4）内源性儿茶酚胺增加导致外周血管阻力增加导致心肌后负荷增加。
（5）全身炎症反应和继发感染产生的生物活性物质对心肌的直接抑制作用。

22. 创伤患者的术前检查的实施原则？

因创伤需紧急处理的患者，术前实验室和影像学检查常很有限。若血流动力学不稳定，不可能进行任何术前检查。如果情况尚平稳，在送入急诊室或手术室进行手术前的相对短时间内，可行（床旁）胸部X线片、动脉血气分析、全血细胞计数、凝血五项以及创伤重点腹部超声等检查。并且同时结合基本生命体征参数如无创血压、脉搏氧饱和度、心电图等的动态监测综合评估。

23. 创伤导致的气道梗阻或困难气道的主要原因有哪些？

创伤导致的气道梗阻或困难气道的主要原因有：面部、颈部、下颌骨或气道直接损伤；鼻腔、口腔和上呼吸道出血；颅脑损伤诱发的意识障碍导致舌后坠；颈椎损伤或颈脊髓损伤导致头颈活动受限；胃内容物或异物误吸导致气道机械性梗阻或小气道痉挛等。

24. 创伤患者的气道有哪些评估方法？

气道评估主要是观察气道是否通畅，可通过发声、呼吸音和听诊判断有无气道梗阻、困难气道和反流误吸的风险。常采用 LEMON（柠檬法）评估困难气道的风险，包括：外部检查、结构评估、马氏分级、气道梗阻和颈活动度。对未排除颈椎损伤的伤员实施全身麻醉和气管插管时，应始终维持颈椎的轴线稳定。

25. 从生理学角度评价创伤严重程度的创伤评分主要评估哪些方面？

创伤评分（trauma score，TS），TS＝A＋B＋C＋D＋E，包括 A：Glasgow 昏迷评分（GCS）评价意识；B：呼吸频率正常应小于 20 次/分；C：呼吸困难；D：收缩压正常应＞90 mmHg；E：毛细血管再充盈试验（正常 2 秒以内）。其中的评分存在等级，评分的演变预示病情严重程度的演变。

26. 哪些症状和体征提示创伤患者颈椎不稳定？

以下五种情况提示有潜在的颈椎不稳定：颈部疼痛、严重放射痛、任何神经系统症状和体征、沉醉状态、当场失去意识。

27. 创伤患者建立人工气道过程中最重要的原则是什么？

创伤患者建立人工气道过程中最重要的原则是保持颈椎轴向稳定。

28. 创伤患者的镇痛、镇静药物术前用药原则？

创伤患者术前应慎用镇痛、镇静药物。其应用原则为：诊断明确，以不抑制呼吸和循环、不改变神志为安全前提，在有充分安全保障条件的情况下，少量分次给予进行姑息镇痛镇静。

29. 对循环不稳定的创伤患者，麻醉药物的选择原则有哪些？

对循环不稳定、出血较多、内环境严重紊乱、有潜在低血容量的创伤患者，麻醉药物选择应：

（1）静脉麻醉药首选依托咪酯，也可使用氯胺酮，慎用丙泊酚。

（2）适当减少芬太尼或舒芬太尼用量；慎用瑞芬太尼，若使用应采用滴定法。

（3）肌肉松弛药可选罗库溴铵、维库溴铵或顺式阿曲库铵，慎用琥珀酰胆碱，以避免胃内压及眼内压升高。

（4）吸入性麻醉药应以低浓度维持。

（5）循环稳定后追加咪达唑仑，加强镇静、遗忘作用。

（6）避免使用氧化亚氮。

30. 有凝血功能障碍的创伤患者维护凝血功能的主要措施有哪些？

（1）应用抗纤溶药物，创伤后 3 小时内给予氨甲环酸（负荷量 10 分钟内 1 g，维持量 1 g/8 h）。

(2) 如果氨甲环酸无效可以考虑应用重组因子Ⅶa100 μg/kg。

(3) 通过INR指导凝血酶原复合物的应用,可能对凝血因子不足所致凝血病有益。静脉注射推荐剂量为 25 U/kg(INR2－4)、35 U/kg(INR4－6)、50 U/kg(INR>6)。

(4) 适时复查凝血功能:目前常用的方法有血液凝血五项等实验室检查;条件允许时可选用血栓弹力图(thrombelastography,TEG)、Sonoclot等方法。

31. 可选择的用于创伤患者液体复苏的常用高渗液体有哪些?

可选择的用于创伤患者液体复苏的常用高渗液体有:人工胶体液、右旋糖酐、高渗盐水、白蛋白。

32. 急性失血性休克在未控制住出血前的血压的控制策略?

(1) 活动出血期间限制输注晶体液,以维持控制性低血压。

(2) 识别创伤后早期凝血病的危害,实施"止血性"复苏,强调早期输注红细胞、血浆和血小板来维持血液成分。

(3) 条件允许时进行血液黏弹性监测。

(4) 保证组织及重要脏器的灌注和氧供。

33. 电烧伤可能存在哪些并发症?

电烧伤源于电流,是电能和热能转换的结果。因接触面积、组织电阻、电流持续时间的不同,损伤程度多种多样。通常最早电流进入身体的局部皮肤可见损伤。如果电流进出部位强度大,深部组织如肌肉、肌腱、血管和神经也可能严重受损。血管并发症如血栓形成通常为晚期并发症。电烧伤尤其要怀疑心脏是否受累,心律失常和充血性心力衰竭则提示有心脏电损伤。

34. 烧伤时有助于早期诊断吸入性损伤的病史和体征有哪些?

吸入性损伤的诊断是基于临床发现,如病史、体格检查和碳氧血红蛋白(HbCO)水平的综合判断。病史:在密闭空间被发现,现场无意识,存在广泛的皮肤烧伤;体征:面部烧伤、鼻毛烧焦、上呼吸道损伤的体征(声音嘶哑、喘鸣、碳质痰、红斑和口咽肿胀)和下呼吸道受累的体征(呼吸困难、呼吸急促、喘息、氧饱和度降低)。喘鸣、呼吸困难、呼吸费力和发绀只有在严重气道狭窄时才会出现。

35. 烧伤时有助于明确诊断吸入性损伤的辅助检查包括哪些？

虽然胸片在早期诊断吸入性损伤时缺乏必要的敏感性，但是它们作为极限有助于明确未来的变化；纤维支气管镜下发现烟尘、黏膜水肿和充血甚至黏膜糜烂、溃疡和渗出，可辅助提示黏膜损伤；氙气扫描、肺功能检查、CT可作为辅助检查指标。血 HbCO 水平有助于确定烧伤发生时存在自主呼吸，吸入性损伤影响的最可靠的动态评价指标是复苏开始后的氧合指数（PaO_2/FiO_2）。

36. 体温过低的不良反应有哪些？

寒战可使氧耗增加到 400%；氧解离曲线左移；凝血功能下降；交感风暴；心率减慢心肌抑制；心律失常甚至心室颤动。

（王颖）

第二节 肥胖和营养不良的风险

37. 什么是肥胖？

WHO 将超重和肥胖定义为"可损害健康的异常或过量脂肪积累"。肥胖是一种多因素的慢性疾病，受社会、文化、生理、心理、代谢、内分泌、遗传、行为等多重因素的影响，最终导致脂肪堆积及组织肥大。

38. 评价肥胖的指标有哪些？

临床和流行病学调查发现，体重指数（body mass index，BMI）及腰围（waist circumference，WC）是目前公认最简单方便、与疾病相关性最好的评价肥胖的指标。其他判定肥胖的方法，如测定肱三头肌皮褶厚度，男性＞23 mm、女性＞30 mm 被认定为肥胖。

39. 肥胖的界定方式是什么？

统计学上最常用、最基本的界定肥胖的方式是体重指数（body mass index，BMI），亦称作 Quetelet 指数，该指数的测量方式是将体重的千克数除以身高米数的平方（kg/m^2）。理想体重的定义是女性 BMI 介于 19.1～25.8 kg/m^2，男性 BMI 介于 20.7～26.4 kg/m^2。肥胖是 BMI 超过理想体重的 20%；WHO 将 BMI≥30 kg/m^2 定义为肥胖。BMI≥35 kg/m² 或≥32 kg/m²,伴有代谢综合征者为病态肥胖。

40. 肥胖的分类有哪些?

肥胖分为很多不同种类。周围型肥胖者(例如,女性或者臀部肥大者),其身材呈梨形,主要的脂肪组织大多集中在下半身。而中心型肥胖者(例如,男性或是体形类似库欣综合征者的人),以及主要上半身肥胖的人群,其身材呈苹果形,主要的脂肪组织大多集中在上半身。

中心型肥胖与围术期风险以及阻塞性睡眠呼吸暂停综合征(obstructive sleep apnea syndrome,OSAS)更为密切。

41. 肥胖的伴发疾病有哪些?

肥胖的伴发疾病主要包括:糖尿病、高脂血症、胆结石、胃食管反流、肝硬化、关节退行性变和间盘病变、静脉瘀滞和血栓性疾病、睡眠疾病、情绪改变和体型改变等。

42. 病态肥胖患者的病理生理改变有哪些?

(1) 呼吸系统:肺功能残气量(functional residual capacity,FRC)降低以及肺血容量升高,肺顺应性逐渐降低。

(2) 心血管系统:主要与以下四个因素相关:① 绝对血容量增加;② 高血压;③ 缺血性心脏病;④ 心功能下降。

(3) 消化系统:肥胖本身不是胃排空延迟或胃食管反流病的危险因素,但该患者围术期发生反流误吸的可能性会增高。

(4) 阻塞性睡眠呼吸暂停及呼吸减弱综合征低通气综合征(obstructive sleep apnea-hypopnea syndrome,OSAHS)。

43. 为什么肥胖患者更容易出现困难气道?

肥胖患者舌体过大、身材矮胖、颈短以及扁桃体肥大者,更易发生舌后坠。当舌后坠阻塞咽部后,患者可有不同程度鼾声如完全阻塞,即无鼾声。体重指数(body mass index,BMI)≥26 kg/m²、打鼾病史是面罩通气困难的独立危险因素。

44. 怎样判断是否存在困难气道?

(1) 了解既往麻醉史中有无困难气道的情况,以及是否患有可影响或累及计气道的疾病，如：类风湿关节炎、肥胖、肿瘤等。

（2）提示困难气道处理困难的体征：① 张口困难；② 颈椎活动受限；③ 颏退缩；④ 舌体大；⑤ 门齿突起；⑥ 颈短，肌肉颈；⑦ 病态肥胖；⑧ 颈椎外伤，带有颈托、牵引装置。

45. 肥胖患者呼吸系统功能残气量降低的原因有哪些？

功能残气量下降由多种因素所引起：① 腹腔内容物增加使膈肌上抬；② 胸壁脂肪使呼吸系统顺应性下降；③ 长时间负荷增加以及呼吸功增加致呼吸肌肌力下降；④ 膈肌的过度伸展（尤其是仰卧位时）增加呼吸的机械性负担；⑤ 重度肥胖患者的呼吸肌发生脂肪浸润。

46. 肥胖患者肺顺应性降低的原因有哪些？

胸壁、腹部和内脏器官周围大量脂肪组织堆积，常使患者腹部膨隆、胸椎后伸、腰椎前凸，导致肋间肌运动受限，胸廓相对固定，限制了胸式及腹式呼吸运动，导致肺顺应性降低，气道阻力增加。

47. 肥胖患者呼吸做功增加的原因有哪些？

（1）因体重增加，氧耗及二氧化碳生成增多，肥胖患者需增加分钟通气量来维持血中正常的二氧化碳，呼吸做功增加。

（2）由于呼吸系统顺应性降低，气道阻力明显增加，肥胖患者呼吸做功大于正常人。

48. 体位对病态肥胖患者呼吸功能有何影响？

仰卧位时，膈肌运动受限，残气量降低，肥胖患者的肺容量和肺顺应性进一步降低，因而患者对仰卧位耐受性差，出现明显通气/血流比值失衡，导致动脉血氧分压低下。少数伴有心功能障碍的病态肥胖伴有心功能障碍患者无法耐受仰卧位，可能导致致死性心肺功能衰竭，称为肥胖仰卧位死亡综合征。

49. 肥胖患者易出现哮喘的机制是什么？

肥胖患者（$BMI \geqslant 30 \ kg/m^2$）哮喘的发生率比正常患者（$BMI \leqslant 25 \ kg/m^2$）高2倍。可能机制为：肥胖患者功能残气量下降而降低小气道直径；肥胖患者处于慢性、低度的炎症状态，支气管平滑肌收缩，导致气道高反应性。

肥胖患者易发生严重哮喘,而且对吸入糖皮质激素和长效β受体激动剂治疗的反应差,可加用半胱氨酰白三烯受体阻滞剂和抗胆碱能药物。减肥有助于控制哮喘。

50. 肥胖患者心血管系统血容量改变的原因有哪些?

(1) 肥胖患者血容量与体内脂肪量和静息状态下心排出量、体重成正相关。因此由于心排出量以及左室舒张末压的增加,可导致心室收缩功能损害。

(2) 多数肥胖患者合并高血压病史,由遗传因素、胰岛素抵抗、钠潴留、交感系统激活等多种因素作用所致。

(3) 肥胖是缺血性心肌病的独立危险因素。

(4) 慢性低氧血症/高碳酸血症和肺血容量增加,可导致肺动脉高压,导致右心室扩大和室壁肥厚,最终导致充血性心力衰竭。

51. 肥胖患者出现心律失常有哪些诱发因素?

肥胖患者心律失常的发生率增加,其诱发因素为:心肌肥厚、低氧血症、心脏传导系统的脂肪沉积、利尿剂所致的低钾血症、冠心病的发病率增加、儿茶酚胺增加以及合并阻塞性睡眠呼吸暂停综合征(obstructive sleep apnea syndrome,OSAS)等。而脂肪组织浸润心脏传导组织,可继发传导阻滞,也是猝死的重要因素。

52. 肥胖患者内分泌系统有哪些病理生理改变?

体重指数(body mass index,BMI)$>35 \text{ kg/m}^2$ 的肥胖患者患糖尿病的风险大。① 胰岛素:肥胖患者胰岛素受体数量及亲和力均降低,存在胰岛素不敏感和抵抗性;② 糖皮质激素:单纯肥胖患者有一定的肾上腺皮质功能亢进,皮质醇正常或升高,继发肥胖者血糖升高,引起胰岛素升高,脂肪合成增多,形成肥胖;③ 生长激素:生长激素降低会导致胰岛素作用相对占优势,脂肪合成增多,造成肥胖。

53. 肥胖患者的消化系统的改变对麻醉有哪些影响?

(1) 肥胖患者存在胃液分泌量大,胃酸 pH 低,腹内压高,胃食管反流病(gastroesophageal reflux disease,GERD)和食管裂孔疝等变化均有可能导致全身麻醉诱导或苏醒期发生吸入性肺炎。

(2) 胆石症、非酒精性脂肪肝炎、胆汁淤积、肝硬化均与肥胖密切相关。丙氨酸氨基转移酶升高是最常见的肝功能异常。这些改变会影响部分麻醉药物的代谢。

(3) 极度肥胖患者吸入性全身麻醉药麻醉超过 3 小时,使用大量麻醉药物蓄积在脂肪内，停药后药物排除时间也相应延长，可能造成苏醒延迟。

54. 肥胖患者有哪些特殊的改变？
（1）肥胖患者免疫功能受抑制，乳腺癌、结肠癌等发生风险增加。
（2）围术期感染发生率增加，即肥胖炎性综合征。
（3）脑卒中风险增加，还可伴有自主神经系统功能障碍和周围神经病变症状。
（4）骨性关节炎和退行性关节病趋势与肥胖流行也密切相关。
（5）肥胖患者处于高凝状态，进而增加心肌梗死、卒中、静脉血栓形成的风险。
（6）肥胖患者合并肾脏疾病时，有显著蛋白尿，多数有局限性肾小球硬化症及糖尿病性肾病。

55. 阻塞性睡眠呼吸暂停综合征的定义是什么？
阻塞性睡眠呼吸暂停（obstructive sleep apnea，OSA）综合征是指：睡眠时无论呼吸运动是否存在，出现持续 10 秒以上的气流中断，这种现象每小时出现 5 次或以上，并伴有动脉血氧饱和度（SaO_2）降低超过 4%。

56. 阻塞性睡眠呼吸减弱综合征的定义是什么？
阻塞性睡眠呼吸减弱（obstructive sleep hypopnea syndrome，OSH）综合征是指：睡眠时出现大于 10 秒的气流减少 50% 以上，这种现象每小时出现 15 次或以上，并伴有动脉血氧饱和度（$SpaO_2$）降低超过 4%。

57. 什么是阻塞性睡眠呼吸暂停及呼吸减弱综合征低通气综合征？有哪些表现？
阻塞性睡眠呼吸暂停及呼吸减弱综合征低通气综合征（obstructive sleep apnea and hypopnea syndrome，OSAHS）包括阻塞性睡眠呼吸暂停综合征（obstructive sleep apnea，OSA）和阻塞性睡眠呼吸减弱综合征（obstructive sleep hypopnea syndrome，OSH），后者程度较前者轻。

OSAHS 患者通常伴有以下症状：打鼾、因呼吸运动幅度增大而导致的觉醒、嗜睡（白天嗜睡）、心血管功能改变、低氧血症及高二氧化碳血症为主要诱因的病理生理的改变，以上均为直接导致的症状；而红细胞增多症、收缩压升高及肺动脉高压、多种类型的心律失常、心肌缺血、左右心室肥厚以及最终导致心力衰竭，这些是间接产生的结果。

58. 阻塞性睡眠呼吸暂停及呼吸减弱综合征低通气综合征患者的危险因素有哪些？

（1）严重肥胖是阻塞性睡眠呼吸暂停及呼吸减弱综合征低通气综合征患者一个独立的危险因素。可伴有高血压或心脏病，明显增加患者气道处理和麻醉管理难度，该类患者应被列为麻醉的高危患者。

（2）阻塞性睡眠呼吸暂停及呼吸减弱综合征低通气综合征患者的其他危险因素有：男性、中年、夜晚饮酒以及需要用药物帮助睡眠。

（3）对于非肥胖人群，OSAHS 患者的危险因素包括：颅面骨骼发育不全、软骨畸形、慢性鼻腔梗阻以及扁桃体肥大。

59. 肥胖与代谢综合征有什么关系？

代谢综合征（metabolic syndrome，MS）是描述心血管疾病数个危险因子聚集的现象，包括糖尿病、空腹血糖升高、中心性肥胖、高胆固醇和高血压。与正常人相比，MS 人群心血管风险发生率更高。

60. 2005年国际糖尿病联盟（The International Diabetes Federation，IDF）新指定的代谢综合征（metabolic syndrome，MS）的诊断标准是什么？

以中心性肥胖为基本条件（根据腰围判断），合并以下任意 2 项：

（1）三酰甘油水平升高＞1.7 mmol/L，或已接受治疗。

（2）高密度脂蛋白水平降低：男性＜0.9 mmol/L，女性＜1.1 mmol/L，或已接受相应治疗。

（3）血压升高：收缩压≥130 mmHg 或舒张压≥85 mmHg，或已接受相应治疗或此前已诊断高血压。

（4）空腹血糖升高：空腹血糖≥5.6 mmol/L，或已接受相应治疗或此前已诊断 2 型糖尿病。若空腹血糖≥5.6 mmol/L，为明确有无糖尿病，需做口服葡萄糖耐量试验（oral glucose tolerance test，OGTT）。

61. 什么是营养不良？

营养不良是一种或多种必需营养素相对或绝对缺乏或过剩所导致的病理状态。

62. 营养不良的原因有哪些？

由于社会人口老龄化、医学水平的提高使得重症患者生命延长、病情更加复杂迁延，应激时的乏氧代谢使得各种营养底物难以利用，严重的病理生理损害（意识、体力、消化器官功能）妨碍重症患者进食，部分慢性患者往往有长期的基础疾病消耗，忽视营养状态的评估等原因均可导致营养不良的发生。

63. 怎样评估营养状态？

通过人体组成测定、人体测量、生化检查、临床检查以及多项综合营养评定方法等手段可以判定人体营养状况。

64. 评估营养不良的躯体参数有哪些？

（1）理想体重百分比可以很好地评估。

（2）三头肌皮肤皱褶厚度（thickness of skin-fold，TSF）可反映脂肪存储量，成人理想值为男性 12.3 mm，女性 16.5 mm。

（3）骨骼肌含量：上壁肌肉周径（mid-arm muscle circumference，MAMC，又称臂肌围）＝上臂周径－TSF×0.314。成人理想值为男性 24.8 cm，女性 21.0 cm；肌酐/身高指数（creatinine height index，CHI），正常成人为 1.09，营养不良时为 0.50。

65. 评估营养不良的血清蛋白质有哪些？

（1）若排除肝源性因素，则血清白蛋白（serum albumin，ALB）是判断蛋白质营养不良的重要指标。它仅在有明显的蛋白质摄入量不足，营养不良并持续较长时间后才有显著下降。

（2）测定前白蛋白（prealbumin，PA）在血浆中的浓度对于了解蛋白质的营养不良，肝功能不全，比白蛋白和转铁蛋白敏感性更高。

（3）转铁蛋白（transferrin，TEN）是蛋白质代谢有变化时的较敏感指标。缺铁、肝功能损害与蛋白质丧失等均可影响转铁蛋白代谢。

（4）视黄醇结合蛋白（retinol-binding protein，RBP）和甲状腺素结合前白蛋白（thyroxine-binding prealbumin，TBPA）。

66. 营养不良患者的免疫功能有什么改变？

营养不良患者常伴有体液和细胞免疫功能降低，测定免疫功能可以反映患者的营养状况。常用的免疫指标包括迟发型皮肤超敏反应、淋巴细胞总数、血清补体水平和细胞免疫功能等。

67. 营养不良患者的免疫功能测定有哪些变化？

(1) 迟发型皮肤超敏反应（delayed hypersensitive skin test，DHT）：营养不良者或免疫功能降低时，皮内注入假丝酵母菌（念珠菌）、结核菌素、链激酶-链球菌脱氧核糖核酸酶或腮腺炎等抗原无反应。

(2) 总淋巴细胞计数（total lymphocyte count，TLC）：是反映免疫功能的简易参数之一，低于 $1.5 \times 10^{-9}/L$ 为异常。TLC 受应激、感染、肿瘤及免疫抑制影响。

(3) 补体水平测定：一般无感染，无应激的营养不良者，C3 水平较低。如有应激、感染或创伤，C3 作为一种急性相蛋白通常是正常或升高。

68. 营养不良如何分类？

(1) 蛋白质营养不良（恶性营养不良）：严重疾病患者因应激和营养素摄取的不足，以致血清白蛋白、转铁蛋白降低，细胞免疫与总淋巴细胞计数下降。

(2) 蛋白质-能量营养不良（消瘦型）：由于蛋白质-能量摄入不足而逐渐消耗肌肉与皮下脂肪。

(3) 混合型营养不良由于久病长期营养摄入不足而表现出上述两种营养不良的某些特征，是一种非常严重，危及生命的营养不良。

69. 营养不良都有哪些表现？

营养不良可引起脏器功能下降、肠道结构和屏障功能损伤、免疫功能降低、肌肉萎缩、伤口愈合能力降低和并发症的增加。

70. 为什么缺乏肠道营养患者易存在肠道结构受损？

营养不良患者长期缺乏肠道营养支持可引起小肠绒毛萎缩，绒毛细胞数量减少以及黏膜厚度变薄。利用尿液乳果糖-甘露醇比例测得的肠道通透性增加。有研究表明，肠道完整性降低和通透性增加可引起细菌易位，可导致肠道免疫炎症反应系统（派伊尔淋巴结和肝巨噬细胞）的局部激活，释放细胞因子，再加剧已存在的全身炎症反应，从而增加多器官功能衰竭的风险。

71. 严重营养不良患者蛋白质降低有哪些风险？

营养摄入不足和蛋白质能量负平衡与血源性感染有关，并直接影响患者预后，甚至影响免疫功能。营养不良者对麻醉和手术的耐受力均低。对贫血、脱水等术前均应适当纠正。成人血红蛋白不宜低于 80 g/L。对血红蛋白含量高者,应分析原因予以放血和(或)稀释以改善微循环和避免出现梗死。对于年龄小于 3 个月的婴儿,术前血红蛋白宜超过 100 g/L,大于 3 个月的婴儿其术前血红蛋白也不应低于 90 g/L。

72. 营养不良患者出现糖代谢紊乱有哪些风险?

营养不良患者可发生自发性低血糖症。可出现饥饿感、四肢无力以及交感神经兴奋而发生面色苍白、心慌、出冷汗等症状。由于脑组织主要以葡萄糖作为能源,即使轻度低血糖就可以发生头晕、倦怠、肢体和口周麻木、记忆力减退和严重运动不协调,甚至意识丧失、昏迷。如纠正不及时可导致死亡。

73. 营养不良患者出现电解质紊乱有哪些风险?

营养不良可导致严重的电解质紊乱,也是术后认知功能障碍(postoperative cognitive dysfunction,POCD)的促发因素。营养不良的患者可伴有低镁血症,患者可有神经-肌肉兴奋性增强,易发生心律失常,如心动过速等,并可诱发心力衰竭或加重洋地黄中毒。低钾血症可出现肌无力、腹胀、肠麻痹、反射迟钝或消失,甚至出现松弛性瘫痪、外周性呼吸抑制、心律失常等。重度缺钾,尤其是口服地高辛治疗或伴心律失常者应延期手术,并谨慎纠正低钾血症。

(高晓莹)

第三节 呼吸系统的术前风险因素

74. 呼吸系统术前评估及治疗的重要性有哪些?

呼吸系统并发症是术后最常见的并发症之一,尤其是术前合并肺部疾病的患者术后呼吸系统并发症的发生率更高。术前对患者进行呼吸系统风险评估,并进行适当的干预是必要的,不仅能够降低肺部本身的并发症,同时也能降低脑、心、肾等器官的围术期并发症。

75. 术前关于呼吸系统的评估应该关注哪些方面?

术前应该判断患者是否是误吸的高危人群、做好气道评估以及全面掌握呼吸系统并存疾病的情况。对呼吸系统并存疾病的掌握包括了解病史、进行体格检查、查阅术前呼吸系统相关检查内容及结果，并积极参与呼吸系统并存疾病术前治疗方案的制定过程。

76. 哪些患者应该进行气道评估？

为了保证患者气道安全，原则上所有患者（包括非全身麻醉者）均应在麻醉前对其进行全面细致的气道评估，判断其是否存在困难气道，根据评估结果制定气道管理方案，减少因评估不准确或未行评估而出现的未预料的困难气道的发生率。

77. 什么是困难气道？什么是困难面罩通气？

根据《2021 困难气道管理指南》，困难气道是指经过专业训练的有五年以上临床麻醉经验的麻醉科医师发生困难面罩通气或困难气管插管，或两者兼具的临床情况；困难面罩通气是指有经验的麻醉科医师在无他人帮助的情况下，经过多次或超过 1 分钟的努力，仍不能获得有效的面罩通气。

78. 导致困难气道的患者因素有哪些？

导致困难气道的患者自身因素包括上颌前突、小口、巨舌等解剖因素；肥胖、颞颌关节僵硬、口咽部肿瘤等全身或局部因素；头、颈、颜面部创伤和口腔炎症血肿等因素；颈部活动受限，张口受限。其他因素包括孕妇、饱食患者在进行插管过程中可能会出现恶心、呕吐、一些血流动力学不稳和呼吸功能失代偿、不能平卧的情况。

79. 导致困难气道的医源性因素有哪些？

导致困难气道的医源性因素主要包括实施麻醉的医师临床操作技能和心理素质，以及所在医疗机构是否有先进的插管器械等因素。麻醉医师操作不熟练、操作不当、心理素质差、所在医疗机构不具备先进的插管设备甚至可使非困难气道演变成困难气道。

80. 什么是紧急气道？

只要存在困难面罩通气，无论是否合并困难气管插管，均属紧急气道。存在紧急气道的患者极易陷入缺氧状态，必须紧急建立气道。其中少数"既不能插管也不能氧合"的患者，甚至会出现气管切开、脑损伤和死亡等严重后果。

81. 哪些患者容易出现紧急气道？

存在下列解剖特点的患者容易出现紧急气道：下颌前伸受限、颈部解剖异常、睡眠呼吸暂停、肥胖、打鼾、口咽部有肿瘤感染或炎症的患者。打鼾和甲颏距离小于 6 cm 即可提示重度面罩通气困难，无牙的老年患者保持面罩的密闭也比较困难。

82. 气道相关的病史采集有哪些方面？

气道相关的病史采集包括询问患者是否有困难插管的情况，对存在意识障碍的患者，应通过多种渠道查询既往是否存在气道困难。对可能影响颈椎活动度、口腔结构或累及气道的疾病均应给予特别的重视，掌握此类疾病的治疗情况，判断是否会产生困难气道或加重气道管理的风险。

83. 气道相关的体格检查有哪些方面？

气道相关的体格检查包括：检查患者的张口度、颞下颌关节活动度、甲颏距离、头颈运动幅度；检查患者有无气管造口或已愈合的气管造口瘢痕；检查患者面颈部有无损伤，颈部有无肿块、甲状腺大小、气管位置等；对患者的咽部结构进行分级；对某些患者则可能还需作一些辅助性检查，如喉镜检查、X 线检查、纤维支气管镜检查等。

84. 咽部结构进行分级常用的方法是什么？

咽部结构评估常用的方法是改良 Mallampati 分级。其方法为患者取端坐位，尽可能张大口腔并最大限度地将舌伸出进行检查。改良 Mallampati 分为四级，咽部结构分级愈高预示喉镜显露声门愈困难。Mallampati 分级Ⅲ级或Ⅳ级时，可能存在面罩通气困难。

85. 利用体格检查进行气道评估时应注意什么？

利用体格检查进行气道评估时应注意：评估的方法较多，每种方法对于预测困难气道都具有一定的敏感性和特异性，但任何单一方法都还不能预测所有的困难气道。在临床上应联合应用多种评估方法，对气道进行全面综合评估，以提高气道评估的准确性。

86. 什么是误吸？

误吸是指胃内容物受重力作用或因腹内压、胃内压增高，导致胃内容物反流进入咽喉腔及气管内。

87. 误吸的危害及临床表现有哪些？

误吸可以导致支气管痉挛、肺表面活性物质灭活和肺毛细血管内皮细胞受损，从而使液体渗出至肺组织间隙内，发生肺水肿。肺组织损害的程度与胃内容物的 pH 直接相关，pH<2.5 的胃液所致的损害要比 pH>2.5 者严重得多。发生误吸后患者表现发绀、心动过速、支气管痉挛和呼吸困难等。

88. 哪些患者容易出现误吸？

误吸高危患者多存在不同程度的消化道梗阻、胃食管反流、糖尿病（胃轻瘫）、术前进食固体食物、腹膨隆（肥胖、腹水）、意识障碍或近期使用鸦片类药物（降低胃排空）。鼻咽腔或上消化道出血、气道损伤和急诊手术患者也属于误吸高危人群。急诊剖宫产孕妇是多种误吸危险因素并存的典型范例：饱胃、胃食管反流、腹膨隆、妊娠糖尿病和呼吸道不畅。

89. 吸烟患者术前何时戒烟？

吸烟患者即使没有慢性肺病，也比不吸烟患者有更高的发生肺部并发症的危险。紧急戒烟，短期内增加唾液腺的分泌、气道敏感性增加，因此目前不主张术前紧急戒烟；如需戒烟，戒烟时间宜大于 8 周。

90. 什么是阻塞性睡眠呼吸暂停低通气综合征？

阻塞性睡眠呼吸暂停低通气综合征（OSAHS）是指由多种原因导致睡眠状态下反复出现低通气和（或）呼吸中断，患者存在慢性间歇性低氧血症伴高碳酸血症以及睡眠结构紊乱，进而导致机体发生一系列病理生理改变的临床综合征。

91. 阻塞性睡眠呼吸暂停患者多有哪些解剖特点？

阻塞性睡眠呼吸暂停患者多具有如下解剖特点：肥胖、颈粗短、下颌短小、下颌后缩、鼻甲肥大和鼻息肉、鼻中隔偏曲、口咽部阻塞、软腭垂肥大下垂、扁桃体和腺样体肥大、舌体肥大等。

92. 睡眠呼吸暂停综合征患者术前评估要点有哪些？

明确所有已知睡眠呼吸暂停患者的特点，并有选择性地识别出存在未确诊睡眠呼吸暂停风险的患者。另外，应根据临床的需求对并发症进行评估和优化。对于已知睡眠呼吸暂停的患者，麻醉医师应掌握其严重程度、当前的治疗方法，并通知患者在手术当天携带其治疗设备或口咽辅助用具。

93. 肺部过敏反应和类过敏反应疾病的易感因素和危险因素有哪些？

肺部过敏反应和类过敏反应疾病的易感因素有：遗传性过敏症和过敏性鼻炎；危险因素有：既往多次手术史、脊柱裂病史、哮喘史、对与乳胶有交叉反应的食物（如牛油果、猕猴桃、香蕉、菠萝、木瓜、板栗和荞麦）过敏、系统性肥大细胞增多症、遗传性血管水肿以及过去曾有疑似肺部过敏反应和类过敏反应。

94. 肺部过敏反应和类过敏反应疾病术前注意事项有哪些？

肺部过敏反应和类过敏反应疾病的患者术前应积极寻找易感因素以及危险因素。疑似患者暴露于可疑抗原 16～24 小时前就应考虑使用 H_1 和 H_2 受体拮抗剂，同时还应优化血容量，必要时给予大剂量的类固醇。老年人和服用 β 受体阻滞剂的患者，应避免使用可能触发过敏和类过敏反应的药物，或改变治疗方案。

95. 什么是急性上呼吸道感染？

急性上呼吸道感染简称上感，为鼻腔、咽或喉部急性炎症的总称。组织学上无明显病理改变，或可出现上皮细胞损伤。可有炎症因子参与发病，使上呼吸道黏膜血管充血和分泌物增多；单核细胞浸润；浆液性及黏液性炎性渗出。继发细菌感染者可有中性粒细胞浸润及脓性分泌物。

96. 急性上呼吸道感染患者如何选择手术时机？

在现代麻醉技术下，相关围术期呼吸系统事件大多数较轻且易解决，因此不再需要常规取消手术。对于具有严重症状（如高热）的患者，尤其是存在其他情况的患者（如严重哮喘、心脏病、免疫抑制），择期手术应推迟至感染痊愈后 4 周进行。对于轻症或感染不复杂的相对健康的患者，可按计划进行手术。但对病情处于上述两个极端之间的患者，决策是否可以继续进行手术时，应采取个体化的原则加以考量。

97. 呼吸道感染的患者,麻醉后气道风险有哪些?

呼吸道感染患者呼吸道黏膜的应激性增高,麻醉药物可引起腺体分泌的分泌物增多,引发气道平滑肌收缩的自主神经的兴奋阈值降低,气道敏感性高,容易发生气道痉挛,围术期患者呼吸道并发症发生率比无呼吸道感染病史者显著增高。

98. 什么是慢性阻塞性肺疾病?

慢性阻塞性肺疾病简称慢阻肺,是一种常见的、可以预防和治疗的疾病,其特征是持续存在的呼吸系统症状和气流受限,通常与显著暴露于有害颗粒或气体引起的气道和(或)肺泡异常有关。通常将其归因于肺气肿或慢性支气管炎。

99. 慢性阻塞性肺疾病患者围术期肺部并发症发生率如何?

慢性阻塞型肺疾病是围术期肺部并发症的最重要相关因素之一。慢性阻塞型肺疾病患者肺部并发症的发生率约为 26%。严重慢性阻塞型肺疾病患者腹部或胸部手术后肺部并发症的发生率比没有慢性阻塞型肺疾病的患者高 6 倍之多。

100. 慢阻肺患者术前评估的要点有哪些?

慢阻肺患者术前评估的要点包括:询问患者呼吸困难、痰变化及喘鸣病史,查阅肺功能、胸部 X 线片、动脉血气分析结果,如胸片有肺大疱应予以重视。对于合并心脏疾病的慢阻肺患者应接受心血管功能评估,并于术前尽量改善心、肺功能。

101. 慢阻肺患者术前干预的目的及内容是什么?

慢阻肺患者术前干预的目的是纠正低氧血症,缓解支气管痉挛,减少分泌物和治疗感染以减少术后肺部并发症。积极改善患者术前心肺功能,吸烟患者术前应戒烟至少 6~8 周,以减少肺分泌物,并降低术后并发症。术前营养不良者,手术前应营养支持,存在肺动脉高压者予以适当氧疗。肺心病患者尤其是右室衰竭患者围术期应使用洋地黄。

102. 什么是哮喘?

哮喘是支气管哮喘的简称,是一种以慢性气道炎症和气道高反应性为特征的异质性疾病。主要特征包括气道慢性炎症;气道对多种刺激因素呈现高反应性;多变的可逆性气流受限;以及随病程延长而导致的一系列气道结构的改变,即气道重构。

103. 可用于确定哮喘患者哮喘发作的检查有哪些？

可用于确定支气管哮喘患者哮喘发作的检查有肺功检测（包括通气功能检测、支气管激发试验、支气管舒张试验、呼吸流量峰值及其变异率测定）、胸部 X 线/CT 检查、特异性变应原检测、动脉血气分析、呼出气一氧化氮检测。

104. 哮喘患者术后肺部并发症的发生率如何？

根据全球和我国哮喘防治指南提供的资料，经过长期规范化治疗和管理，80%以上的患者可以达到哮喘的临床控制。有症状的、未控制的哮喘是术后肺部并发症发生的重要预测因素，但是控制较好的哮喘（无症状，$FEV_1 > 80\%$），其肺部风险降低。

105. 哮喘患者术前评估要点有哪些？

哮喘患者术前评估的重点是最近病史、近期有否急性发病、是否现在处于理想状态以及治疗情况。如果患者有最近哮喘发作住院史或听诊有喘鸣音，则麻醉过程中潜在危及生命的风险很大。患者没有或轻微的呼吸困难、喘鸣及咳嗽为最佳状态。经常发作或慢性支气管痉挛应该持续使用药物控制。并通过胸部听诊、胸部 X 线片、肺功能检查以及动脉血气分析结果判断患者的病情及治疗效果。

106. 什么是囊性纤维化？

囊性纤维化是一种常染色体隐性遗传性疾病，由内皮细胞氯化物和水转运异常所致。这种遗传病可以导致进行性慢性气道疾病，以气道梗阻、破坏和反复肺部感染为特征。患者也可能出现胰腺外分泌功能不全、肠梗阻、鼻窦炎和肝病。

107. 囊性纤维化患者术前评估的重点有哪些？

囊性纤维化患者术前评估应着重于呼吸系统、肝功能以及营养状况评价。术前检查电解质水平、肝功能、胸部放射线检查以及肺功能检查等对评估有一定帮助。围术期应与呼吸内科医师或囊性纤维化专家共同合作管理，术前准备的一个重要目标是尽可能改善肺部状态（即分泌物、感染、支气管痉挛）。围术期应继续使用治疗囊性纤维化的药物。

108. 急性内源性限制性肺疾病有哪些？此类患者术前评估的要点有哪些？

急性内源性限制性肺疾病包括肺水肿（包括急性呼吸窘迫综合征）、感染性肺炎、误吸性肺炎。原则上此类患者应暂停择期手术。如急诊手术，应术前吸氧与机械通气，以达到最值状态。液体超负荷应予以利尿、使用血管扩张剂和正性肌力药物治疗心力衰竭。胸水多应引流，胃肠减压，放腹水以降低腹胀。顽固的低氧血症应使用正压通气和PEEP。相关的系统异常如低血压或感染，都应积极处理。

109. 慢性内源性限制性肺疾病患者术前评估的要点有哪些？

慢性内源性限制性肺疾病主要是指间质性肺病。此类患者术前评估主要是确定肺功能不全的程度与潜在的病情进展，后者主要作用是评估其他脏器受累程度，劳力（休息）性呼吸困难的患者应该进一步检查肺功能和动脉血气分析。肺活量<15 mL/kg 说明重度呼吸功能不全（正常>70 mL/kg），胸片有利于评价肺功能。

110. 低氧血症和高碳酸血症对机体有何影响？

低氧血症和高碳酸血症能够影响全身各系统脏器的代谢、功能甚至使组织结构发生变化。在呼吸衰竭的初始阶段，各系统脏器的功能和代谢可发生一系列代偿性反应，以改善组织供氧、调节酸碱平衡、适应内环境的变化。当呼吸衰竭进入严重阶段时，则出现代偿不全，表现为各系统脏器严重的功能和代谢紊乱直至衰竭。

111. 什么是肺栓塞？肺栓塞的危险因素有哪些？

肺栓塞是以各种栓子阻塞肺动脉或其分支为其发病原因的一组疾病或临床综合征的总称，包括肺血栓栓塞症、脂肪栓塞综合征、羊水栓塞、空气栓塞等。可以导致静脉血液淤滞、静脉系统内皮损伤和血液高凝状态的因素均可以成为肺血管栓塞的危险因素。

112. 什么是肺血栓栓塞症？

肺血栓栓塞症为肺栓塞最常见的类型，是由来自静脉系统或右心的血栓阻塞肺动脉或其分支所导致。肺血栓栓塞症以肺循环障碍和呼吸功能障碍为主要的临床和病理生理特征。存在下肢不稳定血栓；房颤未经系统治疗，右心房出现不稳定血栓的患者是肺血栓栓塞的高发人群。

113. 肺血栓栓塞患者的诱发因素是什么？如何进行术前评估？

肺血栓栓塞的危险因素包括制动、创伤、肿瘤、长期口服避孕药等。同时要注意患者有无易栓倾向,尤其是对于年龄小于40岁且有复发性肺血栓栓塞症或有静脉血栓栓塞症家族史的患者,应考虑易栓症的可能性,应进行相关原发性危险因素的检查。对于肺血栓栓塞高危人群术前应明确有无深静脉血栓,对某一病例只要怀疑肺血栓栓塞,无论其是否有深静脉血栓的症状,均应进行下肢深静脉加压超声等检查,以明确是否存在深静脉血栓及栓子的来源。

114. 深静脉血栓患者术前如何处理?

术前存在深静脉血栓的患者术前可以实施腔静脉滤网置入或栓子取出。患者围术期使用抗凝药物的治疗风险不清,如果栓塞超过1年,暂时停止抗凝治疗的风险很小,而且除慢性反复肺栓塞,肺功能通常恢复正常,围术期的处理重点是防止再栓塞。

115. 呼吸疾病引起的呼吸困难程度如何分级?

根据正常步速,平道步行结束后观察,将呼吸疾病引起的呼吸困难程度分为0~4级。0级为无呼吸困难症状;1级为能根据需要远走,但易疲劳,不愿步行;2级为步行距离有限制,走一条街或几条街后需停步休息;3级为短距离走动即出现呼吸困难;4级为静息也出现呼吸困难。

116. 术前对患者进行肺功能评估的意义是什么?

术前对患者肺功能的评估十分重要,特别是原有呼吸系统疾病,或需进行较大手术,或手术本身可进一步损害肺功能者,肺功能评估显得更为重要。依据肺功能评估结果指导术前准备,以减少术后肺部并发症的发生率。肺功能的评估也为术中和术后进行合理呼吸管理提供可靠依据。

117. 评估肺功能的指标有哪些? 其预警值为多少?

肺活量、通气储备百分比、第一秒用力呼气量与用力肺活量的百分比、最大通气量以及动脉血气分析是常用的肺功能评估指标。肺活量低于预计值的60%、通气储备百分比<70%、第一秒用力呼气量/用力肺活量<60%,术后可能发生呼吸功能不全。当肺活量<15 mL/kg时,术后肺部并发症的发生率常明显增加。最大通气量占预计值的50%~60%作为手术安全的指标,低于50%为低肺功能,低于30%者一般列为手术禁忌证。

118. 临床常用评估患者肺功能的简单常用床旁方法有哪些？

评估肺功能的简单床旁方法有屏气试验、吹气试验、吹火柴试验、患者呼吸困难程度。屏气时间短于 20 秒，可认为肺功能显著不全；吹气试验时，呼气时间超过 5 秒，表示存在阻塞性通气障碍；吹火柴试验中，患者不能吹灭火柴，可以估计第一秒用力呼气量/用力肺活量＜60％、第一秒用力呼气量＜1.6 L，最大通气量＜50 L。需要注意的是以上方法只能简单粗略地评估肺功能，结果易受干扰，需要结合其他指标综合评估肺功能。

119. 什么是静态肺容量？

静态肺容量是指在呼吸运动过程中，根据肺与胸廓扩张和回缩的程度，肺内容纳气量产生的相应改变，分为彼此互不重叠的 4 种基础容量和由 2 个或 2 个以上基础容量组成的 4 种叠加容量，是肺呼吸功能监测的最基本项目，包括潮气量、补吸气量、补呼气量、残气量、深吸气量、功能残气量、肺活量和肺总量。其中前 4 种是基础容量，后 4 种是叠加容量。

120. 什么是动态肺容量？

动态肺容量为单位时间内进出肺的气体量，主要反映气道的状态。

动态肺容量包括分钟通气量、每分钟肺泡通气量、用力肺活量、最大呼气中段流量、最大呼气流量容积曲线、最大通气量和流速容积环。

121. 能够反映小气道功能的指标有哪些？

小气道是指吸气状态下内径≤2 mm 的细支气管。虽然小气道占总气道阻力的 10％，但总表面积很大，该部位发生疾病的种类较多。因此，气道功能的监测有其特殊的临床意义。能够反映小气道功能的指标有：闭合容积、闭合容量、动态顺应性的频率依赖性。

122. 什么是无效腔率监测？其意义是什么？

无效腔率指生理无效腔量占潮气量的百分比。用呼吸功能监测仪直接测定，也可根据公式计算。无效腔率能够反映通气的效率，用于评价无效腔对患者通气功能的影响，可用于寻找无效腔增加的原因。

123. 能够反映肺换气功能的指标有哪些？

肺换气功能受通气/血流比例、肺内分流、生理无效腔和弥散功能等影响，因此其功能监测包括诸多方面，常用的有以下几种：一氧化碳弥散量、肺泡动脉氧分压差、肺内分流量、肺内分流率、动脉氧分压、氧合指数以及脉搏血氧饱和度。

（贺振秋）

第四节 循环系统的术前风险因素

124. 循环系统的术前风险因素有哪些？

① 高血压；② 缺血性心脏病；③ 心功能不全（心力衰竭）；④ 心律失常；⑤ 心瓣膜疾病；⑥ 缩窄性心包炎；⑦ 心肌病；⑧ 先天性心脏病。

125. 高血压的定义是什么？

一般需非同日测量3次血压值收缩压均≥140 mmHg 和（或）收缩压≥90 mmHg 可诊断高血压；患者既往有高血压病史，正在使用降压药物，血压虽然正常，也诊断为高血压。

126. 术前存在高血压的患者有哪些主要脏器损伤？

冠心病、无症状心肌缺血、心力衰竭、肾功能不全和脑血管疾病在高血压患者中很常见。病情进展迅速的患者，早期就可发生心、脑、肾并发症，麻醉风险性大。

（1）累及心脏可导致心力衰竭，缺血性心脏病是高血压相关的最常见器官损伤类型。

（2）累及脑可导致一过性脑缺血发作和脑血管意外史。

（3）累及肾脏可导致肾功能不全。

127. 高血压患者存在什么麻醉风险？

（1）明确原因，谨慎嗜铬细胞瘤，容易出现高血压危象。

（2）麻醉危险性主要取决于重要脏器是否受累以及受累严重程度。高血压病程越长，重要脏器受累越严重，麻醉危险性越大。

（3）未经治疗、血压控制不佳的高血压患者更容易发生血流动力学波动，其与并发症有一定关联。

(4) 未经治疗的高血压患者，麻醉过程中易出现剧烈的血压变化，术中发生暂时性神经系统并发症的风险较大，同时也是恶性心血管事件发生的主要危险因素。

128. 抗高血压药物的选择对麻醉诱导或气管插管等操作时的血流动力学有什么影响？

对于轻到中度高血压患者来说，无论是选择β受体阻滞剂、钙通道阻滞剂、血管紧张素转换酶抑制剂（angiotensin converting enzyme inhibitor，ACEI）还是利尿剂对麻醉诱导、喉镜操作和气管插管时的压力反应差别较小。甚至未经治疗的患者也表现为相似的变化。从另一个角度讲，麻醉诱导对于血压控制很差的患者来说，低血压反应会扩大化——取决于在血管交感紧张度的基础上血管内容量的减少程度。

129. 术前应用利尿剂药物治疗患者存在哪些风险？

利尿剂包括噻嗪类、袢利尿剂和保钾利尿剂。长期应用利尿剂会引起水电解平衡的紊乱、高脂血症、高血糖等，可继发引起心律失常、麻醉苏醒延迟、昏迷等。

130. 冠状动脉分支名称是什么？

右冠状动脉（right coronary artery，RCA）、左前降支（left anterior descending branch，LAD）和左回旋支（left circumflex branch，LCX）。左前降支和左回旋支起自左主干（left main coronary artery，LMCA）。人群中50%~60%窦房结血供来自右冠状动脉，其余40%~50%来自左回旋支。85%~90%的房室结血供来自右冠状动脉。

131. 什么是冠心病？

冠心病（coronary heart disease，CHD）是冠状动脉粥样硬化性心脏病的简称，是冠状动脉发生粥样硬化引起管腔狭窄或闭塞，导致心肌缺血缺氧或坏死而引起的心脏病，也是围手术期心脏并发症的危险因素，主要分为慢性心肌缺血综合征和急性冠脉综合征（acute coronary syndrome，ACS）。慢性心肌缺血综合征包括：稳定性心绞痛、缺血性心肌病和隐匿性冠心病。ACS包括：不稳定性心绞痛、ST段抬高型心肌梗死和非ST段抬高型心肌梗死。

132. 心脏氧供来源哪里?

心脏血供源于冠状动脉,冠状动脉直径、左室舒张压、主动脉舒张压和动脉氧含量决定心肌氧供。心肌氧耗超过氧供时发生心肌缺血。

133. 决定心肌氧供和氧耗的因素有哪些?

心肌氧供=冠状动脉血流量×冠状动脉血氧含量。

冠状动脉血流量决定于:

(1) 主动脉舒张压(aortic diastolic pressure,ADP)。
(2) 左心室舒张末期压力(left ventricular end diastolic pressure,LVEDP)。
(3) 冠状动脉通畅程度。
(4) 冠状动脉血管张力。
(5) 心率变化。

冠状动脉血氧含量与血红蛋白浓度和动脉血氧饱和度呈正相关,但酸碱平衡和药物等亦会影响氧合血红蛋白解离曲线。

决定心肌氧耗的 3 个主要因素是室壁张力、收缩力和心率。

134. 围术期影响转归和死亡率的心血管系统因素有哪些?

严重冠心病患者围术期的发病率及死亡率显著增加。其中心肌梗死是影响术后转归及死亡率最主要的因素,其次是严重心律失常和心力衰竭。

135. 什么是心肌顿抑?什么是室壁运动异常?

经过短暂严重缺血打击,心肌收缩功能障碍持续一段时间后逐渐恢复,这被定义为心肌顿抑。或者慢性严重缺血抑制心肌收缩,表现为慢性局部室壁运动异常(regional wall movement abnormalities,RWMA)(心肌冬眠)。急性心肌缺血影响心肌收缩和舒张功能。舒张功能障碍通常出现在收缩功能障碍之前。缺血对心肌功能的即时影响表现为心室顺应性改变。

136. 缺血性心脏病有哪些危险因素?

心脏病患者手术死亡率显著高于无心脏病患者。

(1) 随着年龄的增长,冠状动脉疾病发病率逐年增高。冠状动脉疾病是围术期心脏并发症的危险因素,包括心肌梗死、不稳定型心绞痛、充血性心力衰竭(congestive heart failure,CHF)和严重心律失常。

(2) 其他危险因素包括高胆固醇血症、年龄、男性、高血压、吸烟、糖尿病、肥胖及缺血性心脏病早期发病的家族史。

137. 术前患有心肌缺血患者有哪些麻醉风险?

(1) 术前患有心肌缺血患者麻醉期间更容易出现低血压,造成重要脏器损害。

(2) 麻醉会加重原有心肌缺血程度,诱发心肌梗死,甚至心脏骤停。

(3) 麻醉诱导期间,强效的吸入麻醉药(如异氟烷、七氟烷等)会导致剂量相关的心肌收缩力下降和全身动脉阻力下降,左室功能差的患者限制了某些麻醉药物的使用。

(4) 麻醉过程中出现高血压、低血压及心动过速等血流动力学波动均会加重心肌缺血程度,造成心血管意外的发生。

138. 麻醉期间引起心肌缺血甚至心肌梗死的术前危险因素有哪些?

(1) 冠心病患者。

(2) 高龄。

(3) 有外周血管疾病。

(4) 高血压。

(5) 手术期间有较长时间的低血压。

(6) 手术时间为 1 小时的发生率为 1.6%,6 小时以上则可达 16.7%。

(7) 手术的大小,心血管手术的发生率为 16%,胸部手术为 13%,上腹部手术为 8%。

(8) 手术后贫血。

139. 严重心功能不全的原因有哪些?

(1) 缺血性心肌病。

(2) 高血压。

(3) 瓣膜心脏病。

(4) 内分泌和代谢性疾病,如糖尿病、甲状腺疾病和肢端肥大症。

(5) 因乙醇(酒精)、可卡因和化学治疗引起的中毒性心肌病。

(6) 营养因素如卡尼汀缺陷。

(7) 感染因素如病毒性心肌炎、艾滋病和美洲锥虫病(Chagas disease)。

(8) 铁超负荷。

(9) 淀粉样变性。
(10) 肉样瘤病。
(11) 儿茶酚胺诱导的心肌病(Takotsubo 心肌病)。

140. 心功能不全患者发生了什么病理生理改变？

心力衰竭的病理生理是由于心肌细胞构筑的进行性变化累积,引起心室形状、心腔大小、室壁厚度和低硬度改变。最终导致心肌功能减低和心排血量减少。有心力衰竭史的患者麻醉和手术期间以及术后再发机会更高,手术危险性更大。

141. 如何评估患者的左心室功能？

(1) 病史：有无心绞痛和心肌梗死病史。
(2) 左心室衰竭(静息或运动时呼吸困难,夜间端坐呼吸)和(或)右心衰(腹水,凹陷性水肿,颈静脉怒张)的症状和体征。
(3) 心导管、血管造影和超声心动图：射血分数；左心室舒张末期压(left ventricular end diastolic pressure，LVEDP)或肺动脉楔压(pulmonary artery obstruction pressure，PAOP)；左心室壁运动正常(室壁厚度≥30%)，运动减退(室壁厚度 10%~30%)，几乎不能运动(室壁厚度<10%)或运动障碍(反向运动)。
(4) 心指数。
(5) 心肌活性测定。

142. 心功能不全患者麻醉诱导药物选择有需要注意什么？

(1) 阿片类、苯二氮䓬类、依托咪酯及氯胺酮都是合适的选择,由于丙泊酚强大的循环抑制效应,严重心功能不全患者可能难以耐受。
(2) 心功能不全患者,肺泡吸入麻醉药浓度上升会增快,七氟烷对心肌抑制较小,但应用时也应当随时调整吸入浓度。
(3) 静脉诱导时,由于患者循环时间延长,所以药物起效变慢,一定要有足够耐心,滴定式给药。
(4) 心功能不全患者对心房收缩依赖程度大,一定要注意稳定窦性心律。

143. 术前存在心律失常的患者麻醉风险有哪些？

(1) 术前即有心律失常者可伴有不同程度低血压,加重心肌缺血。
(2) 室上性和室性心律失常是围术期冠状动脉事件的独立危险因素。

(3) 未控制的房颤、室性心动过速是临床高风险的预示。

(4) 对Ⅲ度房室传导阻滞及病窦综合征患者，以及出现晕厥症状的患者，应安置心脏起搏器，以确保心率正常。

(5) 安装起搏器和(或)植入心脏转复除颤器的心律失常患者，术前需会诊，目前应用的起搏器对电刀有很强的电磁干扰。

144. 对于预激综合征患者麻醉处理需要注意什么？

(1) 避免引起交感神经系统兴奋，避免可以增加房室异常通路传导的药物。

(2) 术前充分镇静。

(3) 除氯胺酮外，其他常用静脉麻醉药可安全使用。

(4) 避免快速增加地氟烷浓度，避免使用泮库溴铵。

(5) 急性房室折返性心动过速，根据心电图表现及时治疗。

145. 常见心脏瓣膜病有哪些？

主要包括：主动脉狭窄（aortic stenosis，AS）、主动脉关闭不全（aortic insufficiency，AI）、二尖瓣狭窄（mitral stenosis，MS）和二尖瓣反流（mitral regurgitation，MR）。

146. 4种常见瓣膜疾病的病因？

(1) 主动脉狭窄（aortic stenosis，AS）可以是先天性病变，但更多是获得性病变。在风湿热或进行性钙化后，原本正常的瓣膜可能发生狭窄。

(2) 二尖瓣狭窄（mitral stenosis，MS）基本上都是风湿热导致的，其他较少见的病因如系统性红斑狼疮和类癌等也可以引起。

(3) 主动脉关闭不全（aortic insufficiency，AI）通常是获得性疾病。最常见的原因包括细菌性心内膜炎和风湿性心脏病。囊性中层坏死结缔组织疾病或主动脉夹层可引起瓣环扩大，导致关闭不全。

(4) 瓣叶、瓣环、腱索、乳头肌的单独或联合病变都可以导致二尖瓣反流（mitral regurgitation，MR）。

147. 4种常见瓣膜疾病使左心室主要发生了哪些变化？

(1) 主动脉狭窄（aortic stenosis，AS）意味着左心室（left ventricle，LV）长期的收缩期压力负荷。根据 Laplace 定律，压力的升高增加了室壁张力。

(2) 舒张期由于主动脉关闭不全(aortic insufficiency，AI)，额外的血流反流至 LV，引起 LV 舒张期容量过负荷，进而引起离心性肥大和 LV 扩大。

(3) 二尖瓣狭窄(mitral stenosis，MS)对左心房(left atrium，LA)的排空产生进行性的梗阻，导致 LV 长期充盈不足。而左心房则处于压力、容量过负荷，导致 LA 肥大和扩张，这是继发房性期前收缩甚至心房纤颤的危险因素。

(4) 二尖瓣反流(mitral regurgitation，MR)导致 LV 容量过负荷。

148. 瓣膜疾病存在哪些风险？

(1) 主动脉狭窄与围术期发生心肌缺血、心肌梗死和死亡风险增加有直接关系。

(2) 慢性主动脉瓣反流可导致左侧心力衰竭；急性主动脉瓣反流可导致心排血量降低、充血性心力衰竭、心动过速和血管收缩。

(3) 对严重二尖瓣狭窄患者，切忌使用对心血管有明显抑制作用的麻醉剂和辅助麻醉剂，因为这类患者血压一旦明显降低常难以回升。

(4) 二尖瓣反流可引起左心代偿性肥厚，左室功能障碍。降低后负荷，维持前负荷是有益的。

149. 什么是缩窄性心包炎？

缩窄性心包炎是由于心包慢性炎症性病变所致的心包纤维化，增厚并逐渐挛缩、钙化，压迫心脏和大血管根部，使心脏舒张和充盈受限，血液回流右心受阻，心功能逐渐减退，心输出量降低而引起的心脏和全身一系列病理生理改变，从而导致全身血液循环障碍的疾病。其自然预后不良，最终因循环衰竭而死亡。

150. 缩窄性心包炎有哪些病理生理变化？

缩窄性心包炎全身情况差，心脏收缩功能和舒张功能严重受累，临床表现为射血分数正常，但心脏指数降低，循环时间长，动静脉血氧分压差大。多数伴有胸膜炎、胸腔积液、肺功能受影响，也可累及肝脏功能。

151. 缩窄性心包炎患者麻醉有哪些注意事项？

(1) 麻醉诱导需在严密监测下缓慢滴定。

(2) 心率增快是唯一代偿性增加心输出量的方式，宜考虑适当增加心率，如氯胺酮，注意出入量平衡，必要时用正性肌力药。

(3) 避免气道压力过高导致回心血量减少，避免使用呼气末正压(positive end

expiratory pressure，PEEP)。

152. 肥厚性心肌病的主要表现有哪些？

主要为左心室不对称性肥厚和舒张功能受损，常发生动力性流出道梗阻。加重流出道梗阻的因素有动脉压降低、心室内容积下降、心肌收缩力增加和心率增快。

153. 梗阻性肥厚性心肌病患者麻醉要点有哪些？

重症患者由于左心室明显增厚、坚硬，一旦麻醉期间丧失窦性节律会发生灾难性意外。

(1) 保持窦性心律，避免心率增快和心律失常。

(2) 保持充沛的前负荷，失血迅速补充。

(3) 保持后负荷，防止低血压。

(4) 抑制心肌收缩力，解除左心室流出道梗阻。

(5) 禁用麻黄碱、多巴胺、肾上腺素和多巴酚丁胺，因为会增加心肌收缩力、心率，加重左心室流出道梗阻。

154. 哪些属于先天性心脏病？

① 室间隔缺损；② 房间隔缺损；③ 动脉导管未闭；④ 肺动脉狭窄；⑤ 法洛四联症；⑥ 右心室双出口；⑦ 三尖瓣畸形；⑧ 主动脉缩窄；⑨ 主动脉狭窄；⑩ 大动脉转位；⑪ 完全型肺静脉异位引流。

155. 先天性心脏病存在哪些风险？

先心病患儿常常合并其他先天性疾病，因而容易在围术期出现体温调节困难、营养不良、脱水与低血糖、气道困难、凝血异常和中枢神经系统疾病。

(高晓莹)

第五节　神经系统的术前风险因素

156. 神经系统的术前风险因素包括什么？

脑血流量、血容量和代谢改变，颅内压增高，颅内肿瘤，大脑自主神经功能紊乱，脑血管疾病，脑血管畸形，烟雾病，创伤性脑损伤，脑的遗传性疾病，脑的退行性疾病，癫痫，视神经疾病，脊柱及脊髓损伤等。

157. 脑血流量的定义及生理学特点是什么？

脑血流量（cerebral blood flow，CBF）等于脑灌注压（cerebral perfusion pressure，CPP）除以脑血管阻力。脑灌注压（cerebral perfusion pressure，CPP）是指平均动脉压（cerebral perfusion pressure，MAP）与颅内压（intracranial pressure，ICP）或中心静脉压（取两者较大值）之差。CBF 的正常值为平均每分钟 50 mL/100 g 脑组织，并受血压、代谢需求、$PaCO_2$、PaO_2、血黏度、血管活性药和神经调节的影响。大脑获得约 15% 的心排血量。

158. 脑代谢的生理学特点是什么？

尽管脑重量仅占体重的 2%，但是在静息状况下，脑的氧摄取量占全身氧供的 20%，葡萄糖摄取量占全身用量的 25%。脑组织如此大的氧需求量主要来源于血液对氧的转运（脑氧供）。通常情形下，脑氧供＝血氧含量×CBF≈150 mL/min，往往大于脑氧需（40~70 mL/min）。长时间禁食导致低血糖时，为维持神经功能的完好，酮体（乙酰乙酸、β 羟丁酸）便成为维持脑代谢的重要底物。

159. 影响脑血流量的因素有哪些？

脑血流量（cerebral blood flow，CBF）通常受脑代谢率、脑灌注压（cerebral perfusion pressure，CPP）[定义为平均动脉压（cerebral perfusion pressure，MAP）和颅内压（intracranial pressure，ICP）的差]、动脉血二氧化碳分压（$PaCO_2$）和氧分压（PaO_2）、各种药物的影响及颅内病理性改变的影响。

160. 麻醉药物对脑生理的影响？

（1）挥发性麻醉药：呈剂量依赖性降低脑代谢率；不同挥发性麻醉药可不同程度增加脑血流；影响脑脊液的生成和吸收；对颅内压的影响净效应是脑血容量改变，脑脊液动力学改变和动脉 CO_2 张力改变的共同结果；

（2）静脉麻醉药：除氯胺酮外所有静脉麻醉药物均不影响或降低脑代谢率和脑血流，且两者变化是平行的，所有静脉麻醉药物均可保护大脑自身调节机制和对二氧化碳的反应性；

（3）神经肌肉阻滞剂：对脑组织无直接作用。

161. 颅内压增高的原因是什么？

正常成人颅内压为 70～200 mmH$_2$O，儿童为 50～100 mmH$_2$O。引起颅内压增高原因可分为五大类：① 颅内占位性病变挤占了颅内空间，如颅内血肿、脑肿瘤、脑脓肿等；② 脑组织体积增大，如脑水肿；③ 脑脊液循环和（或）吸收障碍所致梗阻性脑积水和交通性脑积水；④ 脑血流过度灌注或静脉回流受阻，见于脑肿胀、静脉窦血栓等；⑤ 先天畸形使颅腔的容积变小如狭颅症、颅底凹陷症等。

162. 颅内压增高有哪些表现？

头痛、呕吐、视神经盘水肿、意识障碍及生命体征变化、其他症状及体征，如小儿头颅增大、破罐音等。

163. 颅内压增高如何检查和测量？

颅内压升高伴有可疑颅内病理改变的患者需要做脑 CT 和 MRI。肿物周围水肿、弥漫性脑水肿、蛛网膜下隙出血、脑积水、脑室受压、中线偏移和出现肿物提示颅内压升高。严重的头部损伤、中线偏移和脑室受压常提示颅内压（intracranial pressure，ICP）升高或脑疝。

颅内压的测量包括脑室测压、蛛网膜下隙测压、经脑实质测压、硬膜外测压等。

164. 颅内压增高可导致哪些严重后果？

脑血流量降低，造成脑缺血甚至脑死亡、脑移位和脑疝、脑水肿、库欣反应、胃肠功能紊乱及消化道出血，神经源性肺水肿等。

165. 颅内压增高如何处理？

避免进一步增加颅内压（intracranial pressure，ICP）：避免增加脑血流的因素如：高碳酸血症、低氧血症、高血压和高体温；避免增加静脉压，咳嗽、头低位以及气管插管固定带引起的颈部静脉梗阻；避免加重脑水肿；维持脑灌注压；避免麻醉药物增加颅内压（intracranial pressure，ICP）。

降低颅内压的特殊方法：① 单独或联合应用渗透性利尿剂和袢利尿剂；② 适度的过度通气以维持 PaCO$_2$ 在 4.0～4.5 kPa 内；③ 应用皮质类固醇激素；④ 脑室引流或脑室腹腔分流头抬高 30°以降低中心静脉压（central venous pressure，CVP）。不要使平均动脉压（mean artery pressure，MAP）明显降低，以免减少脑灌注压（cerebral perfusion pressure，CPP）。

166. 颅内肿瘤如何分类？临床表现是什么？

颅内肿瘤通常分为原发肿瘤（起源于脑或脑膜）和转移瘤。肿瘤可以起源于中枢神经系统的任意一种细胞类型。幕上肿瘤常见于成年人，通常表现为头痛、癫痫或新的神经损伤；而幕下肿瘤通常见于儿童，表现为阻塞性脑积水和共济失调。

167. 常见的颅内肿瘤包括哪些？

神经胶质瘤、成胶质细胞瘤、星形细胞瘤、少突神经胶质细胞瘤、室管膜瘤、原始神经外胚层肿瘤、颅咽管瘤、脑（脊）膜瘤、脉络膜丛乳头状瘤、成血管细胞瘤、嗜铬细胞瘤、听神经瘤、脑转移肿瘤。

168. 颅内肿瘤有哪些并发表现及体征？

良性或恶性的脑肿瘤引起毗邻正常脑组织水肿形成，这将导致颅内压（intracranial pressure，ICP）升高。如果颅内压升高到一定程度会引起脑干脑疝形成。患者表现为 Cushing 征：HTN、窦性心动过缓、呼吸深慢。

169. 星形细胞瘤患者有哪些临床特点及常见病变部位？

星形细胞肿瘤发病高峰为 31～40 岁。成年人多位于大脑半球，以额叶、颞叶多见，顶叶次之，枕叶少见。儿童多发生于小脑半球。星形细胞瘤生长缓慢，平均病史 2～3 年，少数可长达 10 余年。肿瘤占位效应或阻塞脑脊液循环引起颅内压增高。约 1/3 大脑半球星形细胞瘤以癫痫为首发症状。若肿瘤侵犯额叶、胼胝体或扩散到对侧额叶，患者可出现精神障碍和性格改变。

170. 室管膜瘤症状是什么？

起源于脑室和脊髓中央管的膜细胞，常见于儿童和年轻人。最常见的位置是第四脑室底。症状包括：阻塞性脑积水、头痛、恶心、呕吐和共济失调。

171. 脑膜瘤患者围术期可能存在哪些风险因素？

① 如果其血供丰富，术中可能导致大量失血；② 手术时间和手术的复杂程度取决于病变切除的大小、部位和血管受累的情况；③ 接受利尿治疗或伴有呕吐的患者可能存在电解质紊乱；④ 术前接受地塞米松治疗的患者可能存在高血糖；⑤ 如果患者存在脑水肿，限制静脉液体输注为每日生理盐水 30 mL/kg；⑥ 避免输注含糖液，因为由此引起的高血糖可加重脑外伤患者的脑损害，渗透压的降低可加

重脑水肿。

172. 生长素型垂体腺瘤特点及麻醉前评估重点是什么？

有手足增大、鼻唇增大增厚、皮肤粗厚、皮质骨增厚、下颌骨增长等特有面容。患者均伴有不同程度的血压增高、心律失常，出现左心室肥厚、瓣膜关闭不全等心脏器质性改变，手术后激素水平可逐步恢复正常，但心脏器质性改变已不可逆转。

麻醉前访视应充分评估气道，准备困难气道的应对措施。由于舌体肥厚、会厌宽垂，还有下腭骨过度增长，导致咬合不正、颅骨变形，声门常常暴露困难。

173. 听神经瘤的症状以及术中特殊监测？

听神经瘤是内耳道内包含前庭成分的第Ⅷ对脑神经的良性神经鞘瘤，通常单发。然而，神经纤维瘤病2型也会出现双侧的肿瘤。症状通常包括：听力丧失、耳鸣和失去平衡。一些较大的肿瘤超出了内耳道侵入桥小脑角，可能压迫脑神经而引发相应的症状，最常受累的是面神经（第Ⅶ对脑神经）和脑干。治疗包括手术切除联合放疗或不进行放疗。术中需要通过肌电图或脑干听觉诱发电位监测颅神经。

174. 脑转移瘤的类型及患者可能出现的症状？

脑转移瘤（metastasis tumor）入颅途径为血液，可单发或多发性，80%位于大脑中动脉分布区。小脑转移癌是成人颅后窝常见肿瘤。肺、乳腺和胃的腺癌，易造成脑转移。肉瘤脑转移少见。黑色素瘤、绒毛膜癌和支气管癌所致脑转移瘤常伴瘤内出血。15%既往无癌瘤病史，以脑转移灶为首发症状。75%脑转移瘤因肿瘤压迫出现肢体运动障碍或癌性脑膜炎。一半患者颅内压增高，表现嗜睡、淡漠。15%患者发生癫痫。确定为脑转移瘤后要寻找原发病灶。

175. 后颅窝肿瘤以及其手术可能存在哪些危险因素？

后颅窝肿瘤可导致脑神经麻痹、小脑功能障碍以及由于第四脑室阻塞引起的脑积水。舌咽神经及迷走神经周围的肿瘤或手术可损伤呕吐反射而增加误吸风险。肿瘤切除导致的第四脑室底水肿可损害呼吸中枢，需术后机械通气。

由手术操作引起的心血管不稳定性常见。若三叉神经受到刺激，将引发突然的严重心动过缓及高血压。喉返神经或迷走神经的刺激会导致心动过缓、心脏停搏或低血压出现。

176. 幕上肿瘤手术如何制定麻醉方案？

麻醉方案制定应考虑以下要点：

（1）维持血流动力学的稳定，维持脑灌注压（cerebral perfusion pressure，CPP）。

（2）避免增加颅内压的技术和药物。

（3）建立足够的血管通路，用于监测和必要时输入血管活性药物等。

（4）必要的监测，颅外监测（心血管系统的监测）；颅内监测（局部和整体脑内环境的监测）。

（5）创造清晰的手术视野，配合术中诱发电位等神经功能监测。

（6）决定麻醉方式：根据肿瘤部位特点和手术要求，决定麻醉方法；语言功能区肿瘤必要时采用术中唤醒方法。

177. 颅内肿瘤手术的麻醉关注点是什么？

评价患者颅内压增高的症状、体征和神经功能缺陷。颅内肿瘤可能是转移灶，原发病变部位包括肺、乳腺、甲状腺和肠道。评价呕吐和咳嗽反射。通过CT/MRI扫描检查肿瘤部位、大小和ICP增加的特征。

178. 有晕动症病史的患者易发生什么术后并发症，如何预防？

有眩晕/晕动症病史的患者术后易发生恶心、呕吐。此外，存在下列危险因素的患者，如女性、有恶心和呕吐病史、非吸烟者、妇科手术、腹腔镜检查、斜视手术及术后需要大剂量阿片类镇痛药物等，应选择合适的麻醉方式（如全凭静脉麻醉）以及预防性地给予止吐药。

179. 常见的脑血管病有哪些？

由于缺血（88%）或出血（12%）造成的突然神经功能缺陷称为脑卒中。缺血性脑卒中按病变区域和病因机制分类。出血性脑卒中分为颅内（15%）或蛛网膜下隙（85%）。其他的脑血管疾病包括：颈动脉粥样硬化、脑动脉瘤、动静脉畸形（arteriovenous malformations，AVM）及烟雾病。

180. 自发性蛛网膜下隙出血（subarachnoid hemorrhage，SAH）有什么临床表现？

多数患者动脉瘤破裂前，有情绪激动、大便困难、咳嗽等诱因。突然剧烈头痛、恶心呕吐、面色苍白、全身冷汗、眩晕、项背痛或下肢疼痛。半数患者出现一过性意识障碍，严重者昏迷甚至死亡。20%患者出血后有抽搐发作。出血后1~2天内脑膜刺激征阳性。动脉瘤破裂后，如患者未得到及时治疗，部分可能会在首次出血后1~2周再次出血，约1/3患者死于再出血。

181. 蛛网膜下隙出血患者可能存在哪些术前风险因素？

蛛网膜下隙出血（subarachnoid hemorrhage，SAH）会引起广泛交感兴奋，导致高血压，心功能异常，心电图ST段改变，心律失常及神经源性肺水肿。SAH后患者常由于卧床休息及处于应激状态而引起血容量不足。常出现电解质紊乱如低钠血症、低钾血症及低钙血症，并需及时纠正。大约有30%的患者出现低钠血症，可能由脑盐耗综合征（cerebral salt wasting syndrome，CSWS）或抗利尿激素分泌异常综合征（syndrome of inappropriate antidiuretic hormone secretion，SIADH）引起。

182. 缺血性脑卒中患者的临床表现及危险因素有哪些？

如果患者突然出现神经功能缺陷或出现神经症状和体征，并持续数分钟至数小时，那么该患者很可能发生了脑卒中。

急性缺血性脑卒中的最显著的危险因素是高血压，长期治疗收缩压或舒张压高血压可以明显降低发生第一次脑卒中的危险性。此外，吸烟、高血脂、糖尿病、过度饮酒和血浆同型半胱氨酸浓度增加都会增加急性缺血性脑卒中的风险。

183. 栓子脱落型脑卒中的诱因及评价方法是什么？

急性缺血性脑卒中一个重要诱因是来自心脏的栓子，例如，房颤、心肌梗死后心室无动力、扩张型心肌病、心脏瓣膜病、大血管粥样硬化栓塞（粥样硬化造成狭窄，尤其是在大动脉分叉处，如颈部颈动脉分叉）及小血管阻塞疾病（腔隙性梗死）。长期患有糖尿病或高血压的患者由于小血管阻塞疾病常会发生急性缺血性脑卒中。超声心动图可以评价患者心脏的状态，寻找造成栓塞的解剖或血管异常。

184. 急性缺血性脑卒中如何治疗？

阿司匹林通常是急性缺血性脑卒中患者治疗的推荐药物，且可以预防脑卒中复发。在急性脑卒中发病后的3个小时内，患者可以使用静脉内重组组织纤维蛋白原激活物进行溶栓治疗。还可以向阻塞血管直接注入溶栓药物（尿激酶或重组组织纤维蛋白原激活物),或联合使用静脉内重组组织纤维蛋白原激活物。

治疗的首要目标是气道、氧合、通气、血压、血糖和体温。大多数重症脑卒中患者有脑水肿和颅内压升高。

185. 急性缺血性脑卒中患者的麻醉关注点有哪些？

对于所有脑卒中患者都应迅速评价其呼吸功能；维持血压；急性缺血性脑卒中患者血糖高与预后差相关，推荐维持血糖在正常水平。

186. 颅内动脉瘤麻醉有哪些特殊注意事项？

① 避免高血压；② 避免低血压；③ 提供适当的脑松弛；④ 诱导性高血压：临时夹闭动脉瘤时要求提高血压，以改善被夹闭血管灌注区域的侧支血流；⑤ 术中动脉瘤破裂可发生快速大量失血，容量复苏需要大直径的静脉通路；⑥ 轻度低体温(34℃)；⑦ 一旦动脉瘤永久性夹闭，术后血管痉挛的预防则变得非常重要；⑧ 麻醉苏醒应当快速，以便即刻进行神经系统功能检查，保证动脉夹位置未压迫主血管。

187. 若麻醉过程中出现血管痉挛应如何处理？

当临床上怀疑发生脑血管痉挛时，应当推迟手术，改行经颅多普勒超声(transcranial Doppler，TCD)、血管造影或其他影像学检查。对已证实的血管痉挛通常采用"3H"治疗(高血容量、血液稀释和升高血压)，有时也采用球囊血管成形术或动脉内使用血管扩张剂。如果行手术治疗，术中应避免低血压，应将脑灌注压维持在接近清醒时的水平。低血压与血管痉挛患者的预后不良有关。

188. 眼动脉瘤有哪些解剖特点？

眼动脉是颈动脉进入硬脑膜后发出的第一个分支，因周围有前床突和眼神经，使眼动脉瘤的手术操作比较困难。因此，对这类动脉瘤常需要临时阻断血管。尽管此时的失血量通常不大，但仍需监测。

189. 椎-基底动脉瘤的术中风险及预防措施是什么？

该部位的动脉瘤手术常需采用侧卧位。手术需要暴露颅中窝和颅后窝，有发生静脉气栓的风险。与其他可能影响到脑干出现机械性或血管性损害的手术一样，在此类手术中应监测心血管反应，并立即将外科操作引起的心血管系统的突然改变通知外科医师。椎动脉、椎-基底动脉连接处和基底动脉中部的手术中保留自主呼吸较为合适。在处理血管的过程中出现的呼吸暂停、喘息或其他呼吸模式的突然改变是脑干血供不足的重要指标。

190. 颅内动静脉畸形的围术期注意事项有哪些？

大多数颅内动静脉畸形与动脉瘤手术的注意事项相似：避免出现急性高血压以及在出血时能够精确地控制血压。动静脉畸形的一个独特表现是"灌注压骤增"或脑自主调节功能障碍。其特征性表现为突发性的脑充血和脑肿胀，脑组织有时表现为向颅外呈菜花状持续性地突出。这种现象常发生在长时间手术、较大的动静脉畸形手术的后期，是造成术后不能解释的脑肿胀和出血的原因。

191. 海绵状血管瘤的特点是什么？

海绵状血管瘤是由没有大的供血动脉或静脉的血管组成的良性病变。病灶内没有脑实质。这种低流量、边界清楚的病变通常表现为新发的癫痫，偶尔也表现为出血。

192. 烟雾病的临床表现及麻醉风险因素是什么？

脑底异常血管网症又称烟雾病（moyamoya disease），因颈内动脉颅内起始段狭窄或闭塞，脑底出现异常血管网，因病理性血管网在脑血管造影形似烟雾而得名。增生的异常血管网管壁菲薄，管腔扩张，甚至形成粟粒状囊性动脉瘤，可破裂出血。可表现为缺血或出血性脑卒中。

193. 创伤性颅脑损伤患者的麻醉风险因素是什么？

对一个创伤性脑损伤（traumatic brain injury，TBI）的患者，麻醉医师在选择气管插管技术时可能会遇到诸多限制包括：① 颅内压增高；② 饱胃；③ 颈椎情况不明；④ 气道情况不明（出血，可能有喉-气管损伤和颅底骨折）；⑤ 血容量状态不明；⑥ 患者不合作、躁动；⑦ 低氧血症。

194. 脑干死亡的患者有何特点？

患者自主呼吸停止，依赖机械通气维持。对呼吸停止并依赖机械通气的患者，其昏迷的原因应为不可逆转的颅脑结构性损伤。排除可逆转的脑干抑制因素：如镇静、肌松、酒精、低温、代谢内分泌异常。

195. 脑脊液漏在术中如何处理？

脑脊液漏可能是由继发创伤，以及偶尔由肿瘤或先天畸形发展而来。大多数的脑脊液漏包括前颅凹底，通过耳道、鼻咽、气孔或其他少见的途径排出来。术中可能需要使用甘露醇、过度换气或施行脑脊液引流、抬高额叶，同时常常切断嗅束。

196. 颅脑外伤性血肿的分型是什么？

颅脑外伤会导致血肿形成。通常根据血肿的位置可以分为4种类型：硬膜外、蛛网膜下、硬膜下和实质内。

硬膜外血肿动脉出血至颅骨和硬膜之间形成硬膜外血肿；外伤性蛛网膜下隙血肿蛛网膜下隙出血通常见于颅内动脉瘤破裂；硬膜下血肿硬膜下血肿是由于桥静脉撕裂，使血流入硬膜和蛛网膜之间的间隙；实质内血肿脑组织内的异常血液积聚称为实质内血肿。

197. 神经系统先天性疾病有哪些？

神经系统的先天性疾病通常表现为神经系统发育或结构异常。这些疾病通常有遗传性。其病理改变可以是弥散的或只累及与解剖和功能相关的神经元。如先天性脑积水、Chiani畸形、结节硬化性脑病、颅裂脊柱裂、狭颅症、颅底陷入症等。

198. 先天性脑积水如何分类？有哪些表现？

分为梗阻性脑积水和交通性脑积水。表现为颅内压增高的症状，头围及头形异常、神经功能障碍、静止期脑水肿。

199. 什么是希阿利畸形及其表现？

希阿利畸形是由于小脑先天移位造成的一组症状。希阿利Ⅰ型为小脑扁桃体下移至颈髓，Ⅱ型为小脑蚓下移，常并发脑脊膜脊髓膨出。

希阿利Ⅰ型的主要症状包括：视觉损害、间歇性眩晕和共济失调。约50%的此类患者会出现脊髓空洞症。希阿利Ⅱ型通常表现为胎儿时期的阻塞性脑积水、低位脑干和颅神经功能异常。

200. 结节硬化性脑病的麻醉前评估要点有哪些？

结节性脑硬化（Bourneville病）是一种常染色体显性疾病，特点是智力低下、癫痫和面部纤维血管瘤。麻醉管理需考虑到患者智力低下，以及用抗癫痫药物治疗癫痫。需术前评估上呼吸道异常。心脏病变可能会导致术中心律失常。肾功能损害会影响依靠肾代谢的药物的清除。尽管临床经验有限,但这些患者对吸入和静脉注射药物(包括阿片类)的反应似乎正常。

201. 成血管瘤病麻醉时的注意事项有哪些?

成血管瘤病通常是家族性的,常染色体携带致病基因且外显率不一的疾病。特点是视网膜血管瘤、成血管细胞瘤、中枢神经系统(尤其是小脑)和内脏肿瘤。这种疾病患者嗜铬细胞瘤、肾囊肿和肾癌的发病率增加。当诊断为存在嗜铬细胞瘤后,术前需使用降压药物治疗。由于脊髓也可能发生成血管细胞瘤,因此限制了椎管内麻醉的使用。

202. 不同类型的神经纤维瘤病麻醉风险因素有哪些?

神经纤维瘤是由于常染色体的突变导致的,临床表现分为典型的(神经纤维瘤病)、听觉的或局部的。尽管神经纤维瘤在组织学上是良性的,但它会造成某些功能损害并影响容貌。如果喉、颈椎或纵隔区出现神经纤维瘤会影响患者的气道。神经纤维瘤血供丰富。孕期或青春期会导致其数量和面积增加。5%~10%的神经纤维瘤病患者会发生颅内肿瘤,这是造成发病率和死亡率升高的主要原因。

203. 神经系统退行性疾病有哪些?

帕金森病、阿尔茨海默病、多发性硬化、吉兰巴雷综合征、肌萎缩侧索硬化、自主神经功能障碍,脊髓空洞症等。

204. 帕金森病的临床表现及麻醉关注点有哪些?

临床表现为运动迟缓、僵硬、姿势不稳以及静息(搓丸样)震颤。其他常见表现包括面具脸、发音过弱、吞咽困难以及步态异常。

PD 的药物治疗应维持用至术晨,突然停药可导致肌肉强直的加重,甚至影响通气。吩噻嗪类、丁酰苯类(氟哌利多)和甲氧氯普胺有抗多巴胺作用,会加重帕金森症状,应避免使用。抗胆碱药物(阿托品)和抗组胺药(苯海拉明),可用于 PD 急性症状加重。长期应用左旋多巴的患者麻醉诱导时可能发生明显的血压波动。

205. 阿尔茨海默病的临床表现及麻醉关注点有哪些?

阿尔茨海默病(Alzheimer disease,AD)的特征性症状包括记忆力、判断力和决策能力的缓慢进行性下降以及患者的情绪不稳定。在疾病后期，还会经常出现重度锥体外系体征、失用症和失语症等。中重度痴呆患者的定向障碍和不合作增加了麻醉管理的复杂程度。对于这类患者尽量避免使用术前药物。阿托品和东莨菪碱等有中枢作用的抗胆碱药物可引起术后精神障碍。如果必须使用抗胆碱药物，更推荐使用不通过血-脑屏障的格隆溴铵。

206. 多发性硬化症的特点及麻醉关注要点有哪些？

多发性硬化症（multiple sclerosis，MS）是以脑和脊髓多部位脱髓鞘改变为特征的疾病，慢性炎症改变最终瘢痕形成（神经胶质增生）。MS 临床表现取决于病变部位，但通常包括感觉障碍（感觉异常）、视力障碍（视神经炎和复视）和肌无力。术前须检查其凝血功能、免疫功能、肝功能和心功能。无论是否实施麻醉，择期手术应避免在疾病复发期间进行。

207. 自主神经功能障碍的特征性表现有哪些？

自主神经异常或功能障碍可能由广泛性或节段性的中枢或外周神经系统疾病引起。症状可能为全身性、节段性或局灶性。常见的临床表现包括阳痿、膀胱及胃肠道功能异常、体液调节异常、少汗、少泪、唾液减少及直立性低血压。直立性低血压是本病最严重的症状。

208. 癫痫的发病机制是什么？

癫痫是由大脑的一组神经元一过性、阵发性及同时放电引发的。癫痫是最常见的神经系统疾病之一，可发生于任何年龄，大约 10% 的人会在一生中的某个时间发生癫痫。癫痫放电的部位和累及神经元的数量及持续时间决定了临床表现。大脑功能一过性异常，例如：低血糖、低钠、体温高和药物中毒，会导致单发的癫痫；调整潜在的异常就可以治疗癫痫。相反，癫痫病的定义为由于先天的或获得性（例如：脑瘢痕）因素造成的反复发作的痉挛。

209. 围术期导致惊厥发作的原因包括哪些？

① 酗酒；② 毒麻药品；③ 反射性癫痫；④ 引起脑缺氧的心血管事件：如血管迷走神经性晕厥（颈动脉窦综合征）、心律失常、病态窦房结综合征；⑤ 先兆子痫；⑥ 其他促发因素：发热、合并感染、应激、睡眠剥夺。

210. 抽搐发作时,何时需要进行抗惊厥治疗?

抽搐发作时,如有以下情况之一,需要抗惊厥治疗:① 频繁抽搐;② 持续时间大于 10 分钟;③ 发作时间较平时延长(已知既往癫痫病情)。

211. 什么是癫痫持续状态以及发生原因?

癫痫持续状态(status epilepticus,SE),是癫痫连续发作之间意识未完全恢复又频繁再发,或发作持续 30 分钟以上不自行停止。长时间癫痫发作,若不及时治疗,可因高热、循环衰竭或神经元兴奋毒性损伤导致不可逆的脑损伤,致残率和病死率很高。出现癫痫持续状态的患者有多于一半的人不是癫痫患者,对于儿童,常见的是发热引起的癫痫发作,而在成人中,最主要的原因是卒中、饮酒、代谢紊乱和低氧血症。

212. 围术期发生癫痫持续状态的麻醉处理?

快速建立静脉通路,之后给予抑制癫痫的药物;同时开放气道、通气,维持循环稳定;可以通过快速血糖检查排除低血糖。如果出现低血糖,可以静脉注射 50 mL 50%葡萄糖溶液;如果有肌肉活动应避免使用长效肌肉松弛药;通常在气管插管时使用抗惊厥麻醉药可以使痉挛暂时停止;监测动脉血气分析和 pH 可以保证足够的氧合与通气;持续痉挛常见的后遗症为代谢性酸中毒。静脉输注碳酸氢钠可以治疗严重的酸碱平衡失调;降温。

213. 脊髓的生理学特点及麻醉时注意事项?

脊髓的生理特征通常与脑相似,如对 CO_2 的反应性、血脑屏障、自主调节功能、高代谢率和血流量,以及灰质对严重缺血的易感性等。

麻醉医师应特别注意脊髓受压的相关情况,对这类患者需行动脉穿刺置管测压,并维持血压稳定。如果只是脊神经根受压,则血压管理不必像脊髓受压那样严格。对颈椎不稳和某些严重颈椎椎管狭窄的患者应选择清醒气管插管,以减轻颈部的屈曲和后伸。轻度的屈曲和后伸可急剧加重颈髓压迫。

214. 急性脊髓损伤的风险因素及麻醉管理要点?

急性脊髓损伤初始处理的主要目标是避免脊髓的继发性损伤。

(1) 脊髓休克以血管扩张和低血压为特征。高位脊髓损伤患者对麻醉药的心血管抑制效应异常敏感,因为不能增加交感神经张力。

(2) $C_3 \sim C_4$ 以上损伤需气管插管及机械通气支持。

(3) 胃肠道及膀胱张力下降需分别置入鼻胃管和导尿管。

(4) 甲泼尼龙[30 mg/kg 负荷剂量,静脉注射;之后以 5.4 mg/(kg·h)静脉持续输注 23 小时],如在伤后最初 3 小时内应用,可以改善急性脊髓损伤患者功能的恢复。

215. 脊休克的表现及严重颈椎伤引发心动过缓如何处理?

"脊休克"的特征是受损平面以下肢体软瘫,以及膝腱反射消失。"脊休克"的血流动力学继发改变近来据其特征被称为"神经源性休克",全身血管阻力降低而静脉容量增加。如果脊髓在 T_5 平面以上受损,支配心脏的交感神经传出中断,将导致副交感活动加强。严重颈椎伤的患者经常在伤后出现数周明显的、顽固性的心动过缓。短时的外部刺激如气管内吸引或移动患者都会进一步加重这种心动过缓,但这种情况可用阿托品进行治疗。

216. 强直性脊柱炎的特点是什么?

强直性脊柱炎(ankylosing spondylitis)是与风湿性关节炎相似的慢性进行性疾病,但风湿血清学检查阴性。脊柱和骶尾关节首先受累,患者表现为严重的脊柱后凸,活动受限。另外,韧带不稳也不少见,患者如有骨折在最终排除前应视为脊柱不稳。

217. 颈椎不稳患者的麻醉关注点有哪些?

由于创伤或慢性疾病造成颈椎不稳的患者,麻醉需格外小心,特别是准备行全身麻醉时。直接喉镜经口气管插管可导致枕部伸展和低位颈椎屈曲的病例报道很少但确实存在,应首选清醒光纤插管。纤维支支管镜的使用使之成为一项快速而可靠的技术。

218. 慢性脊髓横断性损伤患者的麻醉管理要点有哪些?

慢性脊髓横断性损伤患者的麻醉管理应该集中在预防自主神经反射亢进。当进行全身麻醉时,肌肉松弛药的应用有利于气管插管的进行,并且可以预防外科刺激造成的反射性肌痉挛。非去极化肌肉松弛药是全身麻醉的首选用药,因为琥珀胆碱可能导致高钾血症,尤其是在脊髓横断的前 6 个月(或更长时间)。综合所有因素,对于发生颈段脊髓损伤超过 24 小时的患者,避免应用琥珀胆碱是合理的选择。

219. 昏迷的定义及原因是什么？

昏迷是由于药物、疾病或外伤而影响中枢神经系统，造成一种无意识状态。通常是由于大脑维持意识的区域功能失调造成的，例如：网状上行激动系统、中脑或大脑半球。造成昏迷的原因很多，可以大致分为两类：结构损伤（例如，肿瘤、脑卒中、脓肿、颅内出血），或全身机体功能紊乱（例如，低体温、低血糖、肝性或肾性脑病、癫痫后状态、脑炎、药物作用）。

220. 三环类抗抑郁药作用特点是什么？

三环类抗抑郁药可用于治疗抑郁症和慢性疼痛，作用于神经突触，阻断神经元对儿茶酚胺（CA）、5-羟色胺（5-HT）的再摄取，它也会影响其他神经化学系统，包括组胺能和胆碱能系统，因此不良反应较多，包括体位性低血压、心律失常、尿潴留。

221. 应用抗抑郁药治疗的患者麻醉用药注意事项有哪些？

（1）抑郁症患者在围术期通常继续服用抗抑郁药，麻醉药物用量增加。

（2）交感神经系统突触后去甲肾上腺素（NE）受体可利用性增高，患者对间接作用的血管加压药（如麻黄碱）和交感神经刺激反应过度，应避免使用泮库溴铵、氯胺酮、哌替啶、含有肾上腺素的局部麻醉药。

（3）中枢抗胆碱能药物的效能增加，可能增加术后谵妄的发生率。

（4）长期使用三环类抗抑郁药会导致心肌儿茶酚胺耗竭，当患者出现低血压时，应用小剂量直接作用的血管加压药。

222. 单胺氧化酶抑制剂的作用特点？

（1）单胺氧化酶抑制剂（monoamine oxidase inhibitor，MAOI）会阻断胺类的氧化脱氨基作用，目前发现的 MAO 同工酶至少有两种（A 型和 B 型），分别作用于不同的底物，MAO-A 选择性作用于 5-羟色胺、多巴胺和去甲肾上腺素，MAO-B 选择性作用于多巴胺和苯乙胺；

（2）使用单胺氧化酶抑制剂最常见的不良反应是体位性血压，最严重的后遗症是摄入含有酪胺（奶酪、酒）或服用了拟交感神经药会有效刺激去甲肾上腺素的释放，发生高血压危象。与哌替啶相互作用可导致患者体温过高、癫痫发作和昏迷。

223. 应用单胺氧化酶抑制剂患者的麻醉管理要点有哪些？

（1）术前：不推荐在择期手术前 14 天停药。可用苯二氮䓬类治疗术前焦虑，一般静脉麻醉药物诱导，避免使用交感神经兴奋剂（氯胺酮）。

（2）术中：用苯乙肼治疗者血清胆碱酯酶活性可能会减低，琥珀胆碱的用量应减少；中枢神经系统 NE 浓度的增加，麻醉剂的需求提高；患者对血管加压药及交感刺激的反应增强，应避免使用增强交感活性的药物，低血压时，使用小剂量直接起效的 NE，避免过大的高血压反应。

224. 选择性 5-羟色胺再摄取抑制药的作用特点是什么？

选择性 5-羟色胺再摄取抑制药（selective serotonin reuptake inhibitor, SSRI）阻碍了突触前膜 5-HT 的再摄取，对肾上腺素能、胆碱能、组胺能或其他神经化学系统的影响小，因此副作用少。

225. 什么是 5-羟色胺再摄取抑制药的停药综合征？

5-羟色胺再摄取抑制药包含最广泛的抗抑郁类处方药物，也是治疗轻度到中度抑郁的常用药。突然停止使用 5-羟色胺再摄取抑制药，尤其是半衰期短、代谢药无活性的帕罗西汀和氟伏沙明会导致停药综合征，通常发生在突然停止使用 5-羟色胺再摄取抑制药的 1～3 天后，包括头晕、易怒、情绪波动、头痛、恶心、呕吐、肌张力障碍、颤抖、嗜睡、肌痛和疲劳，症状会在重新使用 5-羟色胺再摄取抑制药的 24 小时内缓解。

226. 什么是血清素综合征？

（1）血清素综合征是一种潜在的威胁生命的不良药物反应，出现在治疗性药物使用、药物过量或血清素能药物相互反应的过程中，这些药物包括 5-羟色胺再摄取抑制药、非典型周期性抗抑郁药物、单胺氧化酶抑制剂、阿片类药物、止咳药、抗偏头痛药、药物滥用（安非他明）和草药。

（2）典型症状包括激动、谵妄、多动症、反射亢进、阵挛和高热症；治疗包括支持治疗，控制自主神经功能不稳、肌肉活动过量和高热，赛庚啶是一种 5-HT2A 受体拮抗剂，可以用来结合 5-羟色胺受体，只能口服。

227. 电休克治疗的麻醉目的是什么？麻醉用药如何选择？

在抑郁症患者的电休克治疗（electroconvulsive therapy，ECT）中应用全身麻醉可以保证患者没有电击的记忆,同时阻断神经肌肉预防损伤。麻醉的目的是使患者从给予肌肉松弛药至引发治疗性抽搐的这段时间内的记忆消失。只需要使用短效作用的药物,由于大部分诱导药物(巴比妥类药物、依托咪酯、苯二氮䓬类药、丙泊酚)有抗惊厥作用,因此用量需小,以免提高抽搐的阈值并减少抽搐时间。

228. 电休克治疗导致抽搐会产生哪些生理学影响?
抽搐起初为副交感神经冲动释放,表现为心动过缓和分泌物增加;随后是更持久的交感神经冲动释放,表现可有高血压、心动过速,暂时的自主神经不平衡可能导致心律不齐和心电图 T 波异常,脑血流、颅内压、胃内压以及眼内压会增高。

229. 双相精神障碍的定义及其治疗?
(1) 定义:双相障碍患者通常出现躁狂与抑郁交替发作。
(2) 治疗:锂和拉莫三嗪可以治疗急性躁狂发作及预防复发,同时抑制抑郁发作,在急性躁狂发作时通常需要联合使用抗精神病药物(氟哌啶醇)和苯二氮䓬类药(劳拉西泮),替代治疗包括丙戊酸、卡马西平、阿立哌唑和电休克治疗。

230. 使用锂治疗的双相精神障碍患者的麻醉管理注意事项?
(1) 术前评估是否有锂中毒。
(2) 预防锂在肾脏大量重吸收,合理给予静脉含钠液,严禁噻嗪类利尿药。
(3) 监测心电预防心律失常。
(4) 锂治疗可能导致去极化和非去极化肌肉松弛药作用时间延长,需注意监测肌肉松弛药的神经肌肉阻滞作用时间。

231. 精神分裂症患者的围术期风险有哪些?
精神分裂症患者围术期应该继续服用抗精神病药物,这些精神病药物作用大多源于多巴胺拮抗作用,大部分作用为镇静和轻度抗焦虑,也有轻度 α 受体阻滞和抗胆碱能作用,不良反应包括直立性低血压、急性肌张力障碍和帕金森样表现,有可能出现 T 波低平、ST 段压低、PR 及 QT 间期延长,增加尖端扭转型室性心动过速的风险,麻醉用量可能会减少,围术期低血压的风险增加。

232. 什么是抗精神病药恶性综合征?
(1) 抗精神病药恶性综合征是抗精神病药物引起的一种罕见并发症。可在该药治疗的任何阶段出现,可能与基底神经节和下丘脑的多巴胺阻滞以及体温调节受损有关。

(2) 主要表现为高热、严重的肌强直、横纹肌溶解、自主神经失调、意识改变和酸中毒,可持续 24～72 小时。

(3) 发生后立即停药,行支持治疗,溴隐亭或丹曲林可缓解骨骼肌强直,未接受治疗者死亡率达 20%,主要死因为心律失常、充血性心脏衰竭、通气不足或肾衰竭。应与恶性高热和 5-羟色胺综合征鉴别。

233. 焦虑症患者分类及治疗方法有哪些?

(1) 分类:① 慢性广泛性焦虑;② 急性焦虑症(惊恐发作、恐慌症)。

(2) 治疗:由可以辨识的压力造成焦虑症通常具有自限性,无须药物治疗;由于不现实或过度的忧虑和恐惧所致的焦虑症需要药物治疗,几乎所有苯二氮䓬类药物短期内都可以明显缓解症状。表演型焦虑(怯场)是一种情境焦虑,通常用 β 受体阻滞剂来治疗。其他治疗方法包括认知行为治疗、放松治疗、催眠和心理治疗等。

234. 滥用抗精神病药物患者的围术期麻醉风险有哪些?

(1) 该类患者的麻醉药需求量不同,术前应充分了解患者药物滥用情况,对急性药物中毒以及有戒断症状的患者应该推迟择期手术。

(2) 急性可卡因中毒可能引起中枢神经递质(如去甲肾上腺素和多巴胺)增加继发性高血压,慢性成瘾患者通常拟交感神经递质耗竭,容易出现低血压。

(3) 全身麻醉最好以吸入麻醉为主,能较容易地根据个体需要调节麻醉深度。

235. 酗酒患者的术前风险因素有哪些?

酒精与苯二氮䓬类和巴比妥类药作用位点相同,长期过量摄取酒精会产生慢性耐药,过度饮酒且进食少者可能发生低血糖,对酒精滥用者应给予 B 族维生素或叶酸,避免发生器质性遗忘综合征(Korsakoff 综合征)。

236. 可卡因成瘾患者的麻醉风险有哪些?

对可卡因成瘾的患者易于出现心肌缺血和心律失常,应准备硝酸甘油预防心肌缺血发生;急性中毒患者对麻醉药需求增加,与中枢神经系统中儿茶酚胺浓度增加有关;可卡因滥用导致的血小板减少可能会影响局麻的选择。

237. 阿片类药物成瘾患者的麻醉管理要点有哪些？

（1）围术期阿片成瘾患者术前需要继续使用阿片类药物维持或者美沙酮代替。

（2）为避免使用更大剂量的阿片类药物，通常应用挥发性麻醉药进行维持，麻醉过程中应避免使用有激动-拮抗混合作用阿片类药物（可引起戒断症状）。

（3）阿片成瘾患者术后疼痛程度增加，术后应使用多模式镇痛，尽早开始使用美沙酮。可乐定可用于治疗术后戒断综合征。

238. 巴比妥类药物滥用患者的麻醉风险有哪些？

（1）紧急应用巴比妥类药物可以减少麻醉药的需求，但无有关慢性巴比妥滥用者需要增加麻醉药物的报告。

（2）长期巴比妥滥用诱导肝脏微粒体酶活性增强，伴随其他药物（华法林、洋地黄、苯妥英、挥发性麻醉药等）代谢增强。

（3）长期静脉注射巴比妥类药物者，自我输注的碱性溶液可能使静脉硬化，因此建立静脉通道比较困难。

239. 苯二氮䓬类药物过量及成瘾如何处理？

苯二氮䓬类不会明显地诱导微粒体酶活性，戒断症状通常比巴比妥类药物出现晚，且症状较轻。急性苯二氮䓬类药物过量产生呼吸衰竭的危险比巴比妥类小得多，但其与其他中枢神经抑制剂联合使用会产生致命危险（如酒精），对其成瘾者，通常情况下支持治疗足矣。氟马西尼是一种专门的苯二氮䓬类拮抗剂，对严重或危及生命的急性苯二氮䓬类过量很有效，使用氟马西尼后，原本被苯二氮䓬类药物抑制的癫痫可能会发生。

240. 大麻对机体的影响及该类吸毒患者麻醉管理要点有哪些？

大麻有效的精神作用成分是四氢大麻醇（tetrahydrocannabinol，THC），吸食大麻可产生欣快感，伴随交感神经系统兴奋、副交感神经系统抑制的症状增加。增加静息心率，发生体位性低血压，长期滥用降低肺功能；在易感人群中可引起癫痫发作，结膜充血是血管扩张表现，嗜睡是常见不良反应。大麻不会产生生理依赖性，但长期使用后突然停药可产生轻微戒断症状。麻醉管理中主要考虑四氢大麻醇对心、肺、中枢神经系统的影响。

（刘丽　祝贺　吉美霖）

第六节　消化系统的术前风险因素

241. 围术期最危险的消化系统术前风险因素是什么？如何预防？

因素：患者处于饱胃状态下易在围术期发生胃内容物反流误吸。

预防：术前禁食禁饮。

242. 术前禁食禁饮的目的是什么？

防止术中或术后发生胃反流误吸，避免因反流误吸而导致的肺部感染或窒息等发生。

243. 麻醉前禁食禁饮时间多长？

固体和液体食物禁食禁饮时间不同：

（1）不同食物的禁食时间：易消化、脂肪量较少的固体食物（成人）＞6 小时；肉类、油炸食品、高脂肪食物（成人）＞8 小时；母乳（婴幼儿）＞4 小时；易消化的固体食物（婴幼儿）＞6 小时。

（2）不同液体的禁饮时间：清饮料（成人）＞2 小时；非人乳、配方奶（婴幼儿）＞6 小时。

注：若进食量偏大，需适当延长禁食禁饮时间。

244. 对于术前禁食禁饮，加速康复外科的新观点？

加速康复外科（enhanced recovery after surgery，ERAS）认为患者术前 2 小时可以适当饮用清淡液体，包括饮用水、糖水、果汁、苏打饮料、清茶等，这样不会增加呕吐误吸的概率，还可有效促进患者早日康复。

245. 麻醉前常用抑制胃酸分泌的药物及其作用？

麻醉前常用抑制胃酸分泌的药物种类包括：

（1）H_2 受体拮抗剂：西咪替丁，雷尼替丁。

（2）H^+-K^+-ATP 酶抑制药：奥美拉唑，兰索拉唑，泮托拉唑，雷贝拉唑。

（3）非颗粒性抗酸药：双枸橼酸钠。

（4）甲氧氯普胺（灭吐灵）。

麻醉前常用抑制胃酸分泌的药物作用为：提高胃液的 pH，减少胃液分泌量，急腹症患者和临产妇未空腹者，此类药物可以减少其麻醉和手术中反流、误吸的危险。

246. 患者术前"饱胃"状态常见于哪些消化系统疾病？

患者术前"饱胃"状态常见于胃排空延迟性、腹腔内压力增加、食管下段张力减小等疾病。如消化器官外伤、肠梗阻、食管裂孔疝、胃食管反流病、妊娠 3 个月以上腹压增加、显著肥胖、腹水、糖尿病胃轻瘫、自主神经功能紊乱。

247. 术前营养不良对患者围术期机体状况的影响？

营养不良可引起血浆白蛋白降低、贫血、血容量不足、维生素缺乏，从而导致患者耐受麻醉、手术创伤及失血的能力降低、脏器功能下降、肠道结构和屏障功能损伤、免疫功能降低、肌肉萎缩、伤口愈合能力降低、并发症增加，不仅增加患者病死率，而且显著增加平均住院时间和医疗费用的支出。

248. 临床营养状态评估的意义及指标是什么？

意义：判断患者是否存在营养不良及其种类和程度，估计营养素需要量，比较营养支持前后的营养状态以了解营养支持效果和代谢改变。

指标：

（1）躯体参数：① 理想体重百分率；② 脂肪储存量：三头肌皮褶厚度；③ 骨骼肌量：上臂肌肉周径、肌酐/身高指数。

（2）实验室参数：① 血清蛋白质：血清白蛋白、前白蛋白等；② 免疫功能测定；③ 氮平衡(g/d)；④ 电解质平衡。

249. 营养不良有哪些分类？

营养不良主要分为以下几种：

（1）蛋白质营养不良：严重疾病患者血清白蛋白、转铁蛋白降低，细胞免疫与总淋巴细胞计数下降，但一般测量数值正常，易被忽视。

（2）蛋白质-能量营养不良：患者明显消瘦、体重下降、肌酐/身高指数与其他人体测量值均较低但血清蛋白维持在正常范围。

（3）混合型营养不良：同时表现出以上 2 种类型营养不良的特征，骨骼肌与内脏蛋白质均下降，多种脏器功能受损，感染发生率较高。

250. 营养支持的时机是什么？有哪些途径？

时机：有效循环容量及水、酸碱与电解质平衡得到初步纠正后，一般在治疗开始后 24~48 小时进行。

途径：肠外营养支持（parenteral nutrition，PN，外周或中心静脉途径）；肠内营养支持（enteral nutrition，EN，喂养管经胃肠道途径）。

251. 肠内营养并发症的分类？

肠内营养并发症可分为以下 4 类：① 机械性并发症：置管位置不当、置管失败、导管脱出、导管阻塞、鼻咽喉部及胃肠黏膜机械性损伤。② 感染性并发症：营养制剂污染、吸入性肺炎。③ 胃肠道并发症：恶心、呕吐、胃潴留、反流误吸、腹胀、腹泻、便秘。④ 代谢性并发症：低钾血症、高钾血症、氮质血症。

252. 肠外营养的并发症的分类？

肠内营养并发症主要分为以下几种：① 代谢性并发症：低糖血症、高渗性非酮症昏迷、电解质紊乱。② 中心静脉导管相关并发症：导管相关性血液感染、气胸、空气栓塞、静脉血栓。③ 其他并发症：肝胆系统异常、肠道屏障受损等。

253. 围术期肝功能异常患者如何选择手术时机？

一般情况下，轻、中度肝功能异常者不是麻醉和手术的禁忌证，但应考虑使用对肝功能影响较小的麻醉方案。重度肝功能不全者禁忌行择期手术。肝病急性期除急诊外禁行择期手术，施行急诊手术也极易在围术期出现严重凝血功能障碍等并发症，预后不佳。

254. 肝功不全疾病患者主要存在何种风险或并发症？

若接受手术的患者肝功能储备很差，则麻醉和手术过程会进一步引起肝功能失代偿，并可能最终造成严重的肝衰竭，且大部分凝血因子均由肝合成，维生素 K 是合成凝血酶原的必须辅助因子，若肝功较差且未在术前得到纠正，则术中或术后可能发生严重的大出血严重危及患者生命，且易诱发肝性脑病、肝肾综合征、肝肺综合征等。

255. 药物代谢与肝的作用关系？

许多药物经肝转化，形成无活性的终产物或水溶性更强的物质，通过胆汁或尿液排出体外。包括乙醇、巴比妥类药物、氯胺酮等可诱导体内的一些酶系统,导致机体对药物耐受,相反,西咪替丁、氯霉素等可抑制酶的功能导致其他药物作用时间延长。利多卡因、吗啡、维拉帕米、拉贝洛尔等药物代谢高度依赖于肝血流,其代谢清除率下降通常反映肝血流减少而非肝细胞功能障碍。

256. 术前肝功能异常而导致麻醉中常见的止凝血功能缺陷有哪些?

弥散性血管内凝血(DIC)、原发性纤维蛋白溶解症、血管性血友病、血友病 A、血友病 B。

257. 术前肝功能异常而导致麻醉中出现弥散性血管内凝血时,机体微循环有何变化?

弥散性血管内凝血时,凝血级联反应被内源性组织促凝血酶原激酶或需凝血酶原激酶样物质激活,或者是内毒素或外来物质表面直接激活Ⅻ因子启动凝血级联反应。微循环中大量的纤维蛋白沉积导致凝血因子消耗、继发性纤溶、血小板减少和微血管病性溶血性贫血。通常后续出现弥漫性出血或血栓栓塞。

258. 肝功异常患者可能因麻醉而诱发血管性血友病,有何临床表现?如何防治?

Von Willebrand 病(von Willebrand disease)是最常见的遗传性出血疾病,患者血管性血友病因子(vWF)功能缺陷,或功能虽正常但体内浓度低。大部分患者为杂合子型,凝血功能异常程度较轻,但在大手术、创伤或者服用 NSAIDs 后出现临床症状。典型表现为出血时间延长,血浆 vWF 浓度低,Ⅷ因子活性下降。去氨加压素(DDAVP)治疗可提高患者 vWF 水平,通常在术前 30 分钟给予,剂量为 0.3 μg/kg,对去氨加压素(DDAVP)没有反应的患者术前预防性给予冷沉淀或浓缩Ⅷ因子 2~4 天以保证手术止血。

259. 急性肝炎患者急诊手术的麻醉评估重点有哪些?

应重点注意导致肝功损伤的病因和肝功受损的严重程度。询问患者近期用药情况,包括是否饮酒、静脉吸毒、输血史和麻醉史。应记录患者是否存在恶心呕吐,若存在是否合并脱水或电解质异常并矫正。精神状态改变可能提示患者有严重肝功损伤。酗酒患者出现行为异常或迟缓可能是急性酒精中毒的征兆,而震颤和激惹通常属于戒断症状。一般不给予该类患者麻醉前用药以最大限度减少药物暴露,避免混淆晚期肝病患者出现肝性脑病的诱因。

260. 急性肝炎患者的麻醉药物有哪些？剂量如何选择？

术中麻醉管理的目标在于保护患者残存的肝功能,避免可能损害肝的因素。此类患者的中枢神经系统对麻醉药的敏感性可能会增强,使用吸入麻醉药优于静脉麻醉药,因为静脉麻醉药依赖肝进行代谢和消除,吸入麻醉药常选用七氟烷和异氟烷,因其具有保护肝血流和氧供作用。静脉诱导药可使用常规剂量,因为静脉用药药效的终止受药物再分布影响,而不是由药物代谢或排泄决定。

261. 麻醉诱发性肝炎的特征？

健康患者;简单、次要、平稳手术;短期内恢复不明显;发热、厌食恶心、寒战、肌痛、皮疹、嗜酸性粒细胞增多,3～6 天后出现黄疸。

262. 麻醉诱发性肝炎的危险因素有哪些？

氟烷接触史、女性、肥胖、年龄高于 50 岁、肝脏疾病、术前使用潜在性肝脏毒性药物。

263. 肝硬化患者发生肝性脑病的诱因有哪些？

胃肠道出血、蛋白质摄入增多、呕吐、利尿引起的低钾性碱中毒、感染、肝功能恶化。

264. 肝硬化患者的胃肠道症状及危险因素有哪些？

胃肠道症状及危险因素：① 症状：门脉高压症、腹水、食管静脉曲张、痔核形成、消化道出血。② 危险因素：门脉高压;食管静脉曲张;肝性脑病。

265. 腹部手术患者麻醉前可能存在哪些风险因素？

腹部手术患者麻醉前应注意几点：

（1）术前低血容量：外科疾病可因摄入不足、水和电解质潴留以及液体丢失,影响患者容量内环境稳态,导致低血容量和贫血。

（2）急诊腹部手术患者常有代谢紊乱及血液学异常：胃液丢失导致的低钾性碱中毒;腹泻或败血症导致的代谢性酸中毒;脓毒血症可引起 DIC。

（3）急诊腹部手术的患者应视作饱胃状态：为降低误吸风险,应采用快速顺序诱导或清醒插管,给予抑制胃酸分泌药物。

266. 胃肠道疾病患者术前发生低血容量的原因有哪些?

该类患者低血容量的原因主要有以下几点:

(1) 术前进食减少或禁食:胃肠道梗阻或慢性病患者可能有厌食症,长时间摄入不足。

(2) 呕吐或胃液引流。

(3) 液体潴留:可发生于因肠梗阻而潴留于肠腔,或因腹膜炎潴留于腹腔间隙内。

(4) 胃肠道出血:包括溃疡、肿瘤、食管静脉曲张、憩室、血管畸形、痔疮。

(5) 肠道疾病、感染、导泻剂,造成腹泻从而导致细胞外液的大量丢失。

(6) 发热增加不显性失水的量。

267. 胃肠道疾病患者术前如何判断发生了低血容量?

生命体征随体位改变而变化(心率增加和血压下降),可能代表血容量轻度至中度的降低,严重血容量不足会产生心动过速和低血压。黏膜干燥、皮肤弹性降低、皮温下降以及皮肤花斑改变提示低血容量所致外周循环灌注不足。

268. 食管手术的术前风险因素有哪些?

施行食管手术的患者患有癌症、食管运动功能紊乱、狭窄、裂孔疝、反流性食管炎、憩室、穿孔,易伴有胃反流,有复发吸入性肺炎的可能,可能并存冠心病,因为咽下困难和食欲减退患者可能存在血容量不足和营养不良。博来霉素作为术前常用联合化疗药物,能引起肺毒性,而高浓度氧气可增加这种毒性,除此之外,术前应用博来霉素还可以引起急性心律失常和慢性心肌病。

269. 食管手术麻醉前有什么预防性用药?

咪达唑仑点滴;H_2 受体拮抗剂(雷尼替丁 50 mg,静脉注射);甲氧氯普胺(术前 1 小时 10 mg,静脉注射)。

270. 胃十二指肠手术的术前风险因素有哪些?

上消化道出血患者误吸血和胃内容物风险高,可能发生严重的窒息,急需气管插管保护呼吸通道。因恶心呕吐、腹泻、进食少或上消化道失血会引起严重的低血容量。上消化道体液丢失引起假性红细胞压积升高,可能贫血和凝血障碍。胃酸分泌不足的患者可存在胃肠菌群失调,应预防性地应用抗生素。

271. 病态肥胖治疗性手术术前消化系统相关风险因素有哪些？麻醉前如何用药？

(1) 风险因素：肝功能异常药物代谢显著受影响。因影响药代动力学,许多药物(如咪达唑仑和维库溴铵)产生可有不可预料的效应延长。腹压增大,胃容积增大,胃酸增加,裂孔疝的发病率增加,使此类人群胃内容物误吸的风险增加。

(2) 麻醉前用药：避免使用镇静剂。极其焦虑患者静脉注射小剂量咪达唑仑(0.5～1 mg)。若插入光纤管,考虑用抗副交感神经剂(格隆溴铵 0.2 mg,静脉注射)。预防腹胀；甲氧氯普胺、抑酸药等。

272. 结直肠手术术前风险因素？

结肠癌肺转移、急腹症、膈肌上移在导致消化系统症状的同时,并发呼吸功能不全及血流动力学不稳定,通常伴有电解质紊乱并可因肠道准备而恶化,炎症性肠病(inflammatory bowel disease，IBD)(如溃疡性结肠炎、克罗恩病)患者可有肝损伤影响药物代谢。

273. 结直肠手术的麻醉前用药？

雷尼替丁预防误吸，口服枸橼酸钠减小胃内容物酸度,肠梗阻或者穿孔患者禁用甲氧氯普胺。对有炎性肠病并给予慢性类固醇治疗的患者,给予足量激素(糖皮质激素的依赖和有严重疾病要求维持血管内压的患者,应检查是否存在肾上腺皮质功能不全,且立即开始给予氢化可的松 100 mg,静脉注射)。

274. 胆道手术术前相关风险因素及麻醉前用药？

(1) 风险因素：有腹膜炎患者会有肌紧张,发展至腹膨胀和麻痹性肠梗阻,采取预防性饱胃措施,禁忌腹腔镜手术,术前需检查天冬氨酸氨基转移酶(AST)、丙氨酸氨基转移酶(ALT)、碱性磷酸酶、白蛋白、胆红素。

(2) 麻醉前用药：哌替啶(0.5～0.6 mg/kg,静脉注射)缓解 Oddi 括约肌痉挛。纳洛酮 40 μg 缓解阿片制剂诱导的痉挛。阿托品(0.4～0.6 mg,静脉注射/肌内注射)有助于降低括约肌痉挛,并可与阿片类制剂联合使用。如凝血酶原时间(prothrombin time，PT)延长,可给予肠外维生素 K(10 mg/d,肌内注射,共 3

天)。应用雷尼替丁或胃复安预防反流误吸。

275. 术前胃肠道准备的目的及风险？

目的是减轻术后与肠道感染性内容物相关的并发症，聚乙二醇是最常用的药物。但其具有一定不良生理效应，具有一定风险因素，例如，患者运动能力下降、体重减轻、血浆渗透压增加、尿素和磷酸盐减少、血浆钙和钾降低。

（刘丽　刘琪）

第七节　内分泌系统的术前风险因素

276. 糖尿病的定义及成因？

糖尿病是由于胰岛素分泌不足或组织对胰岛素反应不够敏感所致，1a 型糖尿病由于胰岛 β 细胞自身免疫性破坏导致胰岛素水平完全缺乏或水平很低。1b 型糖尿病为非免疫介导的，是一种胰岛素完全缺乏罕见的疾病。2 型糖尿病为非免疫介导的，由于胰岛素的相对不足合并受体后细胞内信号通路中胰岛素受体缺陷所致。

277. 糖尿病的诊断标准是什么？

糖尿病症状（多尿、多饮、不明原因体重下降），以及随机血浆葡萄糖浓度≥200 mg/dL 或空腹血糖（禁食≥8 小时）≥126 mg/dL 或口服糖耐量试验 2 小时血糖＞200 mg/dL。

278. 高血糖对人体有哪些影响？

（1）可以发生严重的代谢紊乱，比如糖尿病酮症酸中毒（diabetic ketoacidosis，DKA）和高渗性高血糖综合征。

（2）容易并发各种感染。

（3）微血管病变：包括糖尿病肾病、糖尿病视网膜病变、心脏微血管病变和心肌代谢紊乱。

（4）动脉粥样硬化性心血管疾病：引发冠心病、缺血性或出血性脑血管病、肾动脉硬化、肢体动脉硬化等。

(5) 中枢神经系统并发症、周围神经病变和自主神经病变。

(6) 糖尿病足以及视网膜黄斑病、白内障、青光眼、屈光改变、虹膜睫状体病变等。

279. 糖尿病合并冠状动脉疾病的患者如何预防发生心血管意外？

心血管病是糖尿病患者死亡率的首要原因。糖尿病患者冠状动脉疾病的预防，包括积极处理高血脂、高血糖、高血压以及给予阿司匹林抗凝治疗。有症状冠心病的处理包括给予β受体阻滞剂、血管紧张素转换酶抑制剂、硝酸酯类、钙通道阻滞剂、他汀类药物、贝特类药物、抗血小板药物、溶栓治疗支架安置，严重的情况下行冠状动脉搭桥。既往有心肌梗死病史的患者中20%～30%同时合并了糖尿病，他们也将受益于以上的处理措施以及严格的血糖控制。

280. 糖尿病患者的血糖控制标准？

空腹和餐前血糖控制在 90～130 mg/dL；餐后血糖＜180 mg/dL；糖化血红蛋白＜7%。

281. 2型糖尿病患者应该如何进行治疗？

首先患者需要终身控制饮食、运动、控制体重。在此前提下未达到目标血糖，需要进行口服药物单一疗法。还未达到正常血糖的患者进行口服药物联合应用或者口服药物和胰岛素联合应用。如果日间血糖还未达标，可以直接应用胰岛素。对于控制饮食、运动、控制体重的患者，如果糖尿病症状严重、严重高血糖、患者发生了酮症或者怀孕，可以直接应用胰岛素。

282. 口服抗糖尿病药物有哪几类？

四大类口服药物包括刺激胰岛素分泌的促分泌素（磺脲类、氯茴苯酸类）、抑制肝糖原过度释放的双胍类（二甲双胍）、增加胰岛素敏感性的噻唑烷二酮类或格列酮类药物（罗格列酮、吡格列酮）和延迟胃肠道葡萄糖吸收的α糖苷酶抑制剂（阿卡波糖、米格列醇）。

283. 口服抗糖尿病药物的作用方式是什么？

α-糖苷抑制剂通过延缓糖类（碳水化合物）的吸收降低血糖；双胍类通过减少肝糖过多的释放并且增加外周组织的胰岛素效应降低血糖；格列酮类通过增加外

周组织的胰岛素效应降低血糖;磺脲类和氯茴苯酸类通过刺激胰岛素分泌降低血糖。

284. 胰岛素的分类有哪几种？分别作用时间多久？

胰岛素分为短效胰岛素、中效胰岛素和长效胰岛素。短效胰岛素包含常规胰岛素、赖脯胰岛素和门冬胰岛素,作用时间持续3～8小时;中效胰岛素包含人低精蛋白锌胰岛素和胰岛素锌悬液,作用时间能持续10～20小时;长效胰岛素包含特慢胰岛素锌悬液和甘精胰岛素,作用时间持续1～2天。

285. 糖尿病患者常规的胰岛素治疗应该如何进行？

常规的胰岛素治疗通常需要每日注射2次中效胰岛素和短效/速效胰岛素混合液,如Humulin70/30(70%人低精蛋白锌胰岛素、30%常规胰岛素),Novolog70/30(70%精蛋白门冬胰岛素、30%门冬胰岛素),Humalog75/25(75%精蛋白锌赖脯胰岛素、25%赖脯胰岛素)。Humulin70/30应该在早餐和晚餐前30分钟注射。Novolog70/30和Humalog75/25应该在早餐和晚餐前5～15分钟注射。每日2次分别注射NPH胰岛素和常规胰岛素或NPH胰岛素和速效胰岛素(赖脯胰岛素、门冬胰岛素),是另一种常规给予方法。

286. 糖尿病患者胰岛素强化治疗应该如何进行？

胰岛素强化治疗可在密切监测血糖下每日注射3～4次或连续注射。每日注射3次的方案为人低精蛋白锌胰岛素,合并早餐或晚餐前注射常规胰岛素或速效胰岛素(赖脯胰岛素、门冬胰岛素)。每日注射4次的方案为睡前单纯注射人低精蛋白锌胰岛素、胰岛素锌悬液或甘精胰岛素(Lantus),合并三餐前注射常规胰岛素或速效胰岛素。皮下胰岛素泵泵注0.5～2.0 U/h的常规或速效胰岛素。每日需要胰岛素的基础剂量等于体重(kg)×0.3,基础率等于总剂量除以24。

287. 保持患者围术期血糖正常的必要性是什么？

在过去的20年里,特别是来自糖尿病控制和并发症关系试验(diabetes control and complications trial,DCCT)的信息建议,尽可能维持可行走糖尿病患者的血糖接近正常,这在降低长期并发症方面来说是有好处的。新近的资料显示,处于应激状态下的住院患者,不管他们是否有糖尿病,都应维持其血糖正常。不断出现证据表明正常的血糖能够降低包括心肌梗死、卒中和创伤,以及降低ICU患者许多疾病的发病率和死亡率。

288. 围术期如何使用胰岛素？

理想情况下，胰岛素不应该单独使用。除了应用最小的维持剂量控制血糖外，还应该根据高血糖的情况实时调整胰岛素的剂量。根据餐后或给予类固醇激素后血糖波动情况，背景药物给予短效胰岛素，联合使用长效胰岛素，这种给药方案不仅能很好的控制血糖并且较少出现低血糖。短效胰岛素可以作为加强控制血糖的补充方法在临床使用。还可以用来测量患者胰岛素敏感度。这称为1500法则。

289. 糖尿病患者往往有哪些并发症？

糖尿病患者往往同时患有许多别的疾病，因此与一般人群相比风险增加。这些并发症包括视网膜疾病、肾病、神经病变、伤口愈合延迟、卒中、心肌梗死、吸入性肺炎和猝死。

290. 糖尿病患者可能发生哪些围术期风险？

糖尿病患者的伤口愈合并发感染的问题值得注意。其肾脏病变随着时间不断进展，术后肾衰竭能增加患者的死亡率。糖尿病患者接受大的非心脏手术，其18个月内的死亡率是24%。并且糖尿病患者自主神经病变能引起低血压、神经源性膀胱功能障碍、胃轻瘫、咳嗽反射减弱。糖尿病患者的四肢缺血性感觉异常、末梢压力敏感性增加、吸入性肺炎等是围术期需要关注的主要问题。糖尿病患者心肌梗死和卒中的发生率是非糖尿病患者的2～5倍。

291. 手术对糖尿病患者产生哪些影响？

手术的应激反应导致高血糖。交感神经系统的激活和儿茶酚胺、皮质醇、生长激素的释放可能使控制较好的糖尿病变成显著的高血糖，甚至酮症酸中毒。此外，手术与降低机体胰岛素的敏感性相关（手术的胰岛素抵抗）。手术对控制不佳的糖尿病患者的代谢有着深远的影响。手术的大小非常重要，大手术比小手术造成的代谢紊乱的风险大。

292. 糖尿病酮症酸中毒如何定义？

糖尿病酮症酸中毒（diabetic ketoacidosis，DKA）是最常见的高血糖危象。糖尿病酮症酸中毒的症状和体征是糖类（碳水化合物）和脂肪代谢异常的结果。其基本的病理生理学改变是高血糖、低 pH、尿酮体生成增多。

293. 酮症酸中毒的诊断标准？

pH<7.3；血清 HCO_3^-<18 mmol/L；血糖>13.9 mmol/L；血酮≥3 mmol/L 或尿酮阳性；进行性意识障碍。

294. 酮症酸中毒的治疗方法？

酮症酸中毒（diabetic ketoacidosis，DKA）的治疗方法包括给予大量生理盐水、胰岛素以及补充电解质。单纯给予补液即可减少 30%～50%甚至更多血糖水平。此外，胰岛素的初始剂量包括静脉注射 0.1 U/kg 负荷剂量的常规胰岛素加上 0.1 U/(kg·h)低剂量胰岛素。酸碱状态达到正常前给予胰岛素是必要的。当高血糖得到控制，pH>7.3、HCO_3^- 水平大于 18 mmol/L 时，应降低胰岛素量。钾和磷分别由 KCl 和 K_2PO_4 补充。必要时需要补充镁。pH<7.1 时可给予碳酸氢钠。

295. 高渗性高血糖综合征的特征和临床表现？

高渗性高血糖综合征（hyperglycaemic hyerosmolar state，HHS）的特征为严重的高血糖、高渗、脱水，整个综合征可持续几天至数周伴随持久糖尿。由于葡萄糖负荷超过了肾脏肾小管再吸收葡萄糖的最大能力，大量溶质利尿导致体内水分流失。患者表现为多尿、烦渴、低血容量、低血压、心动过速、器官灌注不足。高渗透压性血清状态（>340 mOsm/L）是导致精神状态改变或昏迷的原因。患者可能有一定程度的代谢性酸中毒，但无法证实酮症。

296. 高渗性高血糖综合征的诊断标准？

血糖>33.3 mmol/L；血浆渗透压>320 mmol/L；无酮症酸中毒；pH>7.3；血清 HCO_3^->18 mmol/L；进行性意识障碍（抽搐）。

297. 高渗性高血糖综合征的患者的处理？

治疗包括效果显著的液体复苏治疗、给予胰岛素和补充电解质。如果血浆渗透压>320 mOsm/L，应给予大量 0.45%氯化钠溶液（1 000～1 500 mL/h），直到渗透压<320 mOsm/L，再改用大量生理盐水（1 000～1 500 mL/h）。胰岛素应用以静脉推注 15 U 常规胰岛素开始，而后以每小时 0.1 U/kg 输注。当血糖降低到

250~300 mg/dL 时,胰岛素输注量降低至 2~3 U/h。血糖应以每小时 75~150 mg/dL 的速率降低,所需胰岛素的量与酮症酸中毒相当。

298. 低血糖患者的临床表现有哪些?

自主神经低血糖症状:包括震颤、心悸和焦虑(儿茶酚胺介导的肾上腺素能症状),以及出汗、饥饿和感觉异常(乙酰胆碱介导的胆碱能症状)。大脑神经元低血糖症状:包括认知损害、行为改变、精神运动异常,以及血糖浓度更低时出现的癫痫发作和昏迷。面色苍白和出汗是低血糖的常见体征。心率和收缩压上升,但上升幅度不会很大。常可观察到自主神经低血糖症的表现,偶尔会发生短暂性神经功能缺陷。

299. 术中患者血糖应维持在什么水平?

术中血糖水平应维持在 120~180 mg/dL。围术期超过 200 mg/dL 易导致糖尿和脱水,抑制吞噬细胞功能及影响伤口愈合。

300. 胰岛瘤手术的麻醉有哪些注意事项?

麻醉期间,手术切除胰岛素瘤的主要挑战是维持正常的血糖浓度。在处理肿瘤时,可能发生严重的低血糖,而肿瘤成功切除后又会出现明显的高血糖。因此,血糖仪频繁(每 15 分钟)测定血糖浓度是必要的。并且由于麻醉期间可能掩盖低血糖的迹象(高血压、心动过速、出汗),应根据患者低血糖情况静脉输注葡萄糖以维持正常的血糖水平。

301. 甲状腺功能亢进患者需要做哪些术前准备?

择期手术所有患者均应服用抗甲状腺药物(PTU 或甲巯咪唑)6~8 周直至甲状腺功能正常。低促甲状腺激素(TSH)不应是手术的禁忌。在甲状腺功能亢进病程较长患者 T_3 和 T_4 虽然正常,但 TSH 仍然低于正常。手术前碘化钾(SSKI 解决方案)应给予 7~14 天以减少腺体的血管供应和激素的释放。β 能受体阻滞剂可在围术期控制心率。手术时机决定于患者具备理想状态。

302. 甲亢患者的麻醉注意事项有哪些?

甲状腺功能亢进患者手术前一定保证甲状腺功能恢复正常。择期手术可能意味着需要应用 6~8 周抗甲状腺药物才能起效。紧急情况,静脉注射 β 受体阻滞剂、胺碘苯丙酸、皮质醇或地塞米松及应用 PUT 通常都是必要的。麻醉医师应准备处理甲状腺危象，尤其是对失控或控制不佳的病患行急诊手术。

303. 甲亢患者的术中麻醉用药有哪些注意事项？

术前用药包括巴比妥类药物、苯二氮䓬类和(或)麻醉剂。抗胆碱药物(如阿托品)由于能诱发心动过速，并改变热调节机制应避免使用。刺激交感神经系统(SNS)的药物应避免使用(如氯胺酮、泮库溴铵、阿托品、麻黄碱、肾上腺素)。此外，甲状腺功能亢进患者常患有的肌肉疾病(如重症肌无力)可能对非去极化肌肉松弛药需求减少，因此需要小心给药。拮抗肌肉松弛剂应以格隆溴铵代替阿托品，与乙酰胆碱酯酶抑制剂合用。

304. 甲状腺危象的典型临床表现有哪些？

(1) 高热：体温急骤升高，体温常＞39℃。
(2) 脉压明显增大，心率显著增快，心率＞160 次/分。
(3) 大汗淋漓，皮肤潮红，继而可出现汗闭、皮肤苍白和脱水。
(4) 中枢神经系统：烦躁、嗜睡、谵妄，最后陷入昏迷。

305. 甲状腺危象的诱发因素有哪些？

实施甲状腺手术以及一些非甲状腺手术如急腹症、剖宫产，包括拔牙等小手术都可诱发，应予注意。多数患者存在诱发的原因，包括：① 感染；② 应激；③ 手术前甲亢症状未得到有效控制；④ 手术挤压、放射治疗损伤；⑤ 不恰当地停用治疗甲亢的药物。

306. 甲状腺危象如何治疗？

治疗包括迅速缓解甲状腺功能亢进和一般支持治疗。脱水处理包含静脉注射含晶体液的葡萄糖溶液和降温措施(如冷却毯、冰袋、冷湿氧)。必要的药物包括普萘洛尔、拉贝洛尔、艾司洛尔滴注使心率降至 90 次/分以下，每 6 小时给予地塞米松 2 mg 或每 8 小时给予皮质醇 100~200 mg。抗甲状腺药物(PTU200~400 mg/8 h)，可通过鼻饲管、口服或直肠给药。如果存在循环性休克，需要静脉直接输入血管收缩药。建议使用β受体阻滞剂或洋地黄处心房颤动伴随快速心室率。

307. 甲状腺功能减低患者的生理学改变有哪些？

每搏输出量和心率降低导致心排出量降低。周围血管阻力增大，血容量减少导致面色苍白、皮肤发冷。后期，心肌收缩和舒张功能障碍致使心肌收缩力降低，心脏扩大。心包积液是常见的。患者通常患高胆固醇血症、高三酰甘油血症以及冠心病。明显甲状腺功能减退患者心电图示 T 波变平或倒置，P 波和 QRS 波低振幅以及窦性心动过缓。低钠血症和水的排泄障碍也很常见。最大通气量和弥散量均有所下降。胃肠功能障碍可能会出现麻痹性肠梗阻。

308. 甲状腺功能减低患者有哪些麻醉风险？

口腔肿胀、声带水肿或甲状腺肿大可继发气道风险。胃排空能力降低增加反流和误吸的危险。心排出量、每搏输出量、心率、压力感受性反射、血容量的减少是心血管系统的特征。手术应激和麻醉药物的心肌抑制作用会损害脆弱的心血管系统。缺氧和高碳酸血症通气反应的减低会被麻醉药物加重。低温发生很快并且难以预防和治疗。血液学异常如贫血（25%～50%的患者）、血小板和凝血因子功能障碍、电解质失衡（低钠血症）、低血糖等很常见。

309. 甲状腺肿瘤巨大，存在气管压迫时，麻醉医师应该如何管理气道？

颈部 CT 可以显示解剖异常。在气管插管前，禁用或慎用镇静药和麻醉药。在评估气道梗阻程度和建立气道过程中，应用可视纤维支气管镜清醒插管可能是最安全的方法。肿物手术切除后，可能引起潜在的气管软化和气管塌陷。气管拔管应和气管插管一样要小心谨慎。

310. 典型的嗜铬细胞瘤三联征包括什么？

嗜铬细胞瘤三联征包括阵发性头痛、大汗淋漓和心动过速。这主要是瘤体分泌的儿茶酚胺的药理作用所致。

311. 嗜铬细胞瘤可选用的抗高血压药物有哪些？

① 硝普钠，它是直接血管扩张剂，起效迅速，作用时间短。② 酚妥拉明会引起快速耐受和心动过速，但是作为一个竞争性 α 受体阻滞剂和直接血管扩张剂是非常有效的。③ 硝酸甘油有效，但是需要大剂量来控制高血压发作，也会引起心动过速。④ 对于主要分泌肾上腺素肿瘤，选择拉贝洛尔阻滞 β 受体强于 α 受体。⑤ 硫酸镁是直接的血管扩张剂和抗心律失常药，抑制肾上腺髓质和外周神经末梢

释放儿茶酚胺,减少α受体对儿茶酚胺的敏感性。

312. 肾上腺嗜铬细胞瘤肿瘤静脉被结扎后为什么会产生低血压?

肾上腺嗜铬细胞瘤肿瘤静脉被结扎后易引发低血压,原因包括血浆中儿茶酚胺的迅速减少(去甲肾上腺素和肾上腺素的半衰期为1~2分钟),酚苄明残留的α受体阻滞作用导致血管扩张,术中液体和血液的丢失,以及麻醉深度的加深。

313. 肾上腺嗜铬细胞瘤切除后低血压的处理?

肿瘤切除前推荐给予林格溶液或生理盐水,肿瘤切除后应该加入含糖的液体。减浅麻醉深度有助于控制低血压。如果发生低血压时,液体复苏反应迟缓,应备好升压药和正性肌力药(如多巴胺)。充足的液体治疗是必要的,也是减少(<2%)手术死亡率的主要手段。残留的α受体阻滞作用和受体减量调节使一些患者对血管升压药不敏感。如果实施双侧肾上腺切除术或肾上腺功能存在减退的可能性时,应该给予糖皮质激素。

314. 皮质醇增多症患者的麻醉管理要点有哪些?

必须考虑皮质醇过量分泌的生理效应:高血压、高血糖、骨骼肌无力、骨质疏松症、肥胖、月经失调、伤口愈合差、易于感染。术前评估血压、电解质平衡和血糖是非常必要的。术中体位摆放要考虑患者是否有骨质疏松症。

315. 盐皮质激素分泌过量会有什么表现?如何进行术前纠正?如何评估患者血容量情况?

高血压和低血钾。应用螺内酯可在术前纠正患者的水和电解质失衡。作为醛固酮抑制剂,螺内酯可通过保钾利尿来降低血压。术前进行直立性低血压测试可评估患者的血管内容量水平。

316. 哪些病因会导致肾上腺皮质功能减退?

特发性功能减退、自身免疫破坏、手术切除、放射治疗、癌转移破坏、感染、出血、药物(酮康唑、利福平和美替拉酮)、肉芽肿浸润、脉管炎、肾上腺静脉血栓形成或失去促肾上腺皮质激素(ACTH)刺激等,均可致肾上腺皮质功能减退。应用外源性类固醇激素,停药后下丘脑—垂体—肾上腺轴仍可被持续抑制长达12个月。

317. 对于一年内曾接受超生理剂量类固醇治疗 14 天以上的患者,围术期氢化可的松应如何应用?

① 小手术(腹股沟疝修补术、口腔手术或短小整形手术),术前应用 25 mg 或平时日常量的类固醇激素。术后第 1 天恢复日常剂量。② 中等手术(开腹胆囊切除术和肢体血管重建术),术前应用 50～75 mg 或平时日常量的类固醇激素,术中用量 50 mg/8 h,术后第 1 天用量 20 mg/8 h,术后第 2 天恢复日常剂量。③ 大手术(心胸大手术)术前 2 小时内立即用 100～150 mg 或平时日常量的类固醇激素之后每 8 小时使用 50 mg 直至术后第 2～3 天,随后每天减量 50% 直至达术前剂量。

318. 甲状旁腺功能亢进患者会有哪些心血管系统改变?

高血压、室性心律失常、ECG 其他改变(QT 间期变短、T 波增宽)。

319. 高钙血症患者的麻醉处理需要注意什么?

术中治疗高钙血症时,补充液体和维持尿量十分重要。患者在麻醉诱导前存在嗜睡时,可能要减少术中麻醉药的用量。长期高钙血症合并人格改变时,不应该选择氯胺酮。合并骨骼肌无力时,应考虑减少肌肉松弛药的用量,血钙水平增高可导致心律失常。有必要注意甲状旁腺功能亢进患者的体位,因为这类患者可能存在骨质疏松而容易导致病理性骨折。

320. 如何预防低钙血症患者的血钙进一步减低,从而避免低钙血症的不良反应?

需要预防血钙进一步减低,治疗低钙血症的不良反应,尤其是心脏方面的不良反应。就这一点而言,应该避免过度通气,因为会进一步加重临床症状。输入含柠檬酸盐的全血不会降低血钙浓度,因为身体储存的钙会被迅速调动起来。然而,当快速输注血液(心肺分流术或肝移植时每 5～10 分钟 500 mL)或由于低温、肝硬化、肾功能不全而导致新陈代谢或柠檬酸盐的排出受累时,游离钙离子浓度会降低。

321. 肢端肥大症患者为什么建立气道较困难?

舌体和会厌的扩大易使上呼吸道梗阻。影响直接喉镜下声带的暴露程度。下颌骨的增生会使唇和下颌之间的距离增加。由于声带肥大,声门可能会打开得比较窄,如果合并声门下狭窄时,可能要选择比实际患者年龄和型号内径偏小的气管导管。鼻甲肥大可能会导致放弃选择鼻咽通道或鼻支气管通道。术前运动性呼吸困难病史或声嘶、喘鸣的症状暗示肢端肥大症患者喉头受累。

322. 垂体前叶功能减退症对机体有什么影响？

垂体毁损后 4～14 天可出现肾上腺功能减退，故围术期应补充糖皮质激素。由于甲状腺激素半衰期为 7～10 天，所以垂体手术或垂体卒中后 3～4 周才可出现甲状腺功能减退症。

323. 尿崩症患者的麻醉监测重点是什么？

在围术期监测尿排出量和电解质浓度。

324. 抗利尿激素分泌异常可以发生于哪些疾病？

ADH 分泌异常可以发生在不同的疾病中，包括颅内肿瘤、甲状腺功能减退、卟啉症、肺癌，尤其是未分化小细胞癌。大多数大手术的患者容易发生 ADH 分泌异常。

325. 什么是类癌？

类癌：大多起源于胃肠道（阑尾、回肠和直肠），但也可见于肺和其他部位。类癌可分泌影响血管、支气管和胃肠平滑肌张力的物质。类癌可分泌 35 种以上的肽和激素，包括缓激肽、前列腺素和激肽释放酶等，但最常见的是 5-羟色胺和组胺。儿茶酚胺、组胺、低血压和肿瘤上操作均可刺激类癌释放介质。

326. 类癌综合征的临床表现有哪些？

类癌综合征的临床特征取决于肿瘤释放介质的种类。常见症状包括面部潮红、支气管痉挛、胃肠蠕动亢进和低血糖或高血糖。周围血管扩张和收缩分别导致严重的低血压和高血压。20%～40% 类癌综合征患者可因右心瓣膜损害而出现三尖瓣反流和肺动脉瓣狭窄。左心心瓣膜病变罕见。

327. 类癌患者的麻醉注意事项？

术前应该纠正血容量不足、血糖异常和电解质紊乱。评估患者的心脏瓣膜病情况，并预防心内膜炎。由于肿瘤血管丰富，应该预计可能出现大出血。避免引起介质释放的因素（低血压、紧张、疼痛、缺氧、高碳酸血症以及儿茶酚胺释放的药物和交感刺激）。预测术中介质的释放并推注奥曲肽 25～50 μg（稀释成 10 mg/L）；

或 50～100 μg/h 持续输注。类癌综合征患者由于 5-羟色胺过多,可能出现苏醒延迟。此类患者术后应于 ICU 监测治疗,尤其需逐渐减少奥曲肽用量者。

（刘丽　罗琴　陈旭）

第八节　血液系统的术前风险因素

328. 贫血的诊断标准?

在海平面地区,血红蛋白低于下述水平诊断为贫血:6 个月～6 岁儿童 110 g/L,6～14 岁儿童 120 g/L,成年男性 130 g/L,成年女性 120 g/L,孕妇 110 g/L。

329. 贫血的临床表现有哪些?

贫血引起的临床表现与组织和器官慢性缺氧以及缺氧导致的代偿有关。皮肤、黏膜苍白是贫血患者的共有特征。可出现毛发的干枯、脱落等,严重的贫血可有活动后乏力、心悸和气促,注意力不集中,记忆力减退,长期严重贫血可引起贫血性心脏病。

330. 贫血对中枢神经系统的损害及临床表现?

贫血引起的缺氧可导致中枢神经系统组织损害,有头昏、头痛、记忆减退和注意力不集中的表现。小儿可有哭闹不安、躁动。儿童生长发育迟缓、智力低下。

331. 贫血对循环系统的损害及症状表现?

贫血造成组织缺氧,机体产生相应的代偿作用,心肌收缩力增强、心率增快和心排血量增多。随着贫血的加重,心脏负荷亦加重。贫血患者活动后出现心悸、心率加快。贫血愈重,活动量愈大,症状愈明显。重度慢性贫血可引起心脏代偿性扩大、心律失常和心功能不全,即贫血性心脏病。病情严重者长期卧床,常不能耐受快速或大量补液而容易并发心力衰竭。此外,因严重贫血、血清蛋白降低及毛细血管通透性增加,患者可存在组织水肿。

332. 贫血对泌尿系统的损害及临床表现?

贫血患者由于代偿引起肾血管收缩,肾缺氧而致肾功能改变,尿比重减轻,重症者可出现蛋白尿和氮质血症。溶血性贫血出现血红蛋白尿和含铁血黄素尿，重者可出现游离血红蛋白堵塞肾小管，进而引起少尿、无尿、急性肾衰竭。

333. 贫血对呼吸系统的损害及症状表现？

轻度贫血者在活动后易出现呼吸加快、加深，严重者平静状态下也可能有气短，甚至端坐呼吸。

334. 贫血患者麻醉管理注意事项？

术前了解患者贫血的原因及贫血严重程度；调整患者到最佳状态，提高对麻醉和手术的耐受性；贫血患者对麻醉的耐受性降低，易致循环抑制，对麻醉药需求减少；椎管内阻滞避免阻滞平面过高，全身麻醉避免麻醉过深；巨幼细胞性贫血患者禁用 N_2O，再生障碍性贫血如术前长期应用糖皮质激素，术中如出现不可解释血压下降，要及时补充糖皮质激素。术中避免过度通气、体温降低，及时补充失血；术后防止寒战或体温升高，避免机体对氧的需要量增加。

335. 获得性和遗传性凝血异常导致的疾病有哪些？

获得性凝血异常包括维生素 K 依赖性凝血因子缺乏，肝脏疾病的凝血异常和病理性凝血抑制物的产生。遗传性凝血异常包括血友病和血管性血友病。

336. 血小板及凝血因子异常术前如何术前评估？

了解有无输血史及输血并发症；了解有无先天性或获得性血液疾病；了解患者出血史、家族出血史及详细用药史；了解有无服用抗凝药物，如华法林、阿司匹林；了解有无血栓史，深静脉血栓、肺栓塞等；了解有无活动性出血或急、慢性贫血；体格检查包括瘀点、瘀斑、血肿、苍白或伤口愈合情况；实验室检查包括血常规、肝肾功能、凝血功能、血型鉴定、免疫相关检查等；术前重要脏器评估，确定可能影响血制品输注和器官缺血的危险因素。

337. 血小板及凝血因子异常的患者常选用何种麻醉方式？

凝血异常患者不宜选用需穿刺的麻醉方法，如神经阻滞、椎管内麻醉，应选择全身麻醉。全身麻醉施行气管内插管与吸引操作时，应保护口、咽、喉、气管黏膜，选择经口气管插管，避免经鼻插管或经环甲膜穿刺。凝血异常患者施行膝关节血肿或指、趾骨血肿假性骨瘤形成等，可选用局部静脉麻醉，适当复合镇痛及镇静药，麻醉前可补充新鲜冷沉淀物（Ⅷ因子或新鲜血、新鲜血小板）治疗。止血带应控制在 1 小时内，并慎重应用缓慢放气技术。

338. 血小板及凝血因子异常患者麻醉要点有哪些？

血小板及凝血因子异常患者常并存贫血、出血或感染等，并继发重要器官的病理生理改变；贫血对缺氧耐受力差，麻醉前应改善全身情况，纠正贫血。慢性贫血可引起心脏代偿性扩大，容易并发心力衰竭，不能耐受快速或大量输血，应分次小量输血或成分输血以防心衰；凝血异常的患者最好不选择需要穿刺的麻醉方式，全身麻醉最安全；血液病患者可能出现异常出血，应加强凝血功能监测，并及时处理；保温处理，低体温影响血小板功能和延长凝血酶激活。

339. 术中大量输血引起凝血异常的原因是什么？

其首要原因是输入库存血中Ⅴ、Ⅷ、血小板等凝血因子减少，以及大量失血时凝血因子丢失；其次血液保存液中的枸橼酸阴离子与钙离子结合，导致参与凝血全过程所需的钙离子下降。此外，枸橼酸钠降低毛细血管张力，增加血管通透性；大量失血导致组织灌注不足、缺氧和酸中毒等，也可加重凝血障碍。

340. 哪些手术可能造成纤维蛋白溶解亢进？

严重创伤或某些手术，如肺、胰腺、前列腺、产科手术或体外循环等，可引起大量组织激活因子进入血液循环，促使纤溶酶原转化为纤溶酶，纤溶酶使纤维蛋白溶解，从而不能形成凝血块。

341. 围术期监测凝血功能异常的手段有哪些？

血小板计数、凝血酶原时间、活化部分凝血活酶时间、纤维蛋白原、纤维蛋白降解产物和凝血酶原激活时间。

342. 凝血功能异常患者拔管应注意什么？

对于凝血功能异常患者苏醒拔管时，尽可能避免气管内和鼻腔吸引，确实需要时应降低吸引负压，以避免损伤气管或鼻腔黏膜。口腔及咽部吸引也要避免负压过大或同一部位的反复吸引而致黏膜出血，甚至形成血肿。术后吸氧可采用面罩、硅胶或软质塑料导管，避免压迫鼻黏膜产生感染、溃疡或出血。应避免保留硬膜外导管用于术后镇痛。

343. 合并再生障碍性贫血的患者术前风险因素有哪些？

重型再生障碍性贫血起病急、进展快、病情重，有严重的贫血、难以控制的感染及出血。发热常在 39℃以上，以呼吸道感染最为常见；皮肤可有出血点或大片瘀斑、口腔黏膜血疱、鼻出血、结膜出血等；深部脏器出血可见呕血、咯血、便血、血尿、眼底出血和颅内出血，后者常危及患者生命。非重症再生障碍性贫血起病和进展较缓慢，贫血、感染和出血的程度较重症轻，也较易控制。久治无效者也发生颅内出血。

344. 合并淋巴细胞白血病患者的术前风险因素有哪些？

急性淋巴细胞白血病以小儿多发，轻者可出现发热、上呼吸道感染、皮疹等症状，重者有贫血、出血，肝脾淋巴结肿大，纵隔淋巴结肿大或胸腺浸润，出现呼吸困难、咳嗽等症状，中枢神经系统浸润出现颅内压增高等。慢性淋巴细胞白血病患者出现贫血、出血、感染及器官浸润等。

345. 合并多发性骨髓瘤患者的术前风险因素有哪些？

多发性骨髓瘤患者出现骨质疏松和溶骨性破坏，引发腰疼痛、自发性骨折。广泛的溶骨造成高钙血症和尿钙增多。髓外浸润导致淋巴结、肾脏和肝脾肿大。胸、腰椎破坏压迫脊髓导致截瘫。多发性神经病变，呈双侧对称性远端感觉和运动障碍。患者还可出现肾脏感染、高黏滞综合征、出血倾向、肾功能损害以及淀粉样变性。

346. 合并淋巴瘤患者的术前风险因素有哪些？

咽部淋巴病变有吞咽困难、鼻塞、鼻出血及颌下淋巴结肿大，可致困难气道。纵隔肿块压迫上腔静脉可致头面部口、鼻咽黏膜水肿、狭窄，造成插管困难。纵隔肿块压迫气管或支气管，可致麻醉诱导后气管导管置入困难的风险。硬膜外浸润压迫脊髓可致截瘫。腹腔淋巴结肿大压迫胆道系统，可致肝功能和凝血功能异常和黄疸。腹膜后淋巴结肿大压迫输尿管，引起肾盂积水和肾损害。淋巴瘤侵及胸椎及腰椎可破坏骨质，压迫脊髓。

347. 合并原发性骨髓纤维化患者的术前风险因素有哪些？

慢性粒细胞性白血病围术期应注意血小板数量正常或增高，但血小板的功能异常，常有出血倾向，可导致出血或血肿，术中可能遇到难以控制的出血，术前应备血小板制剂和新鲜冰冻血浆。

348. 合并原发性血小板增多症患者的术前风险因素有哪些？

患者可出现贫血，中性粒细胞减少导致感染，血小板减少引起出血，可伴有脾肿大。术前应作相应处理，防止感染、纠正严重贫血和血小板减少。

349. 合并慢性粒细胞性白血病患者的术前风险因素有哪些？

慢性粒细胞性白血病围术期应注意血小板数量正常或增高，但血小板的功能异常，常有出血倾向，可导致出血或血肿，术中可能遇到难以控制的出血，术前应备血小板制剂和新鲜冰冻血浆。

350. 合并骨髓增生异常综合征患者的术前风险因素有哪些？

患者可出现贫血，中性粒细胞减少导致感染，血小板减少引起出血，可伴有脾肿大。术前应作相应处理，防止感染、纠正严重贫血和血小板减少。

351. 合并阵发性睡眠性血红蛋白尿患者的术前风险因素有哪些？

阵发性睡眠性血红蛋白尿（paroxysmal nocturnal hemoglobinuria，PHN）患者可有血细胞减少，红细胞减少呈现不同程度的贫血，中性粒细胞减少可导致各种感染，血小板减少可有出血倾向。阵发性睡眠性血红蛋白尿（paroxysmal nocturnal hemoglobinuria，PHN）患者可有血栓形成。可能与溶血后红细胞释放促凝物质及补体作用于血小板膜，促进血小板聚集有关。肝静脉血栓形成较常见，其次为肠系膜、脑静脉和下肢深静脉。

352. 恶性血液病患者的术中麻醉管理需要注意什么？

恶性血液病患者体质较衰弱，对麻醉耐受性显著降低，麻醉药需求减少，易出现循环抑制，术中应加强监测；椎管内阻滞避免平面过广或全身麻醉过深。这类患者长期使用糖皮质激素，术中应补充糖皮质激素；常因使用激素、抗肿瘤药或放射等治疗，免疫功能下降，易并发各种感染，需严格执行无菌操作。术中及时监测血小板、凝血功能等，根据需要补充红细胞、血浆、血小板、凝血酶原复合物等，以维持血红蛋白、血小板及凝血功能在所需的水平。

（刘丽　张伟鑫　陈旭）

第九节 泌尿系统的术前风险因素

353. 肾脏的生理功能有哪些？

肾脏的生理功能如下：调节体内液体的容量和液体组成；调节体内酸碱平衡；解毒和排泄体内非必需物质，包括药物；产生肾素，其涉及一些肾外调节机制；内分泌和代谢功能，如分泌红细胞生成素、进行维生素 D 的转换和维持钙磷平衡。

354. 肾脏疾病分为哪些类型？

根据患者的临床表现与实验室检查通常我们将影响肾脏的疾病分为不同的综合征。如肾病综合征、急性肾衰竭、慢性肾衰竭、肾炎、肾结石、尿路梗阻与感染。肾脏疾病患者的麻醉管理应更关注术前的肾脏功能状态，而不是综合征的类型。

355. 什么是尿路感染？

尿路感染简称尿感，是指病原体在尿路中生长、繁殖而引起的感染性疾病。根据感染发生部位可分为上尿路感染和下尿路感染，前者主要为肾盂肾炎，后者主要为膀胱炎。

356. 尿路感染如何分类？

根据患者的基础疾病，可分为复杂性和非复杂性（单纯性）尿路感染。复杂性尿感指患者同时伴有尿路功能性或结构性异常或免疫低下。非复杂性尿感主要发生在无泌尿生殖系统异常的女性，多数为膀胱炎，偶尔可为急性肾炎。

357. 尿路感染的易感因素有哪些？

尿路感染的易感因素包括尿路梗阻：如结石、前列腺增生等，膀胱输尿管反流，机体免疫力低下，神经源性膀胱，妊娠，医源性因素，泌尿系统结构异常，遗传因素等。

358. 尿路感染的并发症有哪些？

尿路感染如能及时治疗，并发症很少，但伴有糖尿病和（或）存在复杂因素的肾盂肾炎未及时治疗或治疗不当可出现肾乳头坏死和肾周围脓肿。

359. 尿路感染患者如何治疗？

一般治疗：急性期注意休息，多饮水，勤排尿。尿路感染反复发作者积极寻找病因，及时去除诱因；抗感染治疗：根据尿路感染的位置、是否存在复杂尿感的因素选择抗生素的种类、剂量及疗程。首选对革兰阴性杆菌有效的抗生素，尤其是首发尿路感染。治疗3天症状无改善，应按药敏结果调整用药。选择在尿和肾内浓度高、肾毒性小、不良反应少的抗生素。单一药物治疗失败、严重感染、混合感染、耐药菌株出现时联合用药。

360. 肾脏疾病的临床表现有哪些？

肾脏疾病的临床表现包括肾脏疾病本身的临床症状及肾脏功能受损引起的各系统症状，包括尿色异常、尿量异常、排尿异常、水肿、乏力、高血压等。继发性肾脏病尚可见原发病及其他器官受损的表现，如皮疹、关节痛、口腔溃疡、脱发等。

361. 可用于肾脏疾病的检查有哪些？

肾脏疾病的检查主要包括：尿液检查、肾功能检查、影像学检查和肾脏病理学检查等。尿液检查包括尿常规检查、尿相差显微镜检查、尿蛋白检测、其他尿液成分检测；肾功能检查包括血清肌酐检测、肾小球滤过率测定、内生肌酐清除率、菊糖清除率和同位素测定等；影像学检查包括超声显像、静脉尿路造影、CT、MRI、肾血管造影、放射性核素检查等。

362. 肾脏疾病患者如何进行术前评估？

合并肾脏疾病的患者术前应排除肾脏疾病的原因（如糖尿病、肾小球肾炎、多囊肾）。肾病患者择期手术应推迟至急性病程消退。残余肾功能最好根据肌酐清除率来评估，这是此类患者麻醉处理的重点考虑问题。术前应系统全面地了解病史并进行体格检查。

363. 肾脏疾病患者术前应做哪些实验室检查？

肾脏疾病患者术前应进行如下检查：尿液分析，尿电解质、渗透浓度、尿肌酐检查，测定血尿素氮、血肌酐浓度、肌酐清除率、血红蛋白及凝血功能检查，心电图检查及胸部X线检查。尿液分析提示肾脏疾病的结果包括pH异常、蛋白尿、血尿和管型尿。尿电解质、渗透浓度及尿肌酐检查：有助于了解机体容量状态和浓缩功能，并用于鉴别肾前性和肾性病变。肌酐清除率是评估肾小球滤过率及肾储备功能的最佳指标。

364. 肾脏疾病患者术前应采集哪些病史？

肾脏疾病患者术前应采集如下病史：患者症状和体征，查明患者有无多尿、烦渴、排尿困难、水肿及呼吸困难的症状和体征，了解患者用药情况，特别是应用利尿药、抗高血压药、钾制剂、洋地黄类及肾毒性物质（NSAIDs、氨基糖苷类、接触重金属及近期使用造影剂）。已经接受血液透析的患者应详细记录其透析方案，以及与择期手术的关联。

365. 哪些患者易出现术后肾功能障碍？

易出现术后肾功能障碍的患者有：术前即存在肾功能不全；1 型糖尿病和 2 型糖尿病；年龄>65 岁；充血性心力衰竭；高危手术；肾动脉手术，胸、腹主动脉手术，长时间心肺转流（>3 小时）；近期接触有毒物质（如造影剂、胆色素、内毒素血症、氨基糖苷类抗生素、NSAIDs）；由于休克、脓毒症肾病综合征和肝硬化所致的长时间肾灌注不足。

366. 血液透析患者术前应做何种准备？

血液透析的患者术前应进行透析，透析距离手术的时间以能够维持机体水，电解质平衡为准。由于透析后体液和电解质的再分配，透析后即刻测定的血标本指标不准确，指标一般在透析后 6 小时达到平衡。

367. 持续肾脏替代治疗的患者术前应做何种准备？

接受持续肾脏替代治疗（CRRT）的患者，手术期间是否继续使用 CRRT，取决于患者行 CRRT 的基础原因、手术持续时间及手术类型。大多数患者能耐受术前 CRRT 的中断和术后重建。但某些患者由于 K^+ 浓度增高和酸中毒，甚至不能耐受短时间的 CRRT 中断，对于此类患者必须决定是推迟手术还是在手术室（甚至在去手术室的途中）安排 CRRT。大手术和长时间手术，手术期间需行 CRRT。

368. 透析患者术前是否需要停止透析治疗？

对间断行血液透析或腹膜透析的患者，在进入手术间前再停用透析。对于需要 CRRT 的患者，麻醉科医师必须正确判断中断治疗是否恰当。对于短小手术，若最初启动 CRRT 的指征（如治疗酸中毒或高钾血症）已改善，则 CRRT 通常可以停止。如果继续应用CRRT,CRRT可通过改变透析液来进行术中液体管理,但必须注意它对药物剂量的影响。

369. 造影剂对患者肾功能有何影响?

造影剂可引起肾血管收缩,导致肾缺血;可使肾血流中红细胞皱缩、变形、血黏度增高,导致肾缺氧性损伤,使肾小球滤过率降低,发生少尿;造影剂对肾小管具有直接毒性作用,导致小管上皮细胞变性、坏死直至死亡;个别患者对造影剂过敏,导致肾损害。

370. 接受造影剂的患者如何选择手术时机?

在应用造影剂后行择期血管大手术,最好延期几天。此外,在注射放射性造影剂前应用N乙酰半胱氨酸(NAC)和碳酸氢钠注射液(SBI)可预防造影剂导致的肾病。

371. 肾功能障碍对围术期病死率的影响如何?

由于患者群体和肾衰竭定义的不同,所报道的围术期肾衰竭的发生率差异很大,范围在0.1%~50%。而且一旦诊断确定,尽管有先进的技术,急性肾衰竭的死亡率仍在20%~90%。伴随其他器官功能障碍的数量和死亡率相关。单独的肾衰竭死亡率仅10%,但当有2个或3个器官系统衰竭时,死亡率分别增加60%和90%。围术期肾衰竭患者占所有需要紧急透析患者的一半。

372. 能够反映肾功能损害的实验室指标有哪些?

传统反映肾功能损害的生物学指标包括尿量、尿比重、尿渗透压、血肌酐、血尿素氮、尿钠值、滤过钠排泄分数、自由水清除率、肌酐清除率、菊粉清除率以及肾浓缩和稀释试验等。少尿、尿比重、尿渗透压评价肾损伤并不可靠;内生肌酐清除率可反映肾小球滤过功能,可较好反映肾功能;血肌酐的敏感性不高,但仍是目前反映肾脏功能变化和预后的常用指标;血尿素氮并不是评估肾功能的金标准,其联合血肌酐水平,能更好地反映肾功能状况。

373. 尿量在评估肾功能方面的作用是什么?

尽管通过尿量可以评估容量和肾功能情况,但许多研究并未证实尿量和急性肾小管坏死、肾小球滤过率、肌酐清除率和围术期尿素氮和肌酐水平的变化有相关性。在烧伤、创伤、休克和心血管手术亦无相关性。尿量正常也不能排除没有肾衰竭,但围术期非少尿性肾衰竭不常见。肾素、醛固酮和抗利尿激素可以不依赖于肾小球滤过率而影响肾小管排泌水和溶质。总之,尿的流速和量是判断肾功能情况的间接方法。

374. 尿比重在评估围术期肾功能时的用处是什么?

尿比重是测定肾脏浓缩能力的方法,正常值范围为 1.010～1.030。肾前性氮质血症时,肾脏为保存钠和水反射性地浓缩尿,尿比重大于 1.030。浓缩能力丧失时,如急性肾小管坏死,尿比重小于 1.010。许多因素可以改变尿比重,如蛋白质、糖、甘露醇、右旋糖酐、利尿剂、放射线显影剂、高龄以及甲状腺、甲状旁腺、肾上腺或脑垂体疾病等。因此,尿比重的测定对肾功能评估不具特异性。

375. 用血清中肌酐和尿素氮评估肾功能的局限性有哪些?

许多非肾脏因素可以使尿素氮和肌酐升高,如氮吸收增加、分解代谢过度、肝脏疾病、酮症酸中毒、血肿吸收、胃肠道出血,营养过度和一些药物(类固醇)。此外,血清肌酐升高是肾功能障碍晚期的现象。在血清肌酐异常升高前,肾小球滤过率可能降低了75%。由于肌酐的产生和肌肉质量成比例,尽管肾小球滤过率已明显减少,在有物质消耗时(如慢性病、高龄),肌酐水平可以是正常的。术后肌酐水平预测肾功能不具特异性。

376. 估计尿与血浆中肌酐和尿素氮比例,可以预测肾功能情况吗?

尿与血浆肌酐比率对于评估肾功能既不敏感也不具特异性,仅仅在极端的情况下可以反映肾功能。如果<10,表示急性肾小管坏死;>40,表示有肾前性氮质血症。由于有许多非肾性因素变化可以影响尿素氮水平,因此尿和血浆中尿素比对评估肾功能既不敏感也不特异。

377. 尿钠检测在判断肾功能方面有用吗?影响尿钠排泌的因素是什么?

与肾功能情况相比,尿钠水平似乎与再生液的量和种类更相关。影响尿钠水平的因素包括醛固酮和 ADH 的排泌,利尿剂治疗,静脉输液的盐含量,交感张力和同时存在的缺钠状态如肝硬化和充血性心衰。

378. 什么是肌酐清除率？它在急性肾功能障碍时是否是敏感指标？

肌酐清除率接近于肾小球滤过率，测定肾小球从血浆中滤过肌酐的能力。肌酐清除率是评估肾小球滤过率的最有效指标。但必须收集 24 小时尿量才有意义。这在需要立即评估肾脏功能时，受到了限制。尽管收集长时间的尿，可以提供更精确的数值，但现已经证明，如果仔细收集 2 小时的尿测定肌酐清除率，也是有意义的。

379. 肾功能的精确评价依赖于什么？

肾脏功能的准确评价依赖实验室检查。肾小球功能异常、肾小管功能异常与尿路梗阻均可造成肾脏功能损害。由于肾小球功能异常的表现明显，最易于发现，因此与肾小球滤过率相关的实验室检查最有用。

380. 肾功能不全患者术前注意事项有哪些？

肾功能不全的患者术前进行恰当的补水治疗可以减少造影剂诱发的急性肾功能不全的发病率，应当能够从病史和体格检查中注意到高血容量或低血容量的表现。低心输出量或肾血流降低、泌尿系统感染、使用肾毒性药物、高钙和高尿酸血症，应该避免出现这些情况或使用这些药物，如果已经出现，则应当在术前纠正。

（贺振秋　朱康丽）

第十节　特殊人群的风险因素

381. 妊娠期间，孕妇的呼吸系统发生哪些变化？

（1）孕早期出现呼吸道黏膜毛细血管充血，导致鼻咽、口咽、喉咽和气管水肿，并在孕期逐渐加重。

（2）分钟通气量增加 45%，潮气量增加 45%，氧耗量增加 30%～40%。

（3）孕 12 周时，$PaCO_2$ 下降至 30 mmHg，直到产后 6～8 周缓慢上升。

（4）动脉血 pH 升至 7.44 且产妇对其呼吸性碱中毒状态存在部分代谢性代偿。

（5）功能残气量（functional residual capacity，FRC）从孕 5 月开始下降，下降 20%，分娩后 1～2 周内恢复孕前水平。仰卧位会使 FRC 降低至大约孕前 70% 水平。

382. 妊娠期呼吸系统变化对麻醉有何影响？

（1）血管充血导致呼吸道水肿和气道脆性增加，使气管插管的难度增加。

（2）产妇更容易发生鼻出血，故经鼻气管插管是相对禁忌证。

（3）孕 12～38 周的产妇中，Mallampati 分级Ⅲ级以上患者增加。

（4）困难气道发生率及气管插管失败率均增加。

（5）在呼吸暂停状态下，功能残气量（functional residual capacity，FRC）下降和氧耗量增加使孕妇快速出现低氧血症。

（6）在使用吸入麻醉时，麻醉深度的变化很快。此外，妊娠期间最低肺泡有效浓度（minimum alveolar concentration，MAC）降低可能是由于其对于脊髓的影响造成的。

383. 针对以上问题，麻醉过程应注意什么？

（1）全身麻醉诱导开始前应该给患者吸入纯氧，正常潮气量呼吸 3～5 min，或者进行四次深呼吸，可实现充分给氧去氮，给患者最大氧储备，为气管插管争取更多时间。

（2）呼吸道黏膜毛细血管充血要求给产妇应用更小号的带套囊气管导管。

（3）尽量选择经口插管，避免经鼻插管造成鼻出血。

384. 妊娠期间，孕妇的心血管系统发生哪些变化？

心血管系统改变多发生在孕早期，孕 30～34 周时达到高峰。足月妊娠时：

（1）孕早期，心排血量增加 40%～50%，且持续到妊娠 28 周左右后，心排血量维持比较平稳的状态，分娩时，心排血量进一步增加。

（2）每搏输出量增加 30%，心率增加 15%。

（3）妊娠对收缩压的影响很小，舒张压在孕中期可下降 20%，但足月时可恢复至孕前水平。

（4）体循环血管阻力下降 20%。

（5）中心静脉压（central venous pressure，CVP）保持不变。

（6）主动脉-腔静脉压迫综合征（仰卧位综合征）。

385. 什么是仰卧位综合征？

由于仰卧位时腹主动脉和下腔静脉受到妊娠子宫压迫引起低血压为主的一系列症状。表现为低血压、心动过速、头晕、头痛、恶心甚至晕厥。主动脉-腔静脉压迫综合征导致子宫胎盘的灌注不足。因此,孕 20 周之后的孕妇建议采取左侧卧位。

386. 麻醉过程中会对仰卧位综合征有何影响?

麻醉药和药物所致的血管扩张或麻醉技术导致的交感神经阻断(如椎管内神经阻滞技术)可能会加剧主动脉-腔静脉的受压程度。

387. 如何防治仰卧位综合征?

可以用小枕垫使得子宫向左移位 15°～20°,也可以旋转手术台增加角度,注意倾斜角度太大会导致产妇和医务人员的过度焦虑。

388. 妊娠期间,孕妇的消化系统发生哪些变化?

(1) 妊娠期间,胃排空液体和固体食物的能力不变,但胃容量明显减小。

(2) 胃酸分泌情况不变。

(3) 由于巨大的子宫使胃向上移位,食管下段括约肌的张力减低,胃内容物反流风险增加。

(4) 孕中及晚期,食管下段括约肌张力可下降到孕前约 50% 的水平。孕 36 周时,食管下段括约肌的张力下降到最低点,直到产后 1～4 周方能恢复到孕前水平。因此,在妊娠期间,30%～50% 的孕妇会发生胃灼热(烧心)的症状。

389. 消化系统改变对麻醉有何影响?

孕产妇是胃内容物反流误吸的高危人群。晚期妊娠的孕妇,由于血内高水平的黄体酮及子宫占位的影响,括约肌功能降低,易引起呕吐及反流,且困难插管风险增加。一旦发生吸入性肺炎甚至低氧血症,将给母胎造成致命后果,必须重点预防。

390. 妊娠期间,孕妇的血液系统发生哪些变化?

足月产妇的血液系统发生以下改变:

(1) 血管内容量提高 45%。

(2) 血浆容量提高 55%。

(3) 红细胞容量提高 30%。

(4) 足月妊娠时,以下凝血因子增多:凝血因子Ⅰ(纤维蛋白原)、Ⅱ、Ⅴ、Ⅶ、

Ⅷ、Ⅸ和Ⅹ。同时,纤维蛋白溶酶原、纤维蛋白降解产物和血纤维蛋白肽 A 也增多。

391. 妊娠期生理性贫血的原因是什么?

血浆容量与血细胞容量不成比例的增加导致相对的(或者说生理性的)妊娠期贫血。孕中期,血细胞比容(hematocrit,Hct)比孕前水平大概要下降 15%,血红蛋白(hemoglobin,Hgb)大约 11.2 g/dL,Hct 大约为 34%。孕晚期,血细胞容量增加。足月时,Hgb 能达到 11.6 g/dL,Hct 大约可以达到 35.5%。血液密度的下降可能是保持子宫胎盘血管床开放的一种适应机制。

392. 妊娠期间,孕妇的泌尿系统发生哪些变化?

孕妇妊娠期泌尿系统改变十分明显,其原因主要是黄体酮和子宫增大所产生的机械性压迫。

(1) 妊娠期尿素氮、肌酐和尿酸的清除率均升高。

(2) 受心排出量增加的影响,肾血流量和肾小球滤过率也迅速升高。肾小球滤过率升高近 50%,伴有血容量扩张引起的稀释效应,可导致血浆尿素氮和肌酐减少。

(3) 妊娠期标准肾指数均应较妊娠前降低。

(4) 尿糖升高也常出现,归因于肾小球滤过率升高和肾小管重吸收功能的降低。

393. 妊娠期间,孕妇的中枢神经系统发生哪些变化?

孕妇对局部麻醉药和全身麻醉药的敏感性都很高。从妊娠早期开始,同非孕妇相比,孕妇只需要使用较少的局部麻醉药就可以达到理想的阻滞平面。孕妇对局部麻醉药的需要量减少是先于妊娠子宫引起的机械压迫效应。

394. 妊娠患者使用挥发性麻醉药的注意事项是什么?

七氟烷与地氟烷的血液溶解度较低,因而诱导迅速,麻醉后清醒较快。依七氟烷的理化特点,该药较氟烷更易透过胎盘,对子宫收缩的抑制强于氟烷。国内外研究认为,七氟烷用于剖宫产麻醉时对新生儿 Apgar 评分无明显影响。地氟烷对血流动力学影响弱于异氟烷,肌肉松弛作用在相同最低肺泡有效浓度(minimum alveolar concentration,MAC)条件下,强于异氟烷和氟烷,故对子宫的抑制强于异氟烷,且可迅速透过胎盘。

395. 产妇区域麻醉时,为什么局部麻醉药需求量较非妊娠患者减少?

(1) 脑脊液蛋白质含量降低,导致游离和活性药物比例增加。

(2) 脑脊液 pH 升高,使非离子化的局部麻醉药物比例增加。

(3) 妊娠期间硬膜外腔静脉丛扩张,导致腰段脑脊液量减少,脊麻时局部麻醉药更易扩散,节段阻滞所需药量相应减少。

396. 妊娠合并肥胖患者存在哪些风险?

孕妇的体重指数(body mass index,BMI)≥30 kg/m^2 称为肥胖,BMI≥40 kg/m^2 称为病态肥胖。肥胖将加重孕妇的生理功能变化,增加围术期风险。肥胖孕妇高血压、冠状动脉疾病、脑血管疾病及糖尿病等并存疾病的发生率明显升高,产前必须进行麻醉会诊。

397. 妊娠合并肥胖患者麻醉注意要点有哪些?

麻醉医师需仔细全面地评估患者的气道状况。

(1) 巨乳、胸部前后径过大,气道水肿等因素均可导致插管困难。

(2) 需要准备合适的监护设备(粗的血压袖带)、麻醉设备(超长的硬膜外或腰麻穿刺针)。

398. 妊娠高血压疾病包括哪些?

妊娠期高血压疾病包括子痫前期、子痫、妊娠期高血压和慢性高血压。

399. 严重妊娠期高血压的麻醉管理注意要点有哪些?

严重的妊娠期高血压疾病可以导致弥漫性血管内凝血(disseminated intravascular coagulation,DIC)、胎盘早剥、急性肾衰竭、肺水肿、脑水肿、肝被膜下血肿,甚至导致产妇死亡。重度子痫前期的风险并不会在分娩后立即终止,分娩后的产妇仍有发生肺水肿、脑卒中、惊厥等风险,应转入重症监护病房,持续监护与严密管理。妊娠前已存在高血压,需注意患者血压控制情况,仔细评估妊娠过程中血压的变化,谨防血管意外的发生。

400. 妊娠期出现高镁血症的原因是什么?

血清镁浓度>1.25 mmol/L 时即可诊断为高镁血症。围术期较常见的是治疗妊娠高血压综合征时硫酸镁用量过多所致,此类患者在剖宫产时应注意监测血镁,有时血清镁可高达 3.5～5 mmol/L。

401. 存在高镁血症产妇麻醉有什么风险？

（1）镁能抑制神经-肌肉接头处的兴奋传递，可发生显著肌无力甚至弛缓性麻痹。

（2）镁能抑制中枢神经系统的突触传递，抑制中枢神经系统的功能活动。

（3）高镁血症可以引起腱反射减弱或消失，使患者发生嗜睡或昏迷。

（4）高浓度镁能降低心肌兴奋性，引起传导阻滞和心动过缓。

（5）镁抑制血管平滑肌，可使小动脉和微动脉等扩张、外周阻力降低，血压下降；抑制内脏平滑肌可引起嗳气、呕吐、便秘、尿潴留等症状。

402. 妊娠合并心脏病有哪些种类？

随着医疗水平的发展，妊娠期严重心脏疾病的发病率逐年下降至 1‰～2‰，但仍是围生期非直接产妇死亡首要原因。孕妇合并的心脏疾病中 60% 左右为各种经过治疗或症状不明显的先天性心脏病，另有 12% 左右为各类风湿性心脏瓣膜病，其他还包括缺血性心脏病、特发性心肌病、原发性肺动脉高压、心律失常和感染性心内膜炎等。

403. 心脏并发症的预测因子有哪些？

（1）先前有心力衰竭、心律失常、短暂性脑缺血发作或脑卒中。

（2）基础 NYHA Ⅲ级或Ⅳ级或发绀。

（3）左心梗阻，定义为二尖瓣面积 $<2\ cm^2$、主动脉瓣面积 $<1.5\ cm^2$，或超声心动图显示左室流出道压力梯度峰值 $>30\ mmHg$。

（4）射血分数 $<40\%$。

404. 妊娠合并心脏病患者的麻醉要点是什么？

妊娠合并心脏疾病患者可分为两类：一类患者在椎管内麻醉后，全身血管阻力下降，心脏状况有所好转。椎管内麻醉能降低交感神经张力，减低患者的前、后负荷，改善肺淤血，有些患者的心排血量也得到改善。

另一类患者在全身血管阻力降低后，心脏状况无法得到改善。麻醉时要避免血流动力学的剧烈波动，尤其要避免下腔静脉压迫，维持足够静脉回流血量，谨慎地使用血管活性药物。

405. 什么是胎盘早剥？

胎盘早剥是指胎儿娩出前,胎盘全部或部分从蜕膜基底剥离。由于母体与胎儿之间交换氧气和营养物质的胎盘面积减少,常导致胎儿缺氧甚至死亡。典型临床表现为疼痛性阴道出血、子宫局限压痛和宫缩增加。隐匿性胎盘早剥可能没有阴道出血,常导致产妇出血程度被低估。

406. 胎盘早剥的危险因素有哪些？

危险因素包括高血压、子病前期、高龄产妇、孕妇或配偶吸烟、外伤、胎膜早破、既往胎盘早剥病史等。胎盘早剥的主要并发症是失血性休克、急性肾衰竭、凝血功能障碍、胎儿缺氧或死亡。胎盘早剥是孕期发生弥漫性血管内凝血（DIC）最常见的原因,死胎将增加凝血功能障碍的发生率。麻醉方式的选择取决于剖宫产的紧急程度、母体的血流动力学稳定性及是否存在凝血功能障碍。

407. 前置胎盘的定义？

前置胎盘是指胎盘附着的位置低于胎儿先露,发生率约5%,常发生于前次剖宫产史或既往行子宫肌瘤剔除术的产妇,其他危险因素包括经产妇、多次人流史、高龄产妇、胎盘过大等。

408. 前置胎盘有哪些风险？

前置胎盘会导致孕中期和孕晚期出现无痛性阴道流血。虽然可自行终止,但随时可发生严重出血,导致贫血甚至休克、胎儿窘迫。

409. 胎盘早剥与前置胎盘的麻醉方式是什么？

在麻醉选择方面,首先要考虑患者的出血量和出血速度,若患者血容量正常,产妇无休克表现需行急诊剖宫产术,可选择局部麻醉、脊麻或全身麻醉；一旦产妇出现休克,全身麻醉为唯一安全的选择。

410. 子宫破裂存在哪些风险？

子宫破裂发生率为1/3 000～1/1 000,常与既往剖宫产或子宫瘢痕破裂有关。一旦发生子宫破裂,常伴随大量失血、胎儿窘迫、子宫收缩节律消失和低血压,此时需紧急液体复苏和急诊手术。

411. 多胎妊娠对麻醉有什么影响？

近年来随着辅助生殖技术的发展和女性推迟怀孕，多胎妊娠比例明显上升。

（1）多胎妊娠孕妇在孕晚期的子宫过大将导致肺活量和功能残气量下降，挤压胃导致反流误吸的风险增加。

（2）体重的增长引起困难气道和插管风险。

（3）孕妇常出现相对或绝对贫血。

（4）孕产妇的并发症和死亡率增加，常见的母体并发症为早产、产程延长、严重的妊高征、弥漫性血管内凝血（DIC）、宫缩乏力及出血等。

412. 孕产妇的全身治疗麻醉药物有哪些风险？

麻醉药和麻醉性镇痛药都有不同程度的中枢抑制作用，且大部分可通过胎盘进入胎儿血液循环，麻醉药物具有一定的潜在致畸作用。因此，需要慎重考虑用药方法、剂量、时间以及种类。

（1）哌替啶对婴儿的呼吸抑制作用较吗啡弱，然而可致胎儿心律失常。

（2）芬太尼是可以静脉也可以采用患者自控给药的方式应用于镇痛，但可透过胎盘，短暂性使胎儿心率变异性降低。

（3）布托啡诺引起恶心、呕吐较少，但会引起先兆的胎心正弦变化。

413. 儿童上呼吸道存在哪些对麻醉有影响的风险因素？

（1）鼻腔：鼻孔较窄，需要很大比例的呼吸功以克服鼻腔阻力。后鼻孔闭锁或分泌物可导致完全性气道梗阻。

（2）舌体：婴儿舌体相对较大，这使面罩通气和置喉镜比较困难。

（3）声门：婴儿和儿童声门较高，会厌窄长且成角，使喉镜检查更加困难。

（4）环状软骨：对于婴儿和幼儿，气道最窄的部分在环状软骨。

（5）乳牙：在生后1年内长出，6～13岁脱落。

（6）气道：儿童气道直径较小，微小变化即可引起气道阻力明显增加。

414. 儿童肺部生理与解剖对麻醉有影响的风险因素有哪些？

（1）婴儿每分通气量与FRC的比值高，应用吸入麻醉药时诱导迅速。

（2）婴儿呼吸暂停时血氧饱和度下降迅速。当婴儿咳嗽、屏气、肺泡萎陷时发生明显的血氧饱和度下降，需静脉注射麻醉药物或肌肉松弛药加深麻醉。

(3) 婴儿呼吸效能增加受限,麻醉中如保持自主呼吸,则需监测呼气末二氧化碳浓度。必要时行辅助或控制呼吸。

(4) 膈肌:是婴儿的主要呼吸肌,较成人容易发生膈肌疲劳,从而导致呼吸暂停、二氧化碳蓄积甚至呼吸衰竭。

415. 儿童循环系统存在哪些对麻醉有影响的风险因素?

儿童心肌结构发育不完善,心室顺应性差。不成熟的心肌对容量治疗敏感,但不能耐受后负荷明显增高。由于代谢高,心排出量大,所以儿童心率较快。缺氧或迷走神经刺激时,常出现心动过缓,需给氧或用阿托品紧急处理。

416. 儿童体液及电解质平衡调节有哪些?

(1) 出生时,肾小球滤过率为正常成人的 15%～30%,1 岁时达成人水平,肾脏对药物及代谢产物的清除率在 1 岁内也低于成人。

(2) 新生儿肾素-血管紧张素-醛固酮通路完整,但远端小管对醛固酮引起的钠离子重吸收减少。因此,新生儿常被动失钠,输液时应补充钠离子。

(3) 早产儿总水量占体重的 90%,足月儿 80%,6～12 个月时 60%。总水量百分比增加影响药物分布容积。某些药物(丙泊酚、琥珀胆碱、泮库溴铵和罗库溴铵)较成人等效剂量高 20%～30%。

417. 新生儿肝胆系统有什么特点?

(1) 肝酶系统:婴儿肝酶系统特别是与 II 相(结合)反应相关的酶发育不成熟。通过细胞色素 P450 系统代谢的药物其清除时间可能延长。

(2) 新生儿黄疸较常见,分为生理性或病理性。

(3) 高胆红素血症:胆红素被药物从白蛋白置换,可导致胆红素脑病。早产儿比足月儿胆红素水平更低即可引起胆红素脑病。

(4) 血浆白蛋白:出生时血浆白蛋白水平低,导致某些药物与蛋白结合下降,致使游离药物浓度增加。

418. 肝胆系统不成熟,对麻醉有什么影响?

(1) 新生儿肝脏功能未成熟,与药物代谢有关的酶系统虽存在,且酶诱导作用不足。随着年龄增长,肝血流增加,酶系统发育完全,肝脏代谢药物能力迅速增强。

(2) 新生儿的药物结合能力差,易导致黄疸。药物降解能力较差、药物清除半衰期较长。

(3) 早产儿肝脏糖原储备少且处理蛋白的能力差,故早产儿有低血糖和酸中毒倾向。

(4) 新生儿比婴儿血浆中蛋白质含量低,清蛋白浓度低时蛋白结合力低,致使血浆中游离药物的浓度高。

419. 儿童体温调节有什么特点?

(1) 散热:与成人相比,婴儿和儿童体表面积与体重的比例大,体热丢失较多。

(2) 产热:婴儿肌肉组织少,寒冷时不能通过寒战或调节行为来代偿。

(3) 寒冷应激:婴儿对寒冷应激的反应是增加去甲肾上腺素的生成,从而增加棕色脂肪的代谢。而去甲肾上腺素同时也使肺血管和外周血管收缩,如收缩作用显著,可产生右向左分流、低氧血症和代谢性酸中毒。患病或早产的婴儿棕色脂肪储备有限,因此对寒冷更敏感。

420. 全身麻醉对儿童体温调节的影响有哪些?

全身麻醉可能影响棕色脂肪代谢,导致术中体温降低。体温降低又可导致全身麻醉加深,引起呼吸及循环抑制,药物代谢延长,增加术后通气不足、反流误吸的危险,所以手术时需采取相应措施维持适宜体温。

421. 儿童禁食水的时间标准是什么?

术前禁食水的目的是减少术中胃内容物反流、误吸。长时间禁食水可能导致脱水及低血糖,尤其是代谢率较高的婴儿,所以小儿应尽量缩短禁食水时间。

表 2-1 儿童禁食时间标准

	固体食物、牛奶	糖水、果汁
6 个月以下	4 小时	2 小时
6~36 个月	6 小时	3 小时
>36 个月	8 小时	3 小时

422. 术前患儿情绪对麻醉有什么影响?

儿童更容易产生紧张焦虑的情绪,可导致术后躁动,可表现为喊叫、四肢躯干乱动、挣扎、起床等,可同时伴有生命体征异常。

423. 小儿术前访视和麻醉前用药有什么特点?

(1) 术前访视可减轻患儿和家长焦虑,简单告知麻醉相关操作和可能的疼痛,以获得信任感。

(2) <8个月的患儿可短时间离开家长,不需要麻醉前用药。

(3) 8个月至5岁儿童依恋家长,诱导前需予镇静。

(4) 患有反应性气道疾病、癫痫或高血压的患儿,术前应用药治疗。

424. 老年患者心血管系统发生了哪些变化?

(1) 动脉硬化程度增加,收缩压(和脉压)升高,心肌松弛减慢,心室肥厚,舒张期充盈延迟和舒张功能不全。

(2) 由于静脉血管容积缩小,"血管容量储备"能力降低。

(3) 老年人交感神经系统活性增强,副交感神经系统活性、压力感受器敏感性降低及对β受体刺激的反应性下降,导致老年人压力反射反应减弱。

(4) 老年人的最大心率反应随年龄而降低,左心室舒张末期容积增加和射血分数降低。

(5) 老年人最大氧耗量降低。

425. 老年患者心血管系统变化对麻醉有什么影响?

(1) 老年性心脏和血管顺应性及自主反应能力下降,动脉硬化、心室舒张功能障碍等可导致血压波动更剧烈。

(2) 随着年龄增加,老年人血浆生化成分发生改变,纤维蛋白(原)成分增加、高脂血症、凝血因子浓度增高且易激活,呈高凝状态,有血栓形成倾向,脑血管意外可能性增加。

(3) 心肌梗死、充血性心力衰竭等并发症是围术期严重并发症和病死率的主要预期指标。

426. 老年患者呼吸系统发生了哪些变化?

(1) 与20岁青年人相比,90岁老人肺泡表面积可下降约30%,且肺弹性回缩力及肺顺应性均降低,导致:① 残气量、闭合气量和功能残气量渐进性增加而肺活量和1秒用力呼气量逐渐降低;② 进行性通气血流比值失调,PaO_2随年龄增长而降低;③ 解剖无效腔增加,气体弥散能力下降。

(2) 胸壁僵硬程度逐渐增加、呼吸肌逐渐萎缩。

(3) 老年人对低氧和高碳酸血症的通气反应降低。

(4) 老年人保护性气道反射能力下降,误吸风险增加。

427. 老年患者呼吸系统变化对麻醉有什么影响?

(1) 老年患者呼吸储备量减少,气体交换受限,任何增加呼吸肌负担或降低其能量供应的因素均可导致呼吸衰竭。

(2) 慢性阻塞性肺疾病、睡眠呼吸暂停综合征、营养不良、上腹部手术或胸部手术、年龄大于64岁等均可增加老年人术后肺部并发症的发生。

(3) 多因素可导致胸壁的僵硬程度逐渐增加,呼吸肌群逐渐萎缩。

(4) 牙齿情况:老年患者可存在不同程度松动的牙齿或者安装义齿。围术期可能会遇到脱落的牙龈或义齿阻塞气道的情况。

428. 老年患者中枢神经系统有哪些变化?

(1) 老年人神经元数量的进行性减少。神经递质的活性降低,对麻醉药的需求量减少。

(2) 一般而言,老年人大脑对血压、二氧化碳及氧反应自主调节功能仍保持正常。脊椎变化包括硬膜外腔面积的降低,硬脑膜渗透性增高,脑脊液容量的减少。在中老年人背侧和腹侧神经根的有髓神经纤维的直径和数量都有所减少,周围神经雪旺细胞间的距离减小并伴随其传导速度的改变。这些变化导致中老年人对椎管和周围神经传导阻滞更为敏感。

429. 老年患者中枢神经系统变化对麻醉有什么影响?

(1) 术前有脑血管疾患的患者(如脑栓塞、脑缺血,以及一氧化碳中毒后伴脑功能受损患者),术后苏醒明显延迟。

(2) 术前存在脑疾患、脑萎缩、精神病病史也是术后谵妄、躁动的危险因素。

(3) 自主神经的兴奋性下降,保护性反射迟钝,对麻醉和手术的适应能力下降。

430. 老年患者肾脏功能发生了哪些改变?

(1) 随着年龄的增加,肌酐清除率逐渐降低,但血肌酐却仍然保持平稳,这是由于从骨骼肌中产生的肌酐也随着年龄的增加而相应减少所致。

(2) 随着肾皮质萎缩和肾小球硬化,老年人肾血流量和肾小球滤过率均降低。

(3) 用于调整水、电解质失衡,血容量变化的肾脏储备功能降低。

(4) 老年人的肾小球滤过率降低导致药物经肾脏的消除半衰期延长。

431. 老年患者肝脏功能发生了哪些改变?

(1) 肝脏组织和肝血流量随着衰老而减少,导致肝脏对药物的清除能力降低。

(2) 细胞色素 P450 活性随着年龄的增加而减弱。

(3) Ⅰ相反应(氧化和还原)和Ⅱ相反应(结合)能力下降。

432. 老年患者肝肾功能改变对麻醉有什么影响?

(1) 经肝肾功能代谢药物时间延长。

(2) 肝脏合成蛋白质能力下降,血浆胆碱酯酶活性降低等是药物作用时间延长。

(3) 肾功能不全可导致水电质紊乱、酸碱失衡,增加手术和麻醉风险。

433. 老年患者身体组成和体温调节发生了哪些改变?

(1) 老年人骨骼肌萎缩、脂肪组织增加,基础代谢率和产热随之减少。

(2) 由于体温调节中枢敏感度降低,以及身体组成成分的变化尤其是肌肉组织的减少,老年人易发生低体温。

(3) 老年人肌肉组织和体液总量减少、脂肪含量增加,致使水溶性药物的分布容积减少,而脂溶性药物的分布容积增加。

434. 老年患者身体组成与体温代谢功能改变对麻醉有什么影响?

(1) 由于老年患者肌肉组织减少,基础代谢率降低、产热减少,易发生低体温。① 麻醉药物作用时间延长,通过肝肾等脏器血流减少,药物代谢时间延长;② 凝血物质活性降低,使血小板滞留于肝脏;使血黏度增高,影响组织灌流。

(2) 身体成分及解剖变化:① 老年人易发生不同程度骨质增生,骨折率增加;② 骨质增生、韧带钙化、关节脊柱畸形或颈椎病等变化给麻醉和手术带来一定困难。

435. 老年人的药代动力学有什么变化?

(1) 老年人血浆蛋白尤其是白蛋白浓度降低,导致游离型的麻醉药物浓度增高,药效增强。

（2）老年人血容量降低、身体脂肪含量增加、肝肾功能减退、麻醉药物在体内清除时间延长，尤其是依赖再分布和（或）清除来终止治疗效果的麻醉药物，作用时间延长更明显。

436. 老年人的药效动力学有何变化？

（1）老年人大脑对药物更敏感。由于大脑皮质神经元密度、脑血流和脑耗氧量均下降，因此对吸入和静脉麻醉药需求量呈年龄依赖性减少。

（2）老年人对不同药物的敏感性差异很大。对一些特殊药物的反应难以预测，例如，老年患者等效儿茶酚胺需要量增加，而苯二氮䓬类药物需要量减少。

（3）药物不良反应的发生率随着年龄和配伍用药种类的增加而上升，主要包括过度镇静及呼吸抑制。

437. 老年患者相关合并疾病有哪些？

老年患者相关合并疾病是围术期严重并发症和病死率主要预期指标，包括：

（1）心肌梗死。

（2）充血性心力衰竭。

（3）谵妄。

（4）脑卒中。

（5）误吸和肺炎。

（6）败血症。

（7）药物不良反应。

（8）跌倒。

（9）压疮。

438. 老年患者的术前检查有哪些？

推荐老年患者术前检查项目包括心电图、胸片、血常规、血生化，其中血生化需包括血尿素氮、肌酐、血钾（特别是接受利尿药治疗的患者）。

439. 老年患者外科手术的风险主要由哪些因素有哪些？

主要取决于四个因素：年龄、患者的生理状态和并存疾病（美国麻醉医师学会分级）、择期手术或急诊手术、手术种类。

440. 哪些老年患者术后并发症与年龄有关?

（1）高龄为术后认知功能障碍（postoperative cognitive dysfunction，POCD）发生的危险因素，表现为精神错乱、焦虑、人格改变以及记忆受损。

（2）高龄是老年人易发生血栓的危险因素，可能与老年人活动少、肌张力减少、慢性病多、静脉受损及凝血因子活性增高有关。

441. 什么是术后认知功能障碍?

术后认知功能障碍（postoperative cognitive dysfunction，POCD）是患者在麻醉和手术后发生的，记忆力、注意力及信息处理速度受损。目前 POCD 尚无标准的诊断依据，其诊断需要术前和术后心理测量的结果支持。

442. 发生持续术后认知功能障碍的高危因素有哪些?

发生持续性术后认知功能障碍（postoperative cognitive dysfunction，POCD）的高危影响因素主要有高龄、低等教育、术前有脑血管意外病史（cerebro-vascular accident，CVA）、出院时已发生 POCD。老年患者发生持续性 POCD 的比率高于中青年人。

443. 感官缺陷者术前精神心理因素会对麻醉造成什么影响?

① 术前精神极度紧张的患者，血压可极度升高，其中少数患者在进入手术室前可因脑出血或心力衰竭死亡；② 感官缺陷是术后认知功能障碍的促发因素之一。

444. 交流不畅者有什么麻醉风险?

种族、文化背景不同，恢复期异常反应的发生率也不同，容易发生术后躁动，这可能与表达不适的方式不同及语言障碍有关。

（高晓莹）

第十一节　其他系统的术前风险因素

445. 吸烟者存在哪些围术期并发症的风险?

由于吸烟导致的并发症（慢性阻塞性肺疾病或者肺癌），可能将吸烟者视为围术期肺部并发症的高危因素，但吸烟本身不再被看作是一个主要危险因素。吸烟者术后切口感染、呼吸系统并发症（包括氧饱和度下降）和严重咳嗽等风险更高，因此仍建议患者术前戒烟。同时吸烟、肥胖也是脊柱手术患者出现术后视觉丧失（postoperative visual loss，POVL）的危险因素。

446. 酗酒患者的麻醉注意要点有什么？

急性酒精中毒者麻醉药物的需要量降低，同时存在低体温和低血糖的倾向。然而，酒精戒断者则可诱发严重高血压、震颤、谵妄和抽搐，且麻醉药物的需要量也明显增加。酗酒者可能发生震颤性谵妄和威胁生命的撤药综合征，特点是自主神经系统的不稳定和高热。酗酒者术前可能并没有提供真实的病史。必须仔细检查生命体征，包括体温。长期酗酒患者术前可能存在心脏衰竭或心律不齐等心血管系统症状和体征以及肝功能障碍等。

447. 长期应用精神类药物会对麻醉有哪些影响？

滥用兴奋药可导致心悸、心绞痛、消瘦、心律失常和惊厥发作阈值降低。长期使用阿片类和苯二氮䓬类药物的患者发生术中知晓的风险增加。

448. 低体温的患者可能引起哪些生理变化？

（1）低体温引起的寒战可使氧耗量和二氧化碳产生增加。

（2）低体温抑制窦房结功能，心率和心排量下降，导致心律失常和心肌抑制。

（3）低体温抑制血小板功能，凝血因子和纤维蛋白减少，造成凝血紊乱。

（4）低体温降低中枢耗氧量，虽在一定范围可降低颅内压，但脑血流减少，周围神经传导减慢，动作电位增强，肌张力增加。

（5）呼吸节律随体温下降而减慢加深，扩张支气管，增加无效腔，氧解离曲线左移，不利于组织供氧。

449. 术前低体温患者麻醉有什么特点？

低体温可增加中枢神经系统对麻醉药的敏感性，尤其是吸入麻醉药、肌肉松弛药、静脉麻醉药和阿片类药物的作用时间延长，丁哌卡因的心脏毒性增加等。

450. 发热患者有哪些生理改变？

（1）体温过高，机体代谢率增高，氧耗量增大；心率增加，心脏负荷增加，已发生心律失常和心肌缺血。
（2）出汗多，静脉回心血量量增多。
（3）代偿每分钟通气量增加，可导致呼吸性碱中毒。
（4）体温超过40℃，常导致惊厥等。

451. 什么是恶性高热？

恶性高热（malignant hyperthermia，MH）是目前所知唯一可由常规麻醉用药引起围术期死亡的遗传疾病。在全身麻醉过程中接触挥发性吸入麻醉药或去极化肌肉松弛药（琥珀胆碱）后出现全身性骨骼肌强直性收缩，产生大量"热能量"，导致体温持续快速增高，在没有特异性治疗药物的情况下。一般的临床降温措施难以控制其迅速增高的体温，最终可导致患者多器官衰竭而死亡。

452. 可发生恶性高热的疾病有哪些？

神经肌肉疾病是恶性高热的危险因素，如：杜氏肌营养不良、贝克肌营养不良、强直性肌营养不良、King-Denborough综合征、中央核心病、周期性瘫痪、成骨不全症、脊髓膨出症以及斜视。恶性高热目前倾向于认为是骨骼肌内其肌浆网钙离子释放通道异常或缺陷，若存在诱发因素，则可表现为肌纤维过度收缩而产生持续性高热。

453. 神经肌肉疾病患者麻醉如何处理？

（1）推测并规避麻醉和手术可能增加其症状的风险。
（2）术前长期使用免疫抑制剂治疗的患者应延续原有治疗。
（3）避免应用去极化神经肌肉阻滞药琥珀胆碱容易诱发高钾血症，从而引起致命性心律失常，非去极化肌肉松弛药更为安全。

454. 既往晕车史患者可能出现什么围术期并发症？

既往有晕车史的患者会增加术后恶心、呕吐的发生率。其他引起术后恶心呕吐的危险因素有眩晕史、女性、妇科和腹腔镜手术、斜视手术等。

455. 了解过敏史对麻醉有什么帮助？

围术期真正的过敏性反应应与药物不良反应相鉴别。术前评估时详细记录过敏史和药物不良反应至关重要。常见的有：真性过敏反应、抗生素过敏、豆油和蛋黄过敏(是否可以应用丙泊酚由麻醉医师决定)、吸入麻醉药或琥珀胆碱过敏(谨防恶性高热)、局部麻醉药过敏(常见酯类)、贝类或海产品过敏、乳胶制品过敏或高敏反应等。

456. 骨骼肌和结缔组织疾病主要包括哪些?

类风湿关节炎、强直性脊柱炎、系统性红斑狼疮、脊柱后突畸形、重症肌无力等。

457. 类风湿关节炎患者主要存在哪些麻醉风险?

类风湿关节炎以多发性和对称性增生性滑膜炎为主要表现的慢性全身性自身免疫病。① 引起关节软骨和关节囊破坏,最终导致关节强直畸形。② 通过Ⅲ型变态反应引起组织损伤。③ 也可引起颈椎、颞颌关节受累,常常发生关节半脱位和颈椎失稳定,从而导致麻醉困难气道。④ 累及动脉可发生急性坏死性动脉炎,也可导致纤维素性胸膜炎或心包炎,从而影响呼吸与循环紊乱。

458. 强直性脊柱炎患者存在哪些麻醉相关风险?

强直性脊柱炎是一种进行性炎性关节病,主要侵犯脊柱和骶髂关节。① 可伴有葡萄膜炎、周围关节炎和血管炎,导致大动脉炎和损害。② 由于肺组织纤维化和胸壁活动受限,可发生限制性肺疾病以及驼背;驼背严重程度可加重呼吸困难。③ 颈椎、脊柱活动受限,存在困难气道的风险,需术前充分评估。④ 脊柱活动障碍、脊柱疾病为椎管内麻醉禁忌证,需考虑更为安全的麻醉方式。

459. 系统性红斑狼疮患者存在哪些麻醉相关问题?

系统性红斑狼疮(systemic lupus erythematosus,SLE)是一种自身免疫病,累及多个器官,围术期并发症发生风险高。术前需全面、综合评估全身状况,尤其了解心、肺、肝、肾及神经系统功能的变化,以及长期使用的药物与麻醉的关系;由于长期使用激素治疗,患者可造成医源性皮质醇增多症,应与库欣综合征患者的麻醉特点相结合;尽量避免使用对肝肾功能有影响的药物;围麻醉期保障循环稳定和组织器官氧供,避免机体重要器官低灌注是麻醉管理要点。

460. 脊柱后突畸形对患者的麻醉有什么影响?

脊柱后突畸形表现为脊柱前后方的弯曲,累及胸腰段。胸廓形态异常导致限制性肺疾病、肺动脉高压、气管支气管塌陷、心脏抑制和心力衰竭。患者不能平卧而造成气道管理困难。麻醉过程尤其需要注意心肺情况。

461. 头颈部接受过放疗的患者存在主要麻醉风险是什么？

（1）头颈部接受过放疗的患者可能存在气道解剖结构异常，可能需要改变气管插管方案。

（2）此类患者应询问平素是否存在关节疼痛，以便于手术中体位的摆放。

462. 脊髓损伤的患者的存在哪些麻醉风险？

（1）急性脊髓损伤会出现神经源性休克，若损伤高于 T_6 节段，表现为低血压和热量丢失；急性期后自主神经紊乱会占据主导，表现为高血压、心动过缓、心肌缺血、视网膜和脑出血、癫痫等症状。

（2）颈部脊髓损伤通常合并颅脑损伤；C_5 的损伤会出现三角肌、二头肌、肱肌和肱桡肌无力，部分患者会出现膈肌麻痹；C_4 的损伤需要人工通气才能维持生命。

（3）瘫痪或瘫痪后长期卧床会使神经肌肉接头处受体额外增加。

463. 重症肌无力患者麻醉注意要点？

（1）重症肌无力患者长期应用胆碱酯酶抑制剂药物治疗，不可按照常规麻醉方式来操作。

（2）术前充分了解患者的症状和治疗措施。

（3）仔细评估患者术前的气道情况，包括咳嗽和排痰能力以及如何保护和保持气道通畅。

（4）对吞咽困难或呛咳者宜鼻饲，防止发生吸入性肺炎。

（5）该类患者一般预后较好，但出现相关危象（如肌无力危象、胆碱能危象及反拗危象）死亡率高，一旦出现，均应注意减少呼吸道分泌物和保持呼吸道通畅。

464. 重症肌无力术前评估包括哪些内容？

（1）延髓症状（包括吞咽困难、发声障碍、说话带鼻音或说话声音强度低），它可能会使患者易于发生误吸。

（2）需要气管插管病史。

（3）呼吸肌无力、呼吸急促和呼吸困难。

（4）治疗情况。

(5) 相关疾病,包括其他自身免疫病(如甲状腺炎、类风湿关节炎、系统性红斑狼疮),接受胸腺切除术的患者在麻醉诱导时可能存在气道受损风险。

465. 术后肌无力危象的术前预测因素有哪些?

(1) 肺活量<2～2.9 L。

(2) 病程(超过6年)。

(3) 溴吡斯的明剂量>750 mg/d。

(4) 慢性肺疾病史。

(5) 术前延髓症状。

(6) 术中失血量>1 000 mL。

(7) 血清抗乙酰胆碱受体抗体>100 nmol/mL。

(8) 低频重复神经电刺激时,较显著的递减反应(18%～20%)。

466. 什么是高原病?

高原病系指人体暴露在高原(通常指海拔2 500 m以上)低氧环境下产生的各种生理和(或)病理性反应,引起呼吸、循环、神经和血液系统等功能的变化或障碍,造成人体细胞和器官的损伤。它是高原(高海拔)地区独有的特发病。按病程长短不同,通常可以分为急性高原病和慢性高原病两类。

467. 高原病患者有什么特点?

急、慢性高原病患者常合并红细胞增多症、肺动脉高压,麻醉风险增加。术前应充分评估,该类患者也可伴有高原肺水肿和高原脑水肿。建造一个"富氧"的环境,防止低氧血症的发生很重要。

468. 高原病患者有哪些麻醉注意要点?

低气压地区麻醉术后患者恢复至术前状况均较高气压地区慢,其麻醉术后并发症发生率也相对较高,故应加强麻醉恢复期生命体征的监测,及早发现问题,及时处理。原已患有高血压的患者麻醉术中不宜血压过低,以缓解重要器官缺血缺氧;对全身状况差且病情复杂的择期手术患者,如医疗条件所限,必要时应尽可能护送至条件优越或海拔较低的平原地区医院麻醉与手术为妥。

(高晓莹)

参考文献

- [1] 于永浩,喻文立,刘金柱,等.Stoelting 并存疾病麻醉学(第 6 版)[M].北京:科学出版社,2017.
- [2] 邓小明,李文志,袁世荧.危重病医学(第 4 版)[M].北京:人民卫生出版社,2016.
- [3] 王俊科,马虹,张铁铮,等.麻省总医院临床麻醉手册(第 9 版)[M].北京:科学出版社,2018.
- [4] 陈孝平,汪建平,赵继宗,等.外科学[M].北京:人民卫生出版社,2018.
- [5] 米卫东,王国林,张铁铮,等.全国高级卫生专业技术资格考试指导-麻醉学[M].北京:人民卫生出版社,2021.
- [6] [美]姚(Yao).姚氏麻醉学:问题为中心的病例讨论(第 8 版)[M].王天龙,等,译.北京:北京大学医学出版社,2018.
- [7] 王天龙,刘进,熊利泽.摩根临床麻醉学(第 6 版)[M].北京:北京大学医学出版社,2020.
- [8] 郭曲炼,姚尚龙,衡新华,等.临床麻醉学(第 4 版)[M].北京:人民卫生出版社,2016.
- [9] 全军麻醉与复苏专业委员会.战创伤麻醉指南(2017)[J].临床麻醉学杂志,2017,33(11).
- [10] 邓小明,黄宇光,李文志,等.米勒麻醉学-中文版(第 9 版)[M].北京:北京大学医学出版社,2021.
- [11] 邓小明,姚尚龙,于布为,等.现代麻醉学(第 5 版)[M].北京:人民卫生出版社,2020.
- [12] 孙佩,左明章.困难气道管理的策略与流程[J].中华实用诊断与治疗杂志,2019,33(10):948-950.
- [13] 卞金俊,薄禄龙,译.麻醉并发症(第 3 版)[M].北京:北京大学医学出版社,2021.
- [14] 李文志,姚尚龙,郭曲练,等.麻醉学(第 4 版)[M].北京:人民卫生出版社,2018.
- [15] 中华医学会麻醉学分会.2020 版中国麻醉学指南与专家共识[M].北京:人民卫生出版社,2022.
- [16] 高志峰,张鸿飞,张欢主译.麻醉危机处理(第 2 版)[M].北京:北京大学医学出版社,2020.
- [17] 葛均波,徐永健,王辰.内科学(第 9 版)[M].北京:人民卫生出版社,2018.
- [18] 黄宇光,张俊华.北京协和医院麻醉科效率手册[M].北京:人民卫生出版社,2016.
- [19] Emilio B. Lobato, Nikolaus Gravenstein, Robert R. Kirby,等.麻醉并发症[M].北京:人民卫生出版社,2009.
- [20] 王东信,张利萍,杨拔贤,等.牛津临床麻醉手册[M].北京:人民卫生出版社,2006.
- [21] Richard A. Jaffe, Stanley I. Samuels,陈宁,等.斯坦福临床麻醉全书[M].天津:天津科技翻译出版公司,2005.

第三章

与外科手术相关的围术期并发症

第一节 普通外科手术相关并发症

1. 胃肠道手术患者的病理生理学改变包括哪些?

(1) 恶性肿瘤患者,术前多有营养不良、贫血、低蛋白血症、浮肿、电解质异常和肾功能损害。

(2) 消化道溃疡以及恶性肿瘤出血患者多伴有贫血和低白蛋白血症。

(3) 上消化道疾病易出现低氯血症及代谢性碱中毒,下消化道疾病可并发低钾血症及代谢性酸中毒等。

2. 胃肠道手术麻醉前准备应注意哪些?

(1) 术前应纠正严重贫血及低蛋白血症,尽可能使血红蛋白达 100 g/L,血浆总蛋白达 60 g/L 以上。

(2) 适当补充水、电解质和调整酸碱平衡失调。

(3) 常规行胃肠减压。

(4) 麻醉前用药需根据麻醉方式和病情而定。对饱胃及可能呕吐者,应避免用药量过大,以保持患者的意识和反射。

3. 胃肠道手术麻醉的选择以及处理原则包括哪些?

当前胃肠道手术最为常用的麻醉方法为全身麻醉,宜选择麻醉诱导快、肌松良好、清醒快的麻醉药物。术中加强循环、尿量、体液等变化和维护水、电解质、酸碱平衡的管理，一般情况较差患者可行有创动脉压、中心静脉压、血气分析、尿量、体温等监测。对术前无贫血的患者，术中出血量若在许可范围内应采用等量血浆代用品或3~4倍于失血量的晶体溶液，即可维持有效循环容量。

4. 如何避免术中出现高血压？

针对原因预防为主：高血压常见于患者焦虑、麻醉深度不足以抑制操作所引起的交感反应、镇痛不全等，因此应保证合适的麻醉深度，完善围术期镇痛，在无禁忌证的条件下，提倡使用硬膜外或周围神经阻滞复合全身麻醉以提供完善的镇痛效果。

5. 术中低血压的常见原因包括哪些？

（1）心肌收缩力下降：如术中应用引起心肌抑制的药物、严重的酸碱平衡紊乱、低体温等。

（2）外周血管阻力下降：丙泊酚、苯二氮䓬类药物与阿片类药物联合应用、肠道探查导致血管活性代谢产物的释放等。

（3）静脉回流减少：常见于失血、失液等导致的血容量绝对或相对不足。

（4）心律失常。

6. 术中低血压的处理措施包括哪些？

低血压以预防为主，一旦发生，应寻找低血压的直接原因及时处理。一旦怀疑心肌收缩力严重抑制，应尽早解除抑制心肌收缩力的因素，适当使用正性肌力药进行支持治疗。对血管扩张导致的低血压，可适当使用血管加压药，如去甲肾上腺素，对于难治性的低血压，可考虑使用血管加压素。应尽早发现和解除机械性因素导致的静脉回流减少，对失血、失液应结合监测指标（如 CVP、SVV、PCWP、尿量等）的动态变化及时补充。

7. 胆道手术患者的病理生理学改变包括哪些？

（1）反复炎性发作和梗阻性黄疸的患者，术前常伴有肝功能损害和血内胆红素、胆酸增多。

（2）急性胆囊炎可影响冠状动脉血流，使心绞痛症状加重，与冠心病的症状易于混淆。

（3）阻塞性黄疸可导致胆盐、胆固醇代谢异常，维生素 K 吸收障碍，致使维生素 K 参与合成的凝血因子(Ⅶ、Ⅸ、Ⅹ)减少,发生出凝血异常。

8. 胆道手术麻醉前准备应注意哪些?

(1) 血清胆红素>40 mmol/L 的严重梗阻性黄疸患者,术后肝-肾综合征的发生率较高。术前都应给予消炎利胆护肝治疗。

(2) 急性胆囊炎患者术前应仔细了解患者的心脏情况,若心脏病变与胆道疾患并存,则对病情的估计应分轻、重、缓、急,做出相应的处理。

(3) 阻塞性黄疸导致凝血异常患者,麻醉手术前应补充维生素 K 和凝血因子(新鲜冰冻血浆或冷沉淀),以促使凝血机制的恢复,减少术中失血和术后渗血。

9. 胆道出血的临床表现有何特点?

胆道出血是胆道疾病和胆道手术后的疑难并发症,以肝内胆道出血最多见。胆道大量出血的典型临床表现为三联征:胆绞痛、黄疸、上消化道出血。临床特征是周期性出血,每隔 1~2 周发作一次,多反复发作。当大量出血时,胆道压力骤然升高,引起 Oddi 化括约肌痉挛,血凝块堵塞胆管,出现胆绞痛,继之黄疸,随后呕血或便血,出血量大时可出现失血性休克表现。

10. 什么是胆-心反射?

胆囊、胆道部位迷走神经分布密集,且有膈神经分支参与,在游离胆囊床、胆囊颈和探查胆总管时,胆囊、胆道部位受手术刺激而出现强烈的迷走神经反射,患者不仅出现牵拉痛,而且可引起反射性冠状动脉痉挛、心肌缺血导致心律失常,血压下降,心动过缓,甚至心脏停搏,称为胆-心反射。

11. 胆-心反射应如何预防及处理?

(1) 加强术前检查和准备,麻醉前应用足量抗胆碱类药。

(2) 采取预防措施,例如用利多卡因局部作表面麻醉或行腹腔神经丛阻滞。

(3) 术中出现心动过缓应及早静脉注射阿托品,伴有血压下降时加用麻黄碱。

(4) 必要时应暂停手术刺激。

12. 肝脏手术患者的病理生理学改变包括哪些?

肝脏手术主要包括肝癌、肝血管瘤以及其他良性肿瘤、肝包囊虫病等疾患的手术,患者术前可伴有不同程度的肝功能损害,严重情况下,患者可有凝血功能异常、低蛋白血症、贫血等改变。

13. 肝脏手术麻醉前准备应注意哪些？

（1）对肝功能有损害者，术前应给予高糖、高热量、低脂肪以及多种维生素营养，以增加肝糖原合成，改善肝功能。

（2）对腹水患者注意补充白蛋白，纠正低蛋白血症、贫血和电解质紊乱。

（3）有凝血功能障碍者术前 2 周开始补充维生素 K，必要时可在术前输新鲜冰冻血浆补充凝血因子。

14. 肝脏手术如何选择麻醉药物？

麻醉药选择及用量，均以对肝功能损害最小为原则。静脉麻醉药宜用丙泊酚、芬太尼等。异氟烷和七氟烷可使心排血量或血压下降，但对肝动脉血流无影响，氟烷则有肝损害作用，应避免使用。肌肉松弛药宜选择经肝代谢少的药物，顺式阿曲库铵不依赖肝脏代谢，并且无明显组胺释放作用可考虑首选。原则上麻醉诱导以静脉麻醉为主，麻醉维持以吸入麻醉为主，静脉麻醉为辅。因静脉麻醉药毕竟都经肝脏代谢而产生影响，用于肝叶切除术时应酌情减量。

15. 肝脏手术术中麻醉管理应关注什么？

（1）肝脏位于右季肋部及上腹部，深藏于肋弓下及膈肌穹窿内，手术时只有良好的肌肉松弛才能使肝门充分暴露。因此，麻醉要镇痛完善，肌肉松弛满意。

（2）肝脏对低血压及缺氧的耐受性差，麻醉期间应注意充分给氧和防治低血压。

16. 肝门阻断前后应如何避免血流动力学剧烈波动？

（1）肝门阻断前应静脉补液使血容量充足，以保护血液和预防阻断后血压下降过猛。

（2）肝门阻断后如血压严重下降，应调整阻断钳位置，防止阻断引起腔静脉受压或扭曲，加快输血输液，并可静脉泵注多巴胺 $2\sim10~\mu g/(kg\cdot min)$ 以维持循环稳定，如仍不能使血压回升应暂停手术。

17. 开放阻断的肝门前后麻醉管理需关注什么？

（1）开放阻断时，应逐步缓慢开放阻断钳，以免突然开放使过量血液回流增加心脏负担而致心力衰竭。

（2）肝门阻断前适当应用地塞米松或乌司他丁可减轻肝缺血再灌注损伤。

18. 术中为何需要维持低中心静脉压？如何维持？

肝脏切除术时控制性维持低中心静脉压（通常是在 3～5 cmH$_2$O 水平），同时维持动脉收缩压≥90 mmHg 及心率稳定，可减少术中出血和输血，改善术后结局。降低中心静脉压一方面可通过限制液体的输入以及使用利尿剂，另一方面也可以采用适当增加麻醉深度、头高位以及应用扩张静脉的血管活性药物等方法。

19. 肝移植患者的病理生理改变包括哪些方面？

肝移植患者终末期肝病，导致肝功能急性或慢性衰竭，表现在以下各个方面：① 神经系统：肝性脑病。② 心血管系统：高动力循环状态。③ 呼吸系统：低氧血症。④ 凝血功能障碍。⑤ 肾功能：肝肾综合征。⑥ 代谢紊乱。⑦ 其他：门脉高压等。

20. 肝移植患者神经系统的主要病理生理改变包括哪些？

急性肝衰竭最主要的问题在于神经损害。由于肝脏对蛋白质和其他降解产物的代谢功能受损，血氨、硫醇、抑制性神经递质、短链脂肪酸增加可致肝性脑病；葡萄糖、水、电解质代谢紊乱及缺氧可干扰脑的能量代谢而加重脑病。约有 80% 的暴发性肝衰竭患者出现颅内压升高，进而可形成脑疝。

21. 肝移植患者心血管系统的主要病理生理改变包括哪些？

（1）慢性肝病可导致高动力循环状态及体循环血管阻力降低。由于此时常存在低血容量，所以心排血量和心脏充盈压是评价血管内容积更好的指标。腹水不利于心脏充盈，可降低心排血量，通过放腹水可改善静脉回流，使心排血量增加。

（2）急性暴发性肝衰竭并肝性脑病时心血管功能常不稳定，表现为低血压和心律失常。低血压可继发于出血、低血容量、感染等。

22. 肝移植患者为何常伴有低氧血症？

（1）肺毛细血管前血管床舒张导致弥散-灌注障碍，导致低氧血症。

（2）肝硬化患者气道过早闭合导致通气-血流灌注比例失调。

（3）大量的胸腔积液压缩肺组织而影响氧合。

（4）腹水干扰膈肌运动使通气受限。

23. 肝移植患者凝血功能障碍的原因包括哪些?

(1) 肝内凝血因子的合成减少。

(2) 维生素 K 吸收障碍。

(3) 血小板减少和功能障碍。

(4) 纤维蛋白溶解。

(5) 弥散性血管内凝血等。

24. 什么是肝-肾综合征?

肝-肾综合征(hepatorenal syndrome,HRS)是指在严重肝病时发生的功能性急性肾功能衰竭,其典型特征是尿钠小于<10 mmol/L 和(或)钠清除率<1%,而肾细胞学正常。

25. 肝-肾综合征发病机制是什么?

其发病机制尚不明确,可能的机制是有效循环血量减少,同时内皮素释放增加导致肾小球入球小动脉收缩、一氧化氮和交感神经系统和肾素-血管紧张素系统兴奋性增加等,使肾血管收缩,肾血流减少。

26. 肝-肾综合征的诊断标准是什么,预后如何?

肝-肾综合征必须在排除原发性肾病、蛋白尿、血容量不足以及诱发肾灌注不足的血流动力学因素后方可确诊;肝肾综合征只有进行肝移植才能逆转肾功能及电解质异常。

27. 肝移植患者常见的代谢紊乱类型及其原因有哪些?

(1) 低钾血症:肝细胞对醛固酮灭活减弱;腹水形成导致有效循环血量减少,反射性醛固酮分泌增加;术前应用利尿剂;输注葡萄糖使钾离子转移到细胞内。

(2) 低钠血症:有效循环血量减少引起抗利尿激素分泌过多以及抗利尿激素灭活减少导致水潴留,形成稀释性低钠血症。

(3) 低磷血症和低钙血症:降钙素灭活减少导致钙磷代谢紊乱。

(4) 肝脏糖原贮备功能受损及糖原异生和分解障碍等可致肝源性低血糖。

28. 肝移植手术应进行哪些麻醉前准备?

(1) 麻醉前应控制食管胃底静脉曲张破裂出血,治疗大量腹水、自发性细菌性腹膜炎、细菌性胆管炎、肝性脑病及肝-肾综合征。

(2) 改善贫血和低蛋白血症，纠正酸血症，补充凝血因子。

(3) 术前3天起口服硫唑嘌呤200 mg/d，手术当天给环磷酰胺200 mg和甲泼尼龙200 mg静脉滴注。

29. 肝移植手术术中麻醉管理要点是什么？

肝移植手术一般分为3个阶段：无肝前期、无肝期和新肝期。无肝前期指手术开始至下腔静脉阻断。无肝期始于下腔静脉阻断止于肝门静脉血流开放。新肝期也称再灌注期，从肝脏的血液循环重新建立到手术结束。每一阶段的病理生理特点不同，麻醉医师都应根据具体情况调整各器官功能，预防并发症。

30. 无肝前期常见的并发症包括哪些？

(1) 血压降低：失血增加；手术搬动肝脏时暂时阻断静脉回流；开腹后大量腹水被过快吸出。

(2) 快速输血引起的高钾、低钙等并发症。

(3) 游离肝脏时可能会导致栓子脱落，出现肺动脉栓塞、严重的肺动脉高压和右心衰竭。

31. 无肝前期的麻醉管理重点是什么？

患者的管理重点应放在处理失血以及凝血功能状况的评价上，在此期，充分补液至关重要，一般选用胶体液。此外可运用血栓弹性描记仪监测凝血功能，除非有过多的失血，否则不应过度纠正凝血障碍。一些抑制纤溶的药物如氨甲环酸、氨基己酸等可减少出血量。

32. 无肝期常见的并发症包括哪些？

(1) 由于下腔静脉被阻断，血流动力学发生剧烈变化引起回心血量减少，心排血量减少，内脏和下腔静脉压力增加，肾灌注压降低，引起严重的酸中毒，体循环动脉压降低伴心率增快。

(2) 无肝期时因无肝脏的产热、冰冷供肝的置入、大量输血输液以及长时间大面积的腹腔暴露都可使中心温度下降2～3℃。低温可导致患者心律失常、凝血功能障碍、肾功能不全以及心肌收缩力降低。

33. 无肝期的麻醉管理重点是什么？

（1）防止输血输液过多导致开放大血管后回心血量剧增而出现的心力衰竭和肺水肿。

（2）如果需要大量输血，应预防枸橼酸和血中钙离子结合而导致的严重的低钙血症。

（3）采取积极的保温措施来维持患者的体温。

（4）对水电解质、酸碱平衡、容量状况及凝血功能及时进行检测评估和处理。

34. 新肝期常见的并发症包括哪些？

新肝期最危险的时刻是移植肝血管开放后即刻，在瞬间或几分钟内常发生剧烈的血流动力波动，可能会出现严重的低血压、高钾血症、严重的酸中毒、体温过低和凝血功能障碍，有时甚至出现心搏骤停。此期间易出现再灌注综合征。

35. 什么是再灌注综合征？

再灌注综合征是指肝门静脉再灌注 5 分钟内体循环血压下降 30%，肺动脉压力升高并持续 1 分钟以上，其特征为平均动脉压、全身血管阻力及心肌收缩力降低，而肺血管阻力和肺毛细血管充盈压却升高。严重的低血压通常在 5～10 分钟内可缓解，但有时持续时间较长，需要使用正性肌力药物和加快输液。

36. 发生再灌注综合征的原因是什么？

主要的因素包括移植肝和体内释放的各种因子如内源性血管活性肽等、高钾血症、低温（主要是心室内壁低温）、酸血症、高渗状态、低钙血症、血管内和左室容量的急剧增加等。

37. 如何预防再灌注综合征的发生？

（1）在进入新肝期前纠正低钙血症，提高碱剩余值（BE）。

（2）适当增加血容量和提高平均动脉血压。

（3）纠正和预防低体温。

（4）通过肝下腔静脉放出一定量供肝和门静脉内的血液。

（5）调整通气参数，维持 $PaCO_2$ 在正常水平。

（6）尽量减少无肝期时间。

38. 肝移植患者麻醉术后监测与管理应关注哪些？

（1）呼吸系统的支持：严密消毒隔离，鼓励早期拔管，一般 24 小时内可拔除气管导管。如果术前患者有明显的全身衰竭，气管插管时间可以适当延长。

（2）完善的个体化多模式镇痛。

39. 胰腺手术患者术前病理生理学改变包括哪些？

（1）胰头癌和十二指肠壶腹癌患者多伴有阻塞性黄疸和肝功能损害，体质衰弱及营养不良。

（2）出血性、坏死性胰腺炎及复杂胰腺手术，患者因呕吐、肠麻痹、出血，体液外渗往往伴有严重血容量不足，水、电解质紊乱和酸碱平衡失调。

（3）胰岛肿瘤患者，以 β 细胞瘤（胰岛素瘤，insulinoma）为多见，表现为低血糖，且反复发作，可出现休克。

40. 胰头癌和十二指肠壶腹癌患者术前准备包括哪些？

此类患者常需行胰十二指肠切除术，容易导致循环血容量减少、血液浓缩，因此术前应作好充分准备工作，加强支持治疗，给予高蛋白质、高糖类、低脂膳食，纠正水、电解质紊乱和酸碱平衡失调；患者显著消瘦时，可伴有贫血及血容量不足，应少量多次输血。有凝血功能障碍者，使用新鲜冰冻血浆 5~6 mL/kg，并进行维生素 K 治疗，有适应证时用抗纤溶药物，使凝血酶原时间接近正常。

41. 出血性、坏死性胰腺炎患者围术期特殊并发症包括哪些？

（1）脂肪组织分解形成的脂肪酸与血中钙离子起皂化作用引起血清钙偏低。

（2）脂肪组织分解可释放出一种低分子肽类物质，称为心肌抑制因子（MDF），有抑制心肌收缩力的作用，使休克加重。

（3）胰腺炎继发腹膜炎，导致大量蛋白液渗入腹腔影响膈肌活动，且使血浆渗透压降低，容易诱发肺间质水肿，呼吸功能减退，甚至发生 ARDS。

42. 出血性、坏死性胰腺炎术中麻醉管理应该关注什么？

术中应加强监护，及时发现血流动力学变化及其他并发症，补充一定量的钙剂，补充血容量，强心利尿，应用血管活性药物、皮质激素等，并补充电解质和纠正酸碱失衡，积极抗休克治疗。病情危重的患者，手术后可带气管导管送 ICU 行呼吸治疗，预防 ARDS。另外，应注意静脉给予补充营养、水和电解质，保护肝肾等重要器官功能。

43. 胰岛肿瘤患者术中麻醉管理需关注什么？

胰岛细胞瘤因肿瘤切除前表现为低血糖，切除后又立即转为高血糖，所以术中要根据血糖变化输注葡萄糖或给予胰岛素降糖处理。为防止严重低血糖导致昏迷、惊厥等中枢神经损害，术中要加强血糖监测，当血糖降至 2.8 mmol/L 时即需应用葡萄糖治疗。麻醉期间，应注意对并存有糖尿病的手术患者，适时进行血糖监测，适当处理勿使血糖过高。

44. 脾功能亢进患者术前病理生理学变化包括哪些？

脾脏是人体血液储存和调节器官，有清除和调节血细胞及产生自身免疫抗体的功能。原发性或继发性脾功能亢进患者，多有脾肿大、红细胞、白细胞、血小板减少和骨髓造血细胞增生。患者可伴随严重贫血、血小板减少、出凝血时间及凝血酶原时间延长。

45. 脾亢进患者围术期麻醉的处理原则包括哪些？

（1）提前防治内脏牵拉反应并做好大量输血准备。

（2）巨大脾脏内储血较多，有时可达全身血容量的20%，故手术中禁忌脾内注射肾上腺素，以免发生回心血量骤增而导致心力衰竭。

（3）麻醉处理中要密切注意出血、渗血情况，维持有效循环血量。渗血较多时，应酌情使用止血药和成分输血。

（4）麻醉前曾服用激素的患者，围术期应继续给予维持量，以防肾上腺皮质功能急性代偿不全。

46. 脾切除后腹腔内大出血有何特点？

一般发生在术后 24~48 小时内。常见原因是脾窝创面严重渗血，脾蒂结扎线脱落，或术中遗漏结扎的血管出血。短时间内大量出血并出现低血压甚至休克者，应迅速再次剖腹止血。术前注意纠正可能存在的凝血障碍，术中彻底止血是防止此类并发症的关键。

47. 脾切除术后凶险性感染有何特点？

脾切除术后凶险性感染是脾切除术后远期的一个特殊问题。起病隐匿，发病突然，来势凶猛，骤起寒战高热、头痛、恶心、呕吐、腹泻，乃至昏迷、休克，常并发弥散性血管内凝血。发病率不高，但死亡率高。主要发生于婴幼儿，50%患者的致病菌为肺炎球菌。预防方法是避免一切不必要的脾切除，对已行脾切除这，可预防性应用抗生素，接种肺炎球菌疫苗，并加强无脾患者的预防教育。

48. 门脉高压患者麻醉前准备应注意哪些？

（1）增加肝糖原，修复肝功能，减少蛋白分解代谢。

（2）有出血倾向者可给予维生素 K 和其他止血药，纤维蛋白原、凝血酶原或 X 因子在体外半衰期较稳定，麻醉前可用新鲜全血或新鲜冰冻血浆来补充。

（3）腹水直接反映肝损害的严重程度，大量腹水还直接影响呼吸、循环和肾功能，应在纠正低蛋白血症的基础上，利尿补钾，并限制液体入量。

49. 门静脉高压患者麻醉处理要点包括哪些？

（1）维持有效循环血量：维持出入量平衡，维护肾功能。此外，麻醉中可通过血气分析及时纠正水、电解质和酸碱失衡。

（2）保持血浆蛋白量。

（3）维护血液氧输送能力。

（4）补充凝血因子。

（5）积极处理大量出血：门脉高压分流术中，出血量在 2 000 mL 以上者并非少见，可采用血液回收与成分输血，适量给予血浆代用品，输血、输液时应注意补充细胞外液、纠正代谢性酸中毒、充分供氧及适量补钙。

（6）保证镇痛完善，减少应激反应。

50. 围术期甲状腺危象通常有何表现？

围术期甲状腺危象可在术中或术后发生，术中发生的特点为突然高热，体温迅速达到 40℃ 以上，心动过速，血压增高。严重者可出现心律失常如室性期前收缩，心房纤颤。如患者是在局部麻醉或区域阻滞麻醉下，还常合并呼吸深快及烦躁不安。术后发生的危象多在术中已有预兆，早期表现是体温急剧升高，心动过速，心率可达 140～200 次/分。常并存心律失常，常在术后 6～18 小时发生。多数患者的危象以心血管症状为主，个别以胃肠症状为主。

51. 甲状腺危象如何处理？

根本上治疗甲状腺危象仍以对症处理为主，包括吸氧、镇静冬眠疗法、使用降压药物、β 受体阻滞剂等。如有心力衰竭，可用强心药物及肾上腺皮质激素，也有利用丹曲林治疗获得较好疗效的报道。

52. 术后发生甲状旁腺功能减退有哪些临床表现?

甲状旁腺功能减退因手术时误伤甲状旁腺或其血液供给受累所致,多发生在术后1～3天。起初多数患者仅有面部、唇部或手足的针刺样麻木感或强直感,严重者可出现面肌和手足伴有疼痛的持续性痉挛,每天发作数次,每次持续10～20分钟或更长,严重者可发生喉和膈肌痉挛,引起窒息死亡。2～3周后,未受损伤的甲状旁腺增大或血供恢复,起到代偿作用,症状便可消失。

53. 甲状腺手术患者围术期呼吸道梗阻的原因有哪些?

(1) 气管软化:肿大的甲状腺组织长期压迫气管致气管壁软化,当甲状腺被切除后,软化的气管失去组织的牵拉而发生萎陷,导致窒息。

(2) 喉返神经麻痹与损伤:除手术引起外,还可能是局部麻醉药的作用。

(3) 喉水肿:除插管粗暴或选择导管过粗引起的喉水肿外,颈部甲状腺手术操作的局部牵拉挤压等均可造成黏膜损伤,形成水肿。常于拔管后逐渐发生。

54. 甲状腺手术患者围术期呼吸道梗阻的原因和处理?

(1) 气管软化:凡怀疑气管软化者应给予充分准备,最好选择气管内插管全身麻醉,手术中应处理软化的管壁并将其与周围组织缝合悬吊。术后待患者完全苏醒后拔除导管。

(2) 喉返神经麻痹与损伤:手术引起的喉返神经麻痹与损伤应以预防为主,一旦发生治疗困难,预后较差。

(3) 喉水肿:可先用超声雾化吸入激素等处理,如呼吸困难不能缓解,应及时行气管切开。

(陈立建 凌新荞)

第二节 骨科手术相关并发症

55. 骨科常见并发症有哪些?

骨科常见并发症有:神经损伤、肺部并发症、骨水泥引起的并发症、高钾血症、脂肪栓塞、止血带反应、认知功能障碍等。

56. 什么是骨水泥植入综合征？

骨水泥植入后出现的低血压、低氧血症、心律失常（包括心脏传导阻滞和窦性停搏）、肺动脉高压、弥漫性肺微血管栓塞、心血管功能衰竭和猝死等临床表现统称为骨水泥植入综合征，死亡率为 0.6%～1%。

57. 如何处理骨水泥植入后的心率、血压下降？

心率下降及时使用阿托品。一旦发生低血压，静脉注射肾上腺素（4～50 μg）非常有效。对于高危患者，填充骨水泥后只要发现动脉血压下降，就应输注肾上腺素 10～20 μg。一旦出现心搏骤停，则需要增大肾上腺素剂量并进行标准的心肺脑复苏。

58. 哪些患者术中使用琥珀胆碱可能引起高钾血症？

烧伤、严重四肢创伤、神经肌肉疾患（尤其截瘫患者）、破伤风等患者应用琥珀胆碱后有引起高钾血症而导致严重心律失常，甚至心搏骤停的风险。

59. 什么是脂肪栓塞综合征？

脂肪栓塞综合征（fat embolism syndrome，FES）是脂肪颗粒进入血液循环后阻塞血管腔而引起的一系列病理生理改变，从而引起以低氧血症、神经系统病变和皮肤黏膜出血为主的一种综合征。脂肪栓塞综合征好发于脂肪含量丰富的长管状骨折和严重创伤的患者。闭合性骨折明显多于开放性骨折，在骨盆粉碎性骨折的发生率可高达 5%～10%。脂肪栓塞综合征一般多发生于创伤后 12～72 小时，但在髋和膝人工关节置换术中，也有发生脂肪栓塞综合征的可能。

60. 脂肪栓塞综合征诊断标准有哪些？

（1）主要标准

① 呼吸急促＞35 次/分，胸部 X 线有双肺暴风雪状阴影；② 皮肤出血点；③ 非颅脑外伤性的脑部症状。

（2）次要标准

① PaO_2＜60 mmHg；② Hb＜100 g/L。

（3）参考标准

① 心动过速＞120 次/分；② 高热＞38℃；③ 血小板突然下降＜150×10^9/L；

④ 尿中有脂肪滴；⑤ 血沉＞70 mm/h；⑥ 血清脂肪酶上升；⑦ 血中出现游离脂肪滴。

凡具备主要标准 2 项以上或主要标准 1 项及次要标准或参考标准 4 项以上即可确诊。如无主要标准，只有次要标准 1 项和参考标准 4 项以上者，可拟为隐性脂肪栓塞综合征。

61. 什么是肺血栓栓塞症？

肺血栓栓塞症指来自静脉系统或右心的血栓阻塞肺动脉或其分支所致肺循环和呼吸功能障碍疾病，即通常所称的肺栓塞。肺血栓栓塞症与深静脉血栓形成实际上是一个疾病的两个方面，因为肺血栓栓塞症的血栓主要来源于深静脉血栓形成，因此，人们倾向于将两者合称为静脉血栓栓塞症。骨科大手术术后 7 天内是深静脉血栓形成的高危阶段，少数可造成肺栓塞导致死亡。

62. 肺栓塞常见原因有哪些？

90％以上的肺栓塞的血栓来源于下肢深静脉。低位血栓位于膝关节以下，很少发生肺栓塞，高位血栓累及股静脉、髂静脉及下腔静脉发生肺栓塞的可能性为 50％。肥胖、糖尿病、脊柱骨盆损伤、下肢骨折、人工关节置换、长期静止体位及妊娠晚期及围产期等，容易诱发静脉血栓形成，在血栓形成的最初数天发生肺栓塞的危险性最高。临床常见的有两类：小腿肌肉静脉丛血栓形成和髂股静脉血栓形成。

63. 肺血栓栓塞症有哪些临床表现？

临床表现为突然发作呼吸困难、气促、发绀、经吸氧后低氧血症无明显改善、大汗淋漓、四肢厥冷、烦躁不安、意识不清、血压下降、心率加快甚至心跳、呼吸停止。由于发病突然，病情极其凶险，大多数病例常因抢救无效可在数分钟或 12 小时内死亡，故常被误诊为麻醉意外。因此，对术中可能发生肺血栓栓塞症，麻醉医生应有足够的警惕。特别是在人工髋关节置换术、人工膝关节置换术和髋部周围骨折手术等。

64. 石膏固定引起的并发症有哪些？

局部血循环障碍、神经麻痹、压疮、肢体畸形、深静脉血栓、化脓性皮炎和石膏综合征等。

65. 什么是石膏综合征？

躯干石膏固定后最严重的并发症。脊柱过伸会导致腹腔容量变小，进食后肠管扩张，压迫肠系膜血管，使肠系膜上动、静脉缺血，引起急性胃扩张，患者表现为恶心、腹胀、面色苍白、大汗、腹痛、呼吸浅快、脉搏快弱等，一旦出现应立即将石膏剖开，胃肠减压，用生理盐水洗胃，支持疗法，维持水电解质平衡。

66. 止血带对机体有哪些损伤？

止血带远侧肢体缺血坏死、增加静脉出血、止血带远侧肢体缺血坏死、神经损伤和术中止血带引起的疼痛。

67. 止血带引起的神经损伤常见有哪些？

在上肢最多为桡神经损伤，其次为正中神经及尺神经损伤，在下肢有报道股神经及大隐神经损伤。下肢肌肉丰富，止血带神经损伤较少见，放松止血带后可以部分恢复（重者）或完全恢复（轻者），这取决于神经干缺血是否严重，缺血的结果是神经干内纤维化，阻碍其功能的恢复。压迫损害的病理是神经轴突退变或脱髓鞘，脱髓鞘损害较轻，可以完全恢复。轴突退变者，如无缺血，亦可完全恢复，但时间长于脱髓鞘。

68. 止血带使用时对患者血流动力学有哪些影响？

使用止血带会影响心血管系统，特别是心功能不全患者可有较大影响。在止血带驱血后会引起中心静脉压升高，特别是充气 30～60 分钟后，舒张压、收缩压和心率增加，并持续到止血带放气。放气期间会引起中心静脉压和动脉压迅速下降，短期低血压甚至可能导致心肌抑制和心脏骤停，是由于放气后血容量分布到四肢，以及四肢中积聚的代谢产物迅速进入体循环所致。

69. 什么是前臂 Volkman 缺血挛缩？

Volkman 缺血挛缩其实就是晚期前臂掌侧筋膜间隙综合征，是统一病理发展过程的不同阶段，早期应为筋膜间隙综合征，继续发展导致肌肉等组织缺血、坏死或挛缩，出现肢体畸形和功能障碍，即为 Volkman 缺血挛缩。

70. 脊椎后路内固定并发症有哪些？

① 螺钉过长，穿透椎体前缘皮质，易致大血管损伤；胸椎椎弓根螺钉对血管及

胸膜、肺等周围脏器的损伤,术后可导致血气胸,甚至心包压塞而引起死亡;腰椎螺钉固定时可损伤输尿管;② 螺钉位于椎弓根外侧,固定作用减弱;③ 螺钉的横向角过大,进入椎管,易致脊髓损伤;④ 螺钉位置过低,容易损伤神经根;⑤ 螺钉后方过度加压,导致腰前凸增加、椎间孔狭窄、神经根受压。

71. 胸腰段前路内固定减压及固定并发症有哪些?

硬膜囊损伤、脑脊液漏;神经损伤;减压不充分;螺钉位置不当;螺钉长短选择不当;植骨块放置不当、滑脱;钢板螺钉撑开加压和锁定不当。

72. 骨盆骨折手术的并发症有哪些?

① 腹膜后血肿手术探查出血;② 耻骨联合内固定失败;③ 股神经损伤;④ 骶孔神经根损伤;⑤ 外固定架的并发症。

73. 髋臼骨折神经损伤包括哪些?

常见神经损伤包括坐骨神经损伤、股外侧皮神经的损伤、股神经损伤、臀神经损伤。各类髋臼骨折均可合并坐骨神经损伤,髋臼骨折患者术前坐骨神经功能的临床检查很重要。手术造成的坐骨神经损伤高达8%,其中60%为坐骨神经损伤。腓总神经损伤比胫神经损伤更常见,且胫神经恢复概率较大,腓总神经麻痹预后较差。股外侧皮神经损伤几乎都是通过不同的前侧入路(髂腹股沟入路或髂股骨入路)损伤或压迫而致。

74. 断肢再植术后导致的血管危象的临床表现?

(1) 远端肢体色泽由红润转为淡灰或苍白与指(趾)腹张力低。

(2) 再植肢体温度比健侧肢体低 4~5℃以上。

(3) 毛细血管回充盈反应明显变缓(超过 1 s)或测不出,肢端变暗紫色。

(4) 超声 Doppler 检测血流不通畅。

(5) 针刺与切开不出血或者流出暗红色血液。

75. 骨筋膜间隙综合征的临床表现?

(1) 疼痛:在无神经损伤的早期,疼痛为持续性剧痛,且进行性加剧,而断肢再植患者因神经断裂,疼痛可能不明显。

(2) 肢体极度肿胀、苍白、发凉,并出现表皮下水疱。

(3) 组织间隙压力增高。能使供给肌肉血供的小动脉关闭。当组织压升高到与舒张压之间的差只有 1.33～2.67 kPa 时,已有切开深筋膜的指征。

(4) 肢体远端桡动脉或足背动脉搏动减弱或消失。

(5) 肌肉麻痹与感觉异常。

76. 断肢再植中动脉痉挛如何处理?

最根本的应是立即寻找可能造成动脉痉挛的原因并加以消除。避免室温过低,室温>25℃;减轻疼痛;小儿再植术后往往因哭闹、躁动不安而引起血管痉挛,可采取亚冬眠或应用适量镇静药使其安静入睡。在针对原因采取上述措施的同时,应立即静脉注射罂粟碱 30 mg,一般经过 20～30 分钟动脉痉挛即可缓解。如果经上述处理仍无变化,应怀疑为动脉栓塞,可采取手术探查。

77. 颈椎前路手术常见并发症有哪些?

颈脊髓过伸性损伤;术中过度牵引;血管损伤;喉返神经损伤;喉上神经损伤;颈交感神经干/节损伤;舌下神经损伤;食管损伤;颈脊髓及神经根损伤;椎动脉损伤和硬膜撕裂。

78. 脊柱侧弯手术围术期常见的并发症有哪些?

① 心搏骤停;手术时可导致心肺位置发生变化,心排血量下降,甚至出现纵隔摆动,导致心搏骤停。② 失血性休克。③ 呼吸功能不全或衰竭。④ 乳糜胸;第 6 胸椎以下(或奇静脉水平以下)的胸导管损伤或梗阻,常引起右侧乳糜胸,而第 5 胸椎以上(主动脉弓以上)的胸导管损伤或梗阻常引起左侧乳糜胸。⑤ 肠系膜上动脉综合征。⑥ 感染。⑦ 硬膜、神经损伤。

79. 脊柱前入路相关并发症有哪些?

① 喉上神经损伤;② 喉返神经损伤;③ 舌下神经损伤;④ 交感、副交感神经节(丛)损伤;⑤ 肋间神经损伤;常见于开胸和胸腔镜下手术;⑥ 大血管损伤;胸、腰、骶椎前路手术则容易发生大血管损伤;⑦ 胸导管损伤;颈胸交界部前路手术可出现胸导管损伤;⑧ 胸膜、肺损伤;⑨ 食管损伤;⑩ 膈疝及肠道损伤;胸腰椎前路手术时切开膈肌,术中没有修补好,或者胸腔镜下手术时套管损伤致膈肌穿孔。

80. 人工关节置换有哪些常见围术期并发症？

常见并发症包括手术中出血、神经损伤、骨水泥反应综合征、下肢深静脉血栓、脂肪栓塞、心肌梗死、尿道感染、骨折等。其中，神经损伤常见受损神经包括坐骨神经、腓总神经和胫神经，而闭孔神经较为罕见。

81. 关节镜下肩峰成形术常见哪些神经损伤，该如何预防？

① 臂丛神经损伤：上肢部分肌肉无力及皮肤痛觉障碍；预防：患肢应减少外展，即患肢外展不超过 70°，前屈不超过 15°，牵引重量不超过 5.59~7.46 kg，以免臂丛神经张力过高。② 腕部桡神经背侧支损伤：拇指背侧皮肤感觉障碍。预防：在桡骨茎突处加足够厚的垫。此外，海滨椅式体位也可防止上述两神经的损伤。③ 腋神经、血管损伤：三角肌及大、小圆肌无力及肩部皮肤知觉障碍。预防：手术方式的改进。

82. 股骨髁上截骨术发生血管危象和神经损伤的原因有哪些？

① 术前膝关节屈曲畸形超过 20°以上，甚至 40°；② 由于屈膝角度太大，腘部软组织挛缩，一次强力伸直膝关节，则可以牵拉腘动脉变细而缺血，亦可牵拉胫神经和腓神经而发生损伤；③ 腓骨头颈处腓总神经自后向外向前绕过，在受牵拉时，神经紧贴骨面受压，再者打长腿石膏时，用手托住此处，石膏压迫腓神经。

83. 骨科手术术后失明常见原因有哪些？

术后失明是颈椎手术的一种罕见并发症，发生率为 0%~1%。其发病机制不详，最主要的是由于前部或后部缺血性视神经病所致。有些不常见的手术并发症如中心视网膜动脉或静脉堵塞也可导致失明。造成缺血性视神经病的原因有全身的低灌注、血黏度高、血流阻力增加、氧携带能力严重不足、局部动脉疾病、眼内压增加等。

84. 骨科手术术后肺部并发症哪有些？

术后肺部并发症（postoperative pulmonary complications，PPC）是指术后发生的有临床表现并对疾病进程产生负面影响的肺部异常，包括肺不张、肺部感染、肺栓塞和急性肺损伤等，其发生率高达 30%。在外科手术患者中，老年人所占的比例越来越高，老年人术后最先出现及最危险的是肺部并发症，临床表现为低氧血症,如果处理不及时,患者可因肺部感染发展为多器功能衰竭而死亡。

(贺克强　陈旭　毛佳丽)

第三节　妇产科手术相关并发症

85. 妇产科手术并发症有哪些?

低血容量和贫血;代谢紊乱及血液学异常;低蛋白血症;肺功能受损;低体温;呃逆;腹腔镜相关血流动力学改变;术后疼痛、恶心和呕吐。急症手术并发症:失血性休克;误吸;感染;低血压;全身炎症反应综合征。

86. 妇科日间手术的特点有哪些?

为患者提供了极大的便利,给患者一个较少引起压抑和情绪不良的环境,并降低感染风险,尤其是免疫力低的老年患者。此外,手术时间安排更灵活、更经济,能有效利用手术室。最后,不依赖医院提供病床。

87. 椎管内麻醉行门诊妇科腹腔镜手术的并发症有哪些?

有研究报道了应用低比重液(10 mg 利多卡因+10 μg 芬太尼)有最轻的运动阻滞和短暂的恢复期,但是已有鞘内注射 20 mg 利多卡因联合芬太尼出现短暂神经症(transient neurologic symptoms,TNS)的报道。

88. 妇科日间手术发生恶心、呕吐的原因有哪些?

既往有晕动史、有恶心和呕吐经历、肥胖、糖尿病史、过度焦虑和未严格禁食水的患者是高发人群。麻醉性镇痛药、依托咪酯和硫喷妥钠是诱发因素。术后疼痛、低血压和早期下床是引起恶心、呕吐的术后因素。

89. 妇科手术误吸的危险因素有哪些?

严重误吸发生率为 5/10 000~1/1 000,多数发生在麻醉插管期间。误吸的危险因素包括急症手术饱胃;腹腔镜时腹腔压力引起食管下段括约肌收缩改变引起反流;头低脚高体位;肥胖;胃食管反流;胃肠动力障碍性疾病及神经系统疾病。

90. 妇科手术大量误吸如何影响呼吸系统？

首先，大颗粒物的吸入可能堵塞呼吸道导致肺不张；其次，急性吸入性肺炎更常见，胃和口腔内容物引起支气管及肺组织的化学灼伤；最后，口咽部细菌及化学性肺炎重叠共同导致吸入性肺炎。

91. 妇科腹腔镜手术气腹导致呼吸系统的并发症有哪些？

气腹使膈肌抬高加重全身麻醉引起的功能残气量（FRC）下降；加重肺不张；增加气道峰压，导致通气-血流比值改变；呼吸系统的顺应性降低30%~50%；高碳酸血症；气体栓塞；气胸等。

92. 什么是迷走神经紧张综合征？

迷走神经紧张综合征源于宫颈管，当宫颈管受到扩张刺激可导致神经节、腹下神经丛、腹腔神经丛和右侧迷走神经兴奋，出现恶心、出汗、低血压、心动过缓，严重者甚至可致心搏骤停。

93. 妇科巨大肿瘤对麻醉的风险有哪些？

膈肌上抬，通气受限，长期处于低氧和高二氧化碳蓄积状态，易并发呼吸道感染和支气管并发症；压迫腔静脉和腹主动脉，导致回心血量减少，心脏负荷增加；硬膜外间隙血管丛扩张淤血；肿瘤压迫胃肠道，导致低蛋白血症、贫血和水、电解质紊乱等。

94. 妇科巨大肿瘤切除导致并发症及原因是什么？

一方面，肿瘤切除时，腹内压骤然消失导致右心回心血量增加，前负荷突然增加导致急性肺水肿；另一方面，腹主动脉的压迫突然消失，后负荷突然降低导致血压降低，心率增快。

95. 宫腔镜检查术并发症有哪些？

低黏度液体导致体液超负荷；高黏度液体导致过敏，用量大可导致出血性紫癜和肺水肿等；宫腔镜诊刮可导致出血、宫颈裂伤、子宫穿孔、输卵管破裂和感染；二氧化碳宫腔镜导致气栓、腹胀、肩痛；罕见并发症如一过性失明、肺栓塞。

96. 宫腔镜手术出血的分类及原因？

早期出血是指术中以及术后24小时出血，原因包括：电切时间长、手术创面大、切割深度过深;晚期出血是指手术 24 小时以后出血,时间长可至数周或数月,原因包括:电凝产生焦痂、创面感染、宫腔积血。

97. 宫腔镜手术腹痛的分类及原因?

(1) 早期腹痛,原因包括术中扩张宫颈引起的牵张反射,刺激子宫平滑肌反射性痉挛导致疼痛,宫腔内积血及坏死组织刺激子宫收缩引起痉挛性疼痛。

(2) 远期疼痛,原因包括宫腔积血,宫颈粘连,医源性子宫腺肌病等。

98. 妇科手术失血性休克麻醉处理原则?

休克前期或轻度休克,可在输血、输液的基础上选用低剂量椎管内麻醉;中度休克或重度休克,经综合治疗无效时选用心血管抑制较轻的依托咪酯等进行全身麻醉,麻醉中根据失血量进行输血或自体血回收。

99. 妊娠期孕妇的哪些生理改变对麻醉方法存在影响?

发生在消化和神经两大系统的变化对麻醉方法存在明显影响。孕妇胃排空延迟,胃内压增加和食管下段括约肌张力降低增加反流、误吸的危险;孕妇硬膜外血管扩张,使其腔隙变窄可对椎管内麻醉产生影响。

100. 产科常用的麻醉药中需注意什么?

产科麻醉时禁用 0.75% 浓度的丁哌卡因;几乎所有阿片类药物均可透过胎盘,尤其哌替啶具有活性代谢产物;肌肉松弛药不易透过胎盘;吸入麻醉药中笑气的应用争议较大,醚类药物过高浓度会抑制宫缩。

101. 产科手术切口感染的危险因素有哪些?

高龄产妇增多,剖宫产率随之增加,术后不良反应的发生率也明显增加,尤其是术后切口感染。BMI 指数高、营养不良、合并基础疾病、阴道检查次数较多、夏季手术及手术时间长是导致高龄产妇术后切口感染的独立危险因素。合理的孕期宣教和围术期护理是重要的预防措施。

102. 何为剖宫产子宫切口憩室?

剖宫产子宫切口憩室(PCSD)发病率达 20%~86%。此种疾病不但因阴道淋漓出血等症状影响患者的生活质量,还因为解剖学上的组织缺损直接影响后续生育结局。对于子宫下段肌层厚度<3 mm且有再生育要求的PCSD患者应行手术修补,腹腔镜下手术视野广,同时能全面探查盆腔情况,是目前临床应用较广泛的手术治疗方式。

103. 顽固硬膜穿破后头痛如何处理?

硬膜外穿破后头痛(post dural puncture headache,PDPH)是常见的产科手术并发症之一。补液和镇痛的治疗方法对PDPH均有效。若患者PDPH难以缓解,还可以行硬膜外血填充法(epidural blood patch,EBP)。首次EBP有效率为75%,若无效还可行二次EBP。

104. 如何诊治产科手术后卵巢静脉血栓?

卵巢静脉血栓(ovarian vein thrombosis,OVT)是一种罕见的血栓性疾病,发病率为1/2 000~1/600。剖宫产术分娩可能是导致产妇产后发生OVT的独立危险因素。剖宫产术后OVT患者的临床表现无特异性,主要表现为发热(80%)、腹痛(66%)和腹部肿块(46%)。超声和MRI对剖宫产术后OVT的诊断具有重要意义。剖宫产术后OVT的主要治疗手段是抗凝治疗,临床常用抗凝药物包括低分子肝素、华法林、利伐沙班等,常用溶栓剂为尿激酶。

105. 为什么出现母体发热?

绒毛膜发炎的表现通常是产妇发热,此时容易导致新生儿败血症,因此值得医师注意。目前还未有明确证据表明硬膜外麻醉会导致母体发热,但产程延长和首次生产与母体发热相关。

106. 哪些原因会导致产科出血?

产科出血最常见的原因是前置胎盘、胎盘早剥和子宫破裂,这些原因通常会使产科出血发生在妊娠中期。产后出血约占分娩总数的10%,其原因包括子宫迟缓、胎盘滞留、胎盘植入和子宫倒置。

107. 医师应如何应对产后出血?

(1) 补液:晶体液、胶体液和血制品。
(2) 催产素:预防和缓解子宫迟缓的一线药物。
(3) 促进宫缩药物:麦角类和前列腺素类等药物。

(4) 麻醉药物：静脉、吸入、椎管内麻醉药物均可缓解因妊娠产物残留导致的产后出血。

(5) 手术止血。

108. 什么是羊水栓塞？

羊水栓塞（amniotic fluid embolism，AFE）是产科手术特有的并发症，发生率低，但死亡率高，文献报道死亡率为 19%～86%。产科手术中一旦发生这种罕见并发症，可以对母体和胎儿产生灾难性后果。AFE 本质上是羊水及胎儿成分进入母体造成的栓塞导致的多器官功能迅速衰竭。

109. 如何诊断羊水栓塞？

羊水栓塞的诊断依赖临床表现和凝血功能异常。临床表现为产时或产后立刻出现的低血压或低氧血症，并且在短时间内迅速恶化为循环衰竭，出现凝血功能异常。除了休克可以提示产妇可能发生羊水栓塞，凝血物质的大量消耗也是另一大特征。

110. 治疗羊水栓塞主要措施有哪些？

改善低氧血症：保持呼吸道通畅，立即面罩或气管插管给氧，必要时气管切开；快速给予大剂量糖皮质激素抗过敏、解痉，稳定溶酶体，保护细胞；静脉使用盐酸罂粟碱、阿托品、氨茶碱或酚妥拉明等药物解除肺动脉高压。

111. 何为子宫破裂？

子宫破裂是指在妊娠晚期或分娩期子宫体部或子宫下段发生裂开，是直接危及产妇及胎儿生命的严重并发症。子宫破裂的发生率随着剖宫产率增加有上升趋势。瘢痕子宫、梗阻性难产、子宫收缩药物使用不当、产科手术损伤等都会导致子宫破裂。

112. 医师如何应对产科手术中子宫破裂？

子宫破裂的治疗包括肌内注射哌替啶或静脉全身麻醉抑制子宫收缩。在输液、输血、吸氧和抢救休克同时，无论胎儿是否存活均应尽快手术治疗。术前应予足量广谱抗生素抗感染。

113. 何为妊娠期心搏骤停？

妊娠期心搏骤停是很少见的产科手术并发症且预后很差。在英国所有的产妇死亡病例中，约有10%是死于心脏停搏。妊娠期心搏骤停管理的重点包括高质量胸外按压和徒手子宫左侧移位。

114. 医师如何应对脐带脱垂？

脐带脱垂易引起脐带受压会很快导致胎儿窒息。突然出现胎心过缓或者延长减速时应高度怀疑脐带脱垂，需要立即检查确诊。治疗包括迅速的极度头低脚高或膝胸卧位，手法将胎儿先露部分推回盆腔，直到迅速在全身麻醉下行剖宫产术。

（徐龙河　刘永哲）

第四节　眼耳鼻喉手术相关并发症

115. 眼科手术特点及其对麻醉的相关要求有哪些？

眼科手术范围虽然比较局限，但手术操作精细，眼眶区血管神经分布丰富，眼球的感觉十分灵敏，所以眼科手术的麻醉不仅要求保持患者充分安静合作，镇痛完全，眼轮匝肌和眼外肌松弛，眼球固定在正中位，以利于手术操作及术后恢复，而且更要注重维护眼内压稳定和防止眼球手术操作时引起的眼心反射。

116. 眼科手术如何术前评估？

眼科手术以老年人及婴幼儿和儿童多见。老年患者常并存呼吸系统或心血管系统等全身性疾病，应从病史、体检、化验检查等了解疾病情况，评估患者耐受力；婴幼儿和儿童常伴有先天性疾病或代谢性疾病，麻醉前评估需了解是否有遗传性疾病；还需了解患者术前眼压的变化、术前用药以及手术方式以便选择正确的麻醉方法和麻醉药物的应用。

117. 眼科手术术前用药注意事项有哪些？

眼科手术术前用药应以不影响眼压为原则；术前用药是使患者镇静、缓解焦虑和恐惧，抑制腺体分泌，预防眼心反射和恶心、呕吐；抗胆碱药，如阿托品、东莨菪碱严重影响眼压，术前禁用。

118. 眼科手术如何进行麻醉选择？

局部麻醉：局部麻醉受手术范围、时间和局部麻醉药用量的限制，一般仅适用于时间短、操作简单的手术和合作的患者；全身麻醉：全身麻醉的优点是不受手术范围和时间的限制，气管内插管可控制气道，手术范围广、难度大或精细的显微外科手术均需选择全身麻醉。

119. 什么是眼压？

眼压是眼内容物对眼球壁施加的均衡压力，正常值为 10～21 mmHg，高于 22 mmHg 为异常，眼压对维持眼球形态、眼内液体循环和晶状体的代谢有重要作用。

120. 眼压升高有哪些危害？

围术期眼压升高会影响眼内血供、压迫视神经以及导致眼内容物脱出等风险，甚至致永久性失明。

121. 眼压降低有哪些危害？

眼压降低会增加视网膜脱落和玻璃体积血的风险，围术期眼压变化多为一过性，眼球外部的挤压、巩膜张力的增加以及眼内容物增加皆会导致眼压升高。

122. 麻醉药物对眼压有什么影响？

全身麻醉药对眼内压的影响各不相同，凡作用于间脑的全身麻醉药均可能降低眼内压，如硫喷妥钠及其他巴比妥类药可作用于间脑，松弛眼外肌，改善房水排出，使眼压降低；中枢神经抑制药中的吩噻嗪类药、神经安定药、镇静药均有降低眼压的作用。过去认为氯胺酮使眼压升高，但目前有不一致的意见。吸入麻醉药降低眼内压的幅度与它们对中枢抑制深度、血压下降、眼外肌松弛的程度等多种因素有关。

123. 麻醉方法对眼压有什么影响？

大剂量使用局部麻醉药可对眼球产生直接压力，导致眼压升高。球后神经阻滞损伤血管引发出血，可通过眶内压升高间接致眼压升高。全身麻醉过浅，血压、呼吸阻力及动脉血二氧化碳分压升高、呛咳、躁动以及头低位等引起颅内压升高，均可致眼压升高。

124. 什么是眼心反射？

眼科手术时由于按压眼球、牵拉眼球肌肉所导致的一种不良迷走神经反射。特别是在行斜视矫正术时更容易出现，一般表现为患者心率减慢、心脏压迫感、房室传导阻滞、心室颤动，严重时可以导致心脏骤停。

125. 眼心反射的潜在危险因素有哪些？

术前患者焦虑不安、全身麻醉过浅、缺氧、高二氧化碳血症以及应用拟胆碱药等使迷走神经紧张性增高，则容易持续或反复出现眼心反射；最常见的诱因为眼球受压和眼肌被牵拉，与其刺激的强度和持续的时间有关；全身麻醉比局部麻醉易发生，儿童比成人易发生。

126. 眼心反射如何预防以及处理？

在手术操作过程中，不要过度压迫眼球，行斜视矫正术时，密切观察患者心率变化，或者患者的全身状况变化。如果患者自诉心前区不适，伴有压迫感，或者监测期间测出心率明显减慢，应暂缓手术，必要时静脉给予阿托品或使用局部麻醉药浸润眼外肌，待心率恢复后再继续手术。

127. 眼肌手术后如何降低恶心、呕吐（PONV）发生率？

该手术PONV发生率高于其他眼科手术，主要由眼胃反射导致，可麻醉诱导后即给予小剂量氟哌利多或预防性予以五羟色胺受体阻滞剂，全凭静脉麻醉也能降低其发生率。

128. 斜视矫正术麻醉特点？

斜视手术时间短，多可在局麻下进行，若不能很好配合手术的患者或小儿可给予镇静药，必要时可行全身麻醉。小儿选择全身麻醉时，需注意是否伴有其他疾病，如心脏畸形、神经肌肉异常等。斜视患者有恶性高热的危险，术后常发生恶心、呕吐。应避免使用琥珀胆碱和氟烷类药物。全身麻醉期间应严密监测体温、ECG，特别是呼气末二氧化碳浓度；术中牵拉眼外肌，眼心反射的发生率较高，应予以注意。

129. 白内障手术麻醉特点？

白内障手术时间短、刺激小，一般在局部麻醉或 MAC 下完成，不能合作的或小儿在全身麻醉下完成；表面麻醉是最常用的麻醉方式，常用的药物为盐酸奥布卡因滴眼液，麻醉效果好，麻醉持续时间为 1~2 小时；第二种为球后麻醉，主要针对一些复杂的白内障，比如外伤性白内障或者伴有晶状体脱位的白内障；白内障手术以老年患者多见，注意其并发症的处理和评估，小儿多为先天性；术中需要眼球制动，防止眼压突然升高。

130. 眼科手术术后镇痛方式如何选择？

一般术后疼痛程度较轻，球后阻滞最为安全有效，对患者生理干扰小。可选择的镇痛药包括缓解轻、中度疼痛的非甾体抗炎镇痛药和缓解中、重度疼痛的曲马多或阿片类制剂。

131. 眼部麻醉相关并发症有哪些？

（1）过敏反应：局部麻醉药引起过敏反应，尤其普鲁卡因多见。

（2）发热反应：与麻醉药制剂不纯、过期、变质或被污染有关。

（3）中毒反应：局部麻醉药浓度过高、量过大；操作不规范误入血管；局部麻醉药吸收部位血管丰富；患者耐受力下降等。

（4）血管收缩剂反应：麻醉药品中加入肾上腺素等血管收缩剂过多。

（5）眼心反射：眼球受压等引起迷走神经过度兴奋致心律失常。

（6）眼胃反射：手术牵拉等致迷走神经兴奋，出现恶心和呕吐。

132. 如何预防眼科手术相关并发症的出现？

（1）使用麻醉相关药品前仔细询问药物及其他物质过敏史。

（2）严格正规操作，取得患者配合，保持体位固定。

（3）操作避免粗暴，切开及分离粘连时应谨慎。

（4）术中用尖刀做垂直切开时避免损伤角膜。

（5）手术时选用小针头进行局部麻醉，减少对组织损伤。

（6）术中止血彻底。

（7）一般情况下不能随意切除眼睑皮肤，除非老年人眼睑皮肤弛缓过多。

（8）严格无菌操作，结扎缝线不宜过紧，眼部有炎症暂不宜手术。

133. 耳鼻喉科手术有哪些特点？

耳鼻喉科手术的范围涉及头颈和颜面部，其解剖结构复杂，且有多种生理功能,对维持生命活动有十分重要的关系。手术部位多在腔隙深部,术野小,操作困难,有些还十分精细。随着显微外科技术也在耳鼻喉科广泛应用,全身麻醉比例不断增加,对麻醉学科也提出更高要求。

134. 耳鼻喉科手术期间会出现严重心率失常吗?

耳鼻喉科手术时为减少手术野渗血,常在局部麻醉药中加用肾上腺素,可能诱发严重心率失常;在喉手术或颈淋巴结根治性清扫时如若压迫颈动脉窦时,都可能引起颈动脉窦反射,出现血压下降以及严重心动过缓,术中需加强监测和注意预防。

135. 耳鼻喉科手术麻醉有哪些特点?

(1) 麻醉与手术医师共用同一气道:麻醉期间保持气道通畅和保证足够的气体交换量是手术麻醉处理的关键,并且要防止鼻咽喉的血、脓和其他分泌物吸入肺内。

(2) 病变常累及气道影响气道通畅:肿瘤、瘢痕、异物均可累及气道,引起不同程度气道阻塞,应注意防治。

136. 耳鼻喉科手术麻醉前用药的注意要点有哪些?

(1) 吗啡类药物因抑制喉保护性反射,故不主张用于鼻咽喉部手术。

(2) 中耳和内耳手术,吗啡类药物可引起恶心、呕吐,也不宜使用。

(3) 对气道阻塞患者,镇静药的使用要慎重,减量,气道严重阻塞者必须禁用。

(4) 对于扁桃体手术后出血患者,应待患者进入手术室后根据具体情况选择术前用药。

(5) 术前应用抗胆碱药可减少呼吸道分泌,对全身麻醉或局部麻醉患者均适用。

(6) 耳鼻喉科手术易引起恶心和呕吐,术前可常规使用止吐药。

137. 耳鼻喉科手术需要控制性降压吗?

耳鼻喉科手术术野小、手术精细,为减少某些耳鼻喉科手术区域的出血,除局部用肾上腺素和保持头抬高15°外,有时还须施行控制性降压术,如采用加深麻醉或静脉滴注硝普钠或硝酸甘油等方法。

138. 笑气对中耳压力有什么影响?

使用氧化亚氮麻醉可使中耳腔隙内压力发生改变,因氧化亚氮在血中的溶解度高于氮,两者的血气分配系数相差 3~4 倍,在吸入高浓度氧化亚氮时,30 分钟内可使中耳压力上升 300~400 mmHg。而停用时,腔隙内的氧化亚氮又迅速散入血而使腔内产生负压,这种压力的改变对中耳手术影响极大。

139. 激光手术会烧伤气道吗?

激光可产生高能量高密度的连续光束,对受照组织产生局部热效应,会引起气道内燃烧,引起气道烧伤,麻醉中吸入的氧化亚氮以及氧气均可助燃。

140. 耳部手术如何麻醉处理?

耳部手术不与麻醉共用气道,但在麻醉状态下转动头部时应防止神经血管压迫和寰枢关节脱位,注意气管导管和喉罩的移位,注意气道通畅。耳壳、外耳道等短小手术可在局部麻醉下完成;显微外科手术要求术野清晰,术野局部常用肾上腺素,必要时施行控制性降压术;氧化亚氮可引起耳内压力升高,应避免使用;耳科手术并不要求良好的肌肉松弛,仅靠吸入全身麻醉维持即可,面神经监测时,应尽量减少肌肉松弛药;术后呕吐非常常见,应给予抗呕吐药物。

141. 鼻腔及鼻窦手术如何麻醉处理?

鼻腔和鼻窦手术可在局麻下完成,但鼻窦恶性肿瘤根治术、鼻出血止血等较复杂手术,需要全身麻醉;全身麻醉后使用含肾上腺素的局部麻醉药局部浸润可减少出血,减轻手术刺激,减少全身麻醉药的用量;这些手术出血量大且难估计,术中需要监测血流动力学改变,建立通畅的静脉通路,及时补充血容量,必要时采取控制性降压减少出血,同时需防止血液流入气管;术前接受放疗的鼻咽癌患者可能存在困难气道;术前存在过敏或哮喘患者,需预防支气管痉挛的发生。

142. 如何预防鼻部手术苏醒期咳嗽干呕引起得出血?

拔除气管导管前输注瑞芬太尼或深麻醉下暂时抽出气管导管套囊内气体,导管内滴入利多卡因。苏醒前进行口腔和胃内容物的吸引,减少恶心、呕吐的发生率。

143. 咽部手术麻醉有哪些注意事项?

咽部手术气管内插管有利于气道管理和保持气道通畅,但要防止导管扭曲或变位;会厌肿物存在声门暴露困难,做好紧急气道准备;扁桃体术后出血需纠正低血容量,并防止胃内积血引起呕吐;咽部手术结束后要求气道保护性反射迅速恢复,拔管前主要清理咽部血液和分泌物,拔管后应取侧卧头低体位,以保证分泌物及时引流至口外,防止潴留在咽部而刺激声门或误吸入肺。

144. 阻塞性睡眠呼吸暂停综合征术后气道如何管理?

术后拔管要谨慎,对于重症患者,在术后以经鼻持续气道正压实施支持治疗。对手术时间较长,术前有插管困难的患者要警惕术后拔管后再次出现气道梗阻的风险备好适当的口(鼻)咽通气道或喉罩。术后也可保留气管导管1~2天,在ICU内呼吸支持一段时间后再考虑拔管。

145. 咽旁间隙肿块麻醉管理要点有哪些?

对可能累及气道的肿块,术前需内镜下评估肿块是否导致颈段气道受累,如可疑则插管时避免使用肌肉松弛药或采用清醒插管。颈部CT或MRI有利于判断肿块与气道及其毗邻结构的关系。对较大的肿块注意苏醒期平稳,避免剧烈呛咳和体动。拔管后观察呼吸及切口引流量,避免出血气道压迫,做好紧急气管切口准备。

146. 全喉切除术手术特点有哪些?如何进行麻醉处理?

全喉手术范围广、部位深、与外科医师共用气道,应重视气道管理,以免气管导管脱出;术前放疗、喉水肿、牙关紧闭、喉及会厌固定等情况会增加气管内插管困难。对于气道严重阻塞或静息时有喘鸣的患者,可能需先行气管造口。中度气管狭窄患者在全身麻醉诱导后可能加重阻塞。术中压迫颈动脉窦可致血压和心率下降,严重时可致心脏停搏,应注意监测;喉癌患者常有多年吸烟史及并存阻塞性通气功能障碍,术前需进行肺功能测定,并给予有效治疗。

147. 如何降低气道异物患儿术后呼吸道并发症?

长时间气道异物留存易诱发儿童术后呼吸道并发症。术中维持足够的麻醉深度直到手术结束,对喉部及气道实施表面麻醉,在术后恢复期避免浅麻醉下对气道激惹,部分患者在硬质支气管镜退出后仍需继续呼吸支持等待自主呼吸恢复。

148. 气管异物取出术后负压性肺水肿如何处理?

呼吸道梗阻时患者用力吸气。胸内负压可由原来$-2\sim-5\ cmH_2O$升高至$-50\ cmH_2O$,使肺毛细血管开放数量和流入血流量均增多。低氧血症引起肺血管收缩,肺毛细血管静水压增高。气道梗阻解除后,肺静脉回流增加,加重肺水肿。表现为梗阻解除数分钟内后突发呼吸困难、低氧、心动过速伴粉红色泡沫痰等。多数患者予以气道正压通气可恢复,必要时予以呋塞米等对症治疗。

149. 鼻咽喉等上呼吸道手术麻醉苏醒时如何拔出气管导管?

上呼吸道手术患者气管拔管前应先取出咽喉部填塞物,清除分泌物,充分吸氧,待患者保护性反射完全恢复清醒后方可拔出气管导管。严重的上呼吸道出血、水肿或有病变则不应急于拔管。

150. 喉痉挛应如何处理?

出现喉痉挛需要做到紧急处理,停止手术和一切刺激性的操作。使用面罩进行加压纯氧吸入,用手轻提下颌,能够缓解轻度的喉痉挛。对于中度喉痉挛,可以使用加深麻醉的方式,起到缓解的作用,清理咽喉部位的分泌物,使患者保持呼吸畅通。遇到重度喉痉挛的紧急情况,应该采用粗针进行高频通气或者环甲膜穿刺措施,然后加压吸氧或者给予肌肉松弛药立即进行气管插管机械通气。

151. 造成困难气道的主要原因有哪些?

(1) 咽组织肥大、咽腔缩窄、咽部皱襞、声带组织增厚、喉息肉、喉乳头状瘤、会厌囊肿、会厌炎、会厌脓肿、瘢痕等造成声门移位。

(2) 门齿前突、张口受限、大舌、舌(或腭、颊)肿瘤、小下颌、腭部狭窄、扁桃体的增生。

(3) 气管内肿瘤阻塞气道、因邻近部位肿瘤压迫气道、颈部多次手术史的患者往往会出现气管移位,造成解剖变异、插管困难。

152. 困难气道的危险因素有哪些?

(1) 患者有打鼾或呼吸暂停综合征病史。

(2) 气道手术史。

(3) 头颈部放疗史。

(4) 病态肥胖。

(5) 多胡须、牙齿缺失。

(6) 巨舌。

(7) 下颌退缩。

(8) 颈椎活动受限。
(9) 门齿突出。
(10) 颈短、肌肉颈。

153. 气道评估的方法主要有哪些？

(1) 张口度：正常值≥3.5 cm，<3 cm 有困难气管插管的可能。
(2) 下颌骨长度：<9 cm 易有插管困难。
(3) 甲颌间距：一般>6.5 cm，<6 cm 无法用喉镜进行插管。
(4) 胸颌距离：<12.5 cm 插管有困难。
(5) 颈部的活动度：正常值>90°，<80°插管有困难。
(6) 头颈部活动：如果活动受限，插管可能困难。
(7) 改良的 Mallampati 分级：级别越高越提示困难气道。
(8) 仔细询问患者有无插管困难、头颈部手术及放疗史。
(9) 通过超声、CT 等检查进一步评估。

154. 已预料到的困难气道如何处理？

(1) 至少有一名有困难气道处理经验的高年资麻醉医师主持气道管理，并有助手参与。
(2) 麻醉前确定气管插管首选方案和备选方案。
(3) 气道处理前应充分吸氧。
(4) 尽量选择清醒气管插管，保留自主呼吸，以防转为急症气道。
(5) 在轻度镇静、镇痛和充分表面麻醉下，尝试喉镜试显露。
(6) 在气道处理的整个过程中要确保通气和氧合，密切监测患者的脉氧饱和度的变化，及时面罩辅助给氧通气，以保证患者生命安全为首要目标。

155. 喉镜试显露在已预料到的困难气道中的作用？

快速帮助明确已预料到的困难气道是否存在气管插管困难，喉镜试显露能看到声门的可直接快速麻醉诱导进行气管插管；暴露不佳者应采用清醒气管插管，可采用常规喉镜结合纤维气管镜或可视喉镜或试用插管喉罩进行气管插管。

156. 气管插管失败如何处理？

反复 3 次以上未能气管插管成功时，为保证患者安全推迟或放弃麻醉和手术也是可选的处理方法,待总结经验并充分准备后再次处理;尝试置入喉罩进行通气;对"既不能通气,也不能插管"的急症气道,可给予有创操作,如气管切口、环甲膜穿刺或切开等。

157. 未预料困难气道如何处理?

(1) 对于全身麻醉诱导后遇到的通气困难,应立即寻求帮助,呼叫上级或下级医师来协助。

(2) 同时努力在最短时间内解决通气问题,面罩正压通气(使用口咽或鼻咽通气道)、置入喉罩,通气改善,考虑唤醒患者。

(3) 若以上仍不能改善通气,应采用急症气道工具:纤维支气管镜、食管-气管联合导管、可视光棒、环甲膜穿刺通气装置、必要时行气管切开以保证通气。

158. 如何避免耳部手术相关并发症的发生?

(1) 精细的耳部手术最好在显微镜下进行,操作时仔细检查鼓膜,避免损伤主要血管,鼓膜切开以及置管全过程要在明视下进行。

(2) 鼓膜切开和置管应选择在鼓膜的前下象限,避免置管于鼓膜后象限。

(3) 术中操作规范、精准,动作幅度小。

(4) 操作者应熟悉中耳乳突的正常解剖。

(5) 正确掌握手术适应证,根据病变情况选用不同的手术方式,术式选择不当以及技术不到位都会导致手术的失败。

159. 如何预防鼻部手术并发症的发生?

(1) 术中注意照明和术野干净,必要时吸出积血,保证在明视下每一步操作到位,充分止血,术后用生理盐水冲洗去除积血或碎骨片,反复检查有无活动性出血。

(2) 术前应常规检查患者的出凝血机制,对长期服用阿司匹林的患者,术前宜停药1周。

(3) 手术操作轻柔,牵拉切口时力量均衡,可减轻面部术后肿胀。

(4) 熟悉上颌窦解剖,正确掌握穿刺位置、方向和深度,冲洗过程中严禁猛力加压,冲洗液中避免含有空气。

160. 避免咽部手术的相关并发症的措施有哪些?

(1) 术中彻底止血、吸引各种分泌物。

（2）术前应清除鼻部感染病灶，以防术后感染扩散；术中操作规范，尽量减小周围组织创伤；术后使用抗生素控制感染。

（3）严格掌握手术适应证，对于有急性感染、凝血功能不正常、出血性疾病史均应列为手术禁忌证。

（4）加强术后观察和护理，细致观察患者表情和面色、脉搏、血压变化以及有无新鲜血液吐出。

（5）术中应做好一切准备，包括光源、吸引器、抢救药品等、严密监测生命体征。

161. 如何避免喉部手术相关并发症的发生？

（1）喉阻塞严重致呼吸困难者，即便组织活检，也不宜采用表面麻醉间接喉镜下手术，可行气管切开解除喉梗阻后再行手术。

（2）关闭喉腔前，仔细检查、充分止血，术后严密监测。

（3）术前治疗并清除口、鼻及下呼吸道炎性病灶，术前术后使用足量抗生素，保持口腔清洁。

（4）术中和术后随时吸出流入下呼吸道血液及分泌物，术后禁用吗啡类等抑制咳嗽药物以防肺部感染。

（5）术中应严密缝合关闭喉腔，并积极采取预防感染的措施。

（徐光红　杨瑞　唐佳）

第五节　口腔科手术相关并发症

162. 全身麻醉复合神经阻滞麻醉在口腔和面部手术的优点有哪些？

全身麻醉复合神经阻滞麻醉能够减少术中的全身麻醉药用量、缩短麻醉恢复时间、提供超前及延迟的镇痛等。

163. 口腔颌面部神经阻滞麻醉常见的并发症有哪些？

口腔颌面部神经阻滞麻醉常见的并发症有晕厥、过敏反应、局部麻醉药中毒、注射部位疼痛、血肿、感染、暂时性面瘫、神经损伤、暂时性牙关紧闭、暂时性复视或失明等。

164. 口腔颌面部神经阻滞麻醉引起暂时性面瘫的原因是什么？

口腔颌面部神经阻滞麻醉引起的暂时性面瘫一般多见于下牙槽神经阻滞麻醉口内注射。麻醉药注入腮腺内后，使面神经阻滞发生暂时性面瘫，偶见于咀嚼肌神经阻滞注射过浅。

165. 口腔颌面部神经阻滞麻醉引起暂时性面瘫该如何处理？

口腔颌面部神经阻滞麻醉引起暂时性面瘫在麻醉药的麻醉作用消失后，神经功能即可恢复，故无需特殊处理。

166. 口腔颌面部神经阻滞麻醉引起暂时性复视或失明的原因及处理方法是什么？

发生暂时性复视或失明多见于下牙槽神经阻滞麻醉口内注射误入下牙槽动脉，局部麻醉药经脑膜中动脉的眼动脉或其主要分支入眶，引起视神经麻痹，而出现短暂性复视或失明。此并发症待局部麻醉药作用消失后，眼运动和视力即可恢复。局部麻醉药注射前坚持回抽是预防此并发症的有效方法。

167. 口腔颌面外科手术全身麻醉的特点有哪些？

麻醉与手术互相干扰、维持气道通畅比较困难、小儿老年患者比例高、手术失血较多、麻醉恢复期呼吸道并发症多。

168. 口腔颌面外科常见的重症有哪些？

颅颌面、口底、颌颈部肿瘤切除并行带蒂或游离组织瓣修复术后、双侧根治性淋巴结清扫术后；复杂的颌面创伤；术前各种原因引起的感染性急诊手术，如糖尿病患者手术后；失血性和感染性休克、严重电解质或酸碱平衡紊乱；围术期急性肺水肿；心、脑血管病患者口腔颌面手术；心肺复苏术后续治疗，血流动力学不稳定；颅颌面复合外伤后呼吸功能不稳定等。

169. 口腔颌面外科手术麻醉恢复期呼吸道并发症有哪些？

口腔颌面外科手术麻醉恢复期呼吸道并发症包括口底、下颌骨、喉会厌区以及颈部的严重损伤、肿瘤切除游离皮瓣移植术后，局部往往过度肿胀、分泌物滞留，影响正常呼吸；超过半侧的下颌骨缺损、术后颌间固定过早、气管套管脱落或移位、麻醉后体位和头位摆放不当、清醒不够等，也有碍于患者保持呼吸道通畅。

170. 口腔颌面外科患者术后如何预防呼吸道并发症？

麻醉后常规进行生命体征及意识等监测，并常规吸氧、及时吸痰；尽早使患者清醒彻底；防止清醒后发生再度的意识丧失；调整好体位和头位；维持患者自主呼吸能力。

171. 牙拔除术中可发生哪些并发症？

晕厥、牙根折断、口腔软组织损伤、骨组织损伤、损伤邻牙和对牙、神经损伤、颞下颌关节损伤、断根移位、口腔上颌窦交通。

172. 拔牙后有哪些反应和并发症？

拔牙后反应性疼痛、术后肿胀反应、术后开口困难、拔牙后出血、拔牙术后感染、皮下气肿。

173. 拔牙术后开口困难的主要原因是什么？

术后的单纯反应性开口困难主要是由于拔除下颌阻生牙时，颞肌深部肌腱下段和翼内肌前部受创伤及创伤性炎症激惹产生反射性肌痉挛造成的开口受限。

174. 口腔颌面部损伤的并发症有哪些？

窒息、出血、休克、颅脑损伤、感染。

175. 口腔颌面部损伤发生窒息的原因有哪些？

（1）阻塞性窒息：异物阻塞咽喉部，如口内血凝块、呕吐物、碎骨片、游离组织块等堵塞咽喉部或上呼吸道造成窒息，昏迷伤员更易发生。

（2）组织移位：上颌骨横断骨折时，骨块向后下方移位堵塞咽腔，压迫舌根而引起窒息。下颌骨颏部粉碎性骨折或双发骨折时，可使下颌骨前部向后下移位引起舌后坠而阻塞呼吸道。

（3）肿胀与血肿：口底、舌根、咽侧及颈部损伤后，可发生血肿或组织水肿压迫呼吸道引起窒息。

176. 口腔颌面伤伴颅脑损伤的患者急救应如何处理？

保持呼吸道通畅，防止误吸和窒息的发生，随时清除呼吸道的血液和分泌物；烦躁患者可给予适量镇静剂，但禁用吗啡，以免抑制呼吸或影响医生对瞳孔变化的观察以及引起呕吐,使颅内压增高等;对于有脑水肿、颅内压增高的伤员应给予脱水治疗,同时补钾和适当补钠,防止电解质紊乱;及时请神经外科医生会诊,必要时开颅减压。

177. 唇腭裂手术患者可伴有哪些基础疾病?

唇腭裂患者可伴有先天性颅颌面畸形、先天性心脏病、胸腺肥大、营养不良和发育不全,可存在呼吸道感染和严重贫血。患者因外观丑陋和语言功能异常可有自卑、敏感等心理障碍。对手术存在极度恐惧、焦虑甚至拒绝心理。

178. 唇腭裂手术麻醉的选择与实施有哪些注意要点?

(1) 唇腭裂手术邻近气道操作,均采用气管内插管全身麻醉。

(2) 唇腭裂伴先天性颅颌面畸形的小儿在麻醉后维持气道常有困难。

(3) 新生儿和婴幼儿的全身肌肉发育较差,应掌握好肌肉松弛药的用量。

(4) 氯胺酮可引起呼吸道分泌物增加,还可抑制喉反射,抑制呼吸,增高颅内压。对于同时伴有心血管畸形并已有明显心功能损害的小儿使用小剂量氯胺酮即有发生严重循环抑制的可能,应慎用。

179. 唇颚手术麻醉后恢复的注意事项有哪些?

(1) 严格掌握好拔管指征,只有在患儿意识清醒、保护性气道反射完善后方可拔管。

(2) 腭裂手术后应尽可能减少经鼻或口做口咽部吸引,不主张放置口咽通气道,以避免损伤缝合修补的部位。

(3) 对术前已有中、重度气道阻塞的患儿,可采用牵拉舌缝线的方法防舌后坠。

(4) 咽成形术后因颚咽腔明显缩小、局部组织肿胀可出现鼻腔通气不畅,睡眠时严重打鼾甚至呼吸道梗阻症状,应慎用阿片类镇痛药。

180. 正颌外科手术常见的并发症有哪些?

正颌外科手术视野狭窄,口腔和面部神经血管丰富,手术时及术后均可能发生意外出血、骨折以及呼吸道梗阻及伤口感染等并发症。

181. 正颌手术发生气道梗阻并发症的原因有哪些?

气道梗阻是正颌手术最严重的并发症,手术多波及上颌窦和鼻腔的软组织术后，因水肿渗血和上颌骨段上移等原因，可使鼻腔气道变窄，造成通气不畅。而手术位置较深，止血困难，因此引流不畅可形成咽旁和口底血肿，导致气道梗阻。正颌手术常需做颌间结扎固定，由此引起张口困难可使患者在麻醉恢复期内发生气道梗阻的风险大大增加。

182. 口腔颌面肿瘤患者手术麻醉时注意事项有哪些？

患者常伴有高血压、慢阻肺、心肌缺血或梗死、心律失常、心力衰竭以及水电解质紊乱和酸碱平衡失调等内科并发症。此外，应注意肿瘤的生长是否已经影响到患者的张口度及肿瘤所在部位对气管插管路径是否有影响。如果肿瘤正好生长在导管必经之路，则必须放弃经口或经鼻气管插管而改用气管造口。口腔颌面手术颈部操作时，还可引发颈动脉窦压力感受性反射，血压下降、心率减慢。

183. 口腔颌面肿瘤术后可能存在哪些并发症？

（1）术后局部组织水肿，解剖结构改变以及术后的包扎可致通气困难、气道梗阻。

（2）一些肿瘤手术，有导致大出血的危险。

（3）行双侧同期根治性颈清扫术结扎双侧颈内静脉时，头面部静脉回流受阻，可使患者在围术期有颅内压增高的风险。

（4）双侧颈内静脉切除后，会引起咽喉部组织肿胀进而影响气道通畅。

（5）麻醉药物的影响、缺氧、低血压以及术中大量的血液分泌物刺激咽部或吞入胃内等很多因素均会造成术后恶心呕吐。

184. 口腔颌面部显微游离皮瓣手术的麻醉管理要点有哪些？

（1）维持呼吸道通畅，避免缺氧、二氧化碳蓄积或过度通气。

（2）维持高容量血液循环，保证移植组织有足够的血流灌注。可输入平衡液或低分子右旋糖酐以降低血液黏滞度，防止移植组织的吻合血管栓塞。

（3）用晶体液补充非显性液体丢失，用合成胶体代替血浆。

（4）长时间大范围的暴露以及冲洗和消毒易导致患者术中体温下降，应注意维持正常体温。

（5）避免使用组胺释放药物。

185. 显微手术麻醉恢复应注意哪些？

（1）显微手术结束后，要求麻醉恢复迅速平稳，避免和减少呛咳的发生。拔除气管导管过程中需避免压迫游离皮瓣的蒂部。

（2）术后良好的镇静、镇痛不仅可以减少患者恢复期的焦虑、躁动，还能减少儿茶酚胺的释放，改善游离皮瓣的血流状态。

（3）预防和治疗术后恶心、呕吐，降低发生污染手术区域、牵拉血管吻合部位以及水电解质紊乱的可能。

（4）术后应注意患者的保暖，避免发生寒战，增加患者的氧消耗。

186. 口腔颌面部损伤的并发症有哪些？

（1）窒息：异物梗阻咽喉部，组织移位堵塞咽腔、压迫舌根，损伤后局部血肿或组织水肿，以及昏迷引起吸入性窒息。

（2）出血：损伤、炎症、血液系统疾病等其他原因引起的出血。

（3）休克：口腔颌面外科遇到的休克多为失血性休克。

（4）颅脑损伤：颌面伤最常见的伴发伤是颅脑损伤，占 40%。

（5）感染：因尽早清创，但一般颌面伤感染的发生率低于其他部位，因此清创时间没有其他部位伤要求 6~8 小时内进行那样严格。

187. 正颌外科手术常见并发症有哪些？

（1）出血和血肿：出血和血肿是正颌外科手术最常见的并发症，因伤及知名血管或骨髓腔持续渗血所致。

（2）呼吸道梗阻：由于组织肿胀或血肿形成导致的，是正颌外科术后一种急性危重并发症。

（3）颌骨意外骨折：在施行正颌外科手术时，由于各种原因致颌骨在非设计部位或骨切开线部位发生断裂。

（4）周围神经损伤：正颌外科手术可能损伤三叉神经分支，甚至损伤面神经。

（5）牙根损伤、牙髓坏死，骨块坏死或骨不连接。

（6）颞下颌关节脱节。

（7）创口感染。

（8）术后畸形复发。

（沈启英　汤玮洁）

第六节　神经外科手术相关并发症

188. 神经外科手术一般性问题有哪些？

确定手术体位及必要的体位固定装置；类固醇激素、渗透压调节剂或利尿剂、抗惊厥药和抗生素的使用；外科医师对颅内组织"紧张度"的感知及颅内顺应性的残余量；血压、$PaCO_2$ 和体温的控制目标；预计失血量；合理选择神经生理功能监测［麻醉药和（或）肌肉松弛药可能导致这些监测技术使用受限］；评估空气栓塞的风险；脑保护。

189. 颅内压的正常值及颅内压升高的危害是什么？

正常成年人仰卧位的 ICP 为 5～15 mmHg；新生儿为 1.5～6 mmHg，年轻人为 3～7 mmHg。新生儿 ICP 超过 15 mmHg，8 岁以下的儿童超过 18 mmHg，超过 8 岁的儿童和成年人超过 20 mmHg 认为 ICP 异常。颅内压升高的危害主要是脑缺血和对脑内容物的直接压迫。脑损伤患者的预后与颅内压升高的程度和时间有明显的相关性。ICP 持续超过 25～30 mmHg 常常预后不好或死亡。

190. 什么是脑灌注压？有何意义？

脑灌注压（CPP）＝平均动脉压（MAP）－ICP。成年人 CPP 的低限是 50 mmHg。正常状态下，ICP＜5 mmHg，CPP 的改变反映了 MAP 的改变。当不知道 ICP 时，可用中心静脉压代替。当出现病理改变时，有效灌注压下降，ICP 升高。颅脑损伤患者的 CPP 要维持在 60 mmHg 以上，对于证实的脑缺血或局部缺血的患者可以更高。MAP 下降或 ICP 升高将导致有效灌注压下降。

191. 颅内压增高的原因包括哪些？

颅内肿瘤、颅内血肿、感染（脑膜炎及脑炎）、中脑导水管（连接第三和第四脑室）狭窄、良性颅内压增高（假性脑瘤）、正常压力脑积水等。

192. 降低颅内压的方法有哪些？

（1）调整头位（高于心脏 30°，避免过屈或旋转）。

（2）控制 $PaCO_2$（30～35 mmHg）。

(3) 脑脊液引流。
(4) 应用高渗药物(甘露醇、渗透性利尿剂)。
(5) 袢利尿剂(对血容量增加患者有效)。
(6) 糖皮质激素(对闭合性脑损伤无效)。
(7) 降低脑代谢率(常用巴比妥类药、丙泊酚)。

193. 神经外科手术常用的体位有哪些?

仰卧位、侧卧位(草坪椅体位)、半侧卧位(Janetta 体位)、俯卧位、坐位。

194. 体位摆放时的注意事项有哪些?

由于神经外科手术时间较长,体位摆放需注意确定受压点并做好保护,防止神经受压及受牵拉。

195. 仰卧位相关并发症有哪些? 如何预防?

仰卧位时头部位于中间位或适当偏转,若头部极度扭曲妨碍颈静脉回流则可向同方向旋转肩部。头部抬高的体位最好是通过将手术台调整成躺椅(草坪椅)状(采取在膝关节下垫枕的放松体位,呈轻度反向 Trendelenburg 体位)完成,这种体位不但可以促进脑静脉回流,还可减轻背部张力。

196. 俯卧位相关并发症有哪些?

视网膜缺血或失明、皮肤或外生殖器坏死、牵拉导致神经损伤、下腔静脉受压、舌损伤等。

197. 俯卧位相关视网膜缺血的原因是什么? 如何预防?

这是由于眼球受压导致视网膜中央血管血流受阻所致。每隔一段时间(如每15 分钟)以及术中改变头/颈部位置后都应确保眼睛未受压迫。

198. 俯卧位相关舌损伤的原因是什么? 如何预防?

颈部或颅后窝手术时,颈部极度屈曲,下咽前后径缩短。在存在异物时(如气管导管、食管听诊器、经口通气道)可能导致舌根(包括软腭及咽后壁)缺血。拔除气管导管后,缺血组织再灌注后的水肿可很快导致"巨舌",引起气道梗阻。因此,避免使用口咽部不必要的器材。但长时间俯卧位手术时,随着面部进行性水肿,舌可能伸入牙齿之间而受到上下牙列压迫。纱布卷牙垫可以防止这一问题，且不会增加口咽部的容积。

199. 坐位相关并发症有哪些？

颅内积气、静脉空气栓塞、反常性空气栓塞、循环系统不稳定、巨舌症及四肢麻痹等。

200. 如何摆放合适的坐位？

合适的坐姿应是一种斜躺姿势，将腿部尽可能地抬高（用软垫垫在膝盖下）以促进静脉回流。应将头架连接在手术台的头端，可以在必要时方便降低头部和进行胸外按压。

201. 坐位时测量血压应注意哪些问题？

采用坐位时，临床医师应注意测量和维持手术野的灌注压。压力换能器的基点以外耳道的水平为准。如果在臂部用袖带测压，则需要对手臂和手术野之间的流体静压差进行校正。

202. 坐位对心血管系统有何影响？

坐位时容易发生低血压，预防措施包括预先扩容，对下肢用弹力绷带以对抗重力，缓慢及分阶段升高手术台，以及使用升压药。对不能耐受外周血管阻力剧烈升高的患者，坐位可能较危险，应考虑采用替代体位。对目前或既往有冠脉疾病或瓣膜病的患者，采取坐位手术时可考虑放置肺动脉导管。

203. 坐位时如何确定合适的脑灌注压？

坐位时，应以头部水平进行校正和测量平均动脉压才能真实地反映脑灌注压。健康人脑灌注压（平均动脉压－估计的颅内压）的低限应维持在60 mmHg以保证正常脑灌注。老年患者、高血压或脑血管疾病、颈椎退行性病变或颈椎管狭窄的患者（在这些患者可能出现脊髓灌注不足），以及在撑开器强力或持续压迫脑和脊髓时，脑灌注压的低限值应适度提高。

204. 颅内积气好发于哪些患者？如何治疗？

多发于颅后窝开颅术或采取头高位的患者，可能与使用N_2O有关。硬膜缺损患者和鼻窦与颅内空间相通的患者在术后有可能发生自发性颅内积气。颅后窝或幕上手术后苏醒延迟时，需排除是否为张力性颅内积气导致。治疗方法为颅骨钻孔后刺破硬膜，以排出颅内积气。

205. 静脉空气栓塞如何检测？

（1）针对右心结构的多普勒探头（非常敏感）。

（2）经食管超声心动图（可发现并量化栓子并评估心功能）。

（3）$PaCO_2$（突然下降可能意味空气栓塞）。

（4）临床表现（早期可有喘息反射、低血压、心动过速、心律失常，晚期可表现为发绀）。

206. 急性空气栓塞事件应该如何处理？

（1）防止更多空气进入（掩盖或包裹术野、使用 PEEP 或颈静脉按压、放低头部）。

（2）处理血管内的空气（抽吸右心导管、停用 N_2O、提高吸入氧浓度至 100％、使用升压药或正性肌力药、胸外按压）。

（3）高压氧治疗对严重静脉空气栓塞或反常空气栓塞可能有效，需在 8 小时内进行。

207. TBI 如何分类？

（1）按解剖部位分为头皮损伤、颅骨损伤与脑损伤。

（2）按颅腔内容物是否与外界交通分为开放性和闭合性颅脑损伤。

（3）按损伤发生时间分为原发性与继发性颅脑损伤。

（4）按损伤程度分为轻、中、重及特重型颅脑损伤。

208. TBI 后的典型表现有哪些？

颅内血肿形成、脑血管自主调节功能障碍、ICP 升高、脑血流降低。

209. TBI 患者首次神经功能评估的指标包括哪些？

患者病情首次评估采用基本的神经功能评估法，即 AVPU 系统评估法（警觉、对声音刺激反应、只对疼痛刺激反应、无反应）；进行进一步详细评估，包括意识水平、瞳孔大小及对光反射、定位体征和脊髓损伤程度及 Glasgow 昏迷评分。患者出现意识水平的改变需立即对患者氧供、换气及组织灌注进行重新评估。排除酒精中毒、低血糖等因素影响,又无其他理由时,可判断意识水平的恶化归因于 TBI。

210. TBI 患者的急性处理的主要目标有哪些？

(1) 防治低氧血症：维持 $PaO_2 > 60$ mmHg(增加吸入氧浓度、处理肺部并发症、适当应用 PEEP)。

(2) 维持血压,防治低血压：维持出入量平衡,注意禁用含糖溶液；必要时处理高血压；应用血管活性药物。

(3) 降低 ICP。

211. TBI 患者的术后并发症包括哪些？

(1) 呼吸系统并发症：呼吸调节改变、肺炎、急性肺损伤或急性呼吸窘迫综合征、神经源性肺水肿、深静脉血栓及肺栓塞。

(2) 心血管并发症：传导异常、高血压、低血压、脂肪栓塞综合征。

(3) 血液系统并发症：贫血、弥散性血管内凝血。

(4) 神经肌肉功能障碍。

(5) 电解质紊乱。

(6) 内分泌异常：高血糖、低血糖、抗利尿激素分泌异常综合征、垂体功能减退。

(7) 感染。

(8) 继发性脑损伤。

212. 烟雾病的临床分型有哪些？

TIA 型、梗死型、癫痫型、出血型。

213. 诊断烟雾病的金标准是什么？

脑血管造影,即应用含碘造影剂注入颈总动脉、颈内外动脉、椎动脉,经连续 DSA 造影在不同时期显示脑内动脉、回流静脉和静脉窦的形态、部位、分布和行径的一种显影技术,可分为常规脑血管造影和数字减影脑血管造影(digital subtraction angiography, DSA)。

214. 烟雾病的鉴别诊断有哪些？

动脉粥样硬化、自身免疫病、脑脊膜病、脑肿瘤、Down 综合征、神经纤维瘤病、头部外伤、头部放射线照射后脑血管损伤。

215. 脑血运重建术的并发症有哪些？

脑梗死、延迟性颅内出血、脑高灌注状态、癫痫。

216. 脑血运重建术后脑梗死的原因是什么？

（1）术中操作导致脑血管痉挛。
（2）术中体位摆放不当，颈部过度扭曲等。
（3）血压或血容量不足导致脑灌注压不足。
（4）血细胞比容过高。
（5）术后颞肌肿胀，压迫脑组织。

217. 脑血运重建术后延迟性颅内出血的原因是什么？

高灌注状态、脑萎缩、服用抗凝药物。

218. 脑血运重建术后脑高灌注状态的表现有哪些？

单侧头痛、面部和眼部疼痛、癫痫发作，以及因其导致的脑水肿、脑出血引起的局灶性神经功能障碍。

219. 脑血运重建术后脑高灌注状态的原因是什么？

脑血管自动调节能力和脑血管储备能力降低；脑再灌注产生的氧自由基损伤脑血管；烟雾病患者的血管脆弱，通透性大；可能与激素水平有关，流行病学显示烟雾病好发于女性。

220. 术中唤醒麻醉的适应证有哪些？

脑功能区占位、功能区顽固性癫痫、脑深部核团和传导束定位、难治性中枢性疼痛。

221. 术中唤醒麻醉的绝对禁忌证有哪些？

术前严重颅内压增高或意识障碍患者；术前存在沟通交流障碍患者；有呕吐误吸风险患者；需要俯卧位的患者；外科医师或麻醉医师无术中唤醒经验。

222. 术中唤醒麻醉的并发症有哪些？

苏醒期躁动、呼吸道梗阻、呼吸抑制、高血压及心动过速、癫痫发作、恶心呕吐、颅内压增高、低体温及寒战、唤醒麻醉后心理障碍。

223. 术中唤醒时苏醒期躁动的原因有哪些？

镇痛不全、定向力恢复不良、催醒不当、缺氧及二氧化碳蓄积、尿潴留及尿管刺激等。

224. 术中唤醒时苏醒期躁动如何预防及处理？

术前良好的沟通及解释、术中镇痛充分、清醒时导尿及应用尿道利多卡因乳剂、避免使用拮抗剂和不恰当的制动措施等。

225. 如何预防术中癫痫发作？

麻醉前与患者充分沟通、抗癫痫药物可应用至术前夜、必要时加用镇静剂、可适当加大麻醉前镇痛药物剂量。

226. 术中癫痫发作如何处理？

对术中癫痫，尤其是癫痫持续状态应分秒必争地进行抢救，尽快终止临床发作，避免造成不可逆性脑损伤。处理措施包括：

（1）一般处理，包括保持安静、避免刺激、保证呼吸道畅通、维持生命体征等。

（2）立即控制惊厥发作，术中脑皮质暴露情况下可立即局部冲洗冰盐水。

（3）静脉给予止惊药物如地西泮（成人每次 10～20 mg）。以上措施均无效时用丙泊酚静脉注射麻醉控制发作。

227. 幕上占位性病变的麻醉管理目标、危险因素有哪些？

麻醉管理目标包括保护脑组织、防止继发性脑损伤；保持脑血管自动调节能力及脑血管对 CO_2 的反应性。麻醉管理的危险因素包括低氧血症、高碳酸血症、贫血、低血压。

228. 幕上占位性病变的麻醉基本原则是什么？

（1）调节和维持脑灌注压。

（2）注意麻醉和手术对 ICP、脑灌注和颅内稳态的影响。

（3）注意快速增大的占位性病变与慢性增长的占位性病变的病理生理和麻醉管理的区别。

（刘学胜　汪欢）

第七节　心外科手术相关并发症

229. 心脏电复律术的并发症有哪些？

心脏电复律术的并发症包括短暂的心肌抑制、电击后心律失常以及动脉栓塞。

230. 减少心脏外科手术出血的药物有哪些？

合成的抗纤溶药物、抑肽酶、去氨加压素及Ⅶ因子复合物。

231. 心包压塞的症状和体征有哪些？

可能表现为胸部疼痛或饱胀感、呼吸困难、嗜睡、发热、咳嗽、虚弱、疲劳、厌食、心悸的症状。严重心包压塞时可出现 Beck 三联征：低血压、颈静脉压力增高和心音遥远。但慢性继发性（恶性肿瘤、终末期肾病、胶原血管病）心包压塞可能不会表现出典型的 Beck 三联征。

232. 心脏压塞的超声特点有哪些？

其超声征象变化多样，最具特征性的是舒张期右心房或右心室塌陷。在舒张早期可见右心室塌陷，表现为右心室游离壁的内陷。而右心房塌陷发生于舒张晚期和收缩早期，表现为右心房壁的内陷。心腔塌陷的时限取决于其腔内压力最低的时间（右心室是舒张早期，右心房是舒张晚期）。右心房、右心室同时塌陷提示心包积液对血流动力学影响明显。左心塌陷很少见，这是由于左心室厚度及硬度较大使之能够抵抗塌陷，而左心房位于后部。当心包积液量很大时，液体积聚在左心房后面，也能够使之塌陷。

233. 引起心包积液的原因有哪些？

病毒性、细菌性以及真菌感染，恶性肿瘤或外科手术，创伤，尿毒症，心肌梗死，主动脉夹层形成，高敏或自身免疫病及黏液瘤等。

234. 心脏手术后认知功能障碍的原因有哪些？

心脏手术患者的神经系统损伤类型不只局限于明显的缺血性或栓塞性卒中，也包括较难发现的一些神经认识功能障碍，其发生原因很多，例如，脑微栓子、全脑低灌注、炎症（全身和脑）、脑部高温、脑水肿、血脑屏障功能障碍、药物影响和基因影响。

235. 低心排血流综合征（low cardiac output syndrome，LCOS）的诊断标准有哪些？

$CI<2.4 L/(min·m^2)$、乳酸水平升高以及尿量$<0.5 mL/h$超过1小时。混合静脉血氧饱和度反映了心排出量和全身氧需之间的平衡，当氧耗量与动脉血氧饱和度一定时，混合静脉血氧饱和度反应心排血量的变化，可作为LCOS的一个指标。

236. 低心排血量综合征的危险因素有哪些？

（1）术前危险因素包括左心室功能不全、再次手术、紧急手术、女性、糖尿病、高龄、左冠状动脉主干病变、术前30天内发生心肌梗死、三支血管病变、高血压、周围血管疾病以及肾功能障碍。

（2）术中危险因素包括主动脉阻断期间心肌缺血、再灌注损伤、停搏液导致的心肌功能障碍以及炎性反应和凝血级联反应的激活。

237. 术后心房颤动发生的危险因素有哪些？

术后心房颤动与多种潜在的危险因素相关，包括年龄、慢性阻塞性肺疾病、术前2周使用地高辛、静息时低脉搏率、静息时高收缩压、缺血或梗死、停止使用β受体阻滞剂、右冠状动脉狭窄以及窦房结或房室结区动脉病变。术中危险因素包括通过右肺上静脉进行心内吸引、二尖瓣修复和置换、CPB结束后使用心肌变力性药物超过30分钟、导管插入导致创伤、低镁血症、CPB导致炎性反应、长时间主动脉阻断以及使用心脏停搏液类型。

238. 心外科手术后出现缓慢性心律失常的处理方法有哪些？

大多数情况下，只需要安装临时心外膜起搏器即可，少数患者需要安装永久性起搏器，特别是在冠状动脉旁路移植术或者瓣膜手术后患者出现窦房结功能紊乱或者房室传导障碍的情况下。

239. 急性肾衰竭常用诊断标准是什么？

(1) 血清肌酐水平增加值>44 mmol/L(>0.5 mg/dL)。

(2) 血清肌酐水平增加值>术前水平的 50%。

(3) 血清肌酐水平>177 mmol/L(>2 mg/dL)。

240. 术后肾功能不全的危险因素有哪些？

术前危险因素包括术前即存的肾功能不全、1 型糖尿病、年龄超过 65 岁、大血管手术、动脉疾病、遗传易感性以及最近使用过肾毒性制剂，例如：放射性造影剂、胆色素、氨基糖苷类抗生素和非甾体抗炎药。术中危险因素包括急诊手术、CPB 超过 3 小时及心功能差。其他危险因素包括低血容量、由低血容量或者 LCOS 导致的低血压以及血管栓塞。此外，缺氧引起的肾髓质损伤常常导致急性肾单位坏死。

241. 预防和改善术后肾功能障碍的目标和处理方法有哪些？

(1) 保持足够的氧供：确保足够的心排血量、足够的运氧能力以及适当的血红蛋白饱和度。

(2) 抑制肾血管收缩：确保足够的容量前负荷以及甘露醇、钙通道阻滞剂和血管紧张素转化酶抑制剂的使用。

(3) 肾血管扩张：多巴胺能药物、前列腺素和心房钠尿肽。

(4) 保持肾小管流量：袢利尿剂和甘露醇（可预防会导致细胞水肿、缺血和死亡的肾小管阻塞）。

(5) 减少氧耗：使用袢利尿剂以及轻度低温。

(6) 减轻缺血再灌注损伤：由氧自由基和钙离子释放造成。

242. 肝素反跳的机制有哪些？

肝素反跳的机制包括鱼精蛋白清除之后蛋白结合肝素的缓慢释放、鱼精蛋白清除速度快于肝素、细胞外间隙中肝素经过淋巴回流以及血液中不明肝素拮抗物的清除等。

243. 鱼精蛋白反应的概念是什么？

体外循环结束后给予鱼精蛋白出现低血压伴随正常或稍低的左心充盈压及正常的气道压，严重时出现肺动脉压力升高、气道压力升高，通过直视或术中超声提示急性右心衰竭征象等。

244. 鱼精蛋白反应的机制有哪些？

鱼精蛋白反应的机制包括肥大细胞脱颗粒、内皮细胞一氧化氮释放及快速输注引起的低血压反应。免疫和非免疫性过敏反应均可造成严重的血流动力学改变。过敏反应包括经典的由 IgE 抗体介导的鱼精蛋白过敏以及由 IgG 或补体激活介导的非免疫反应。

245. 对有鱼精蛋白反应高危因素的患者临床处理的原则有哪些？

（1）鱼精蛋白应缓慢推注（>5 分钟）。

（2）患者有明确鱼精蛋白过敏史，应考虑使用非肝素类药物作为 CPB 期间抗凝药物、不停跳冠脉搭桥手术或使用非鱼精蛋白类药物如 PF4 或肝素降解酶来中和肝素。

（3）一般减慢推注速度或暂停推注并扩充容量就能缓解鱼精蛋白引起的低血压反应，必要时给予血管活性药物。

（4）对严重低血压反应，无论是否合并肺血管阻力升高、支气管痉挛或右心衰竭，都应该给予足够的重视和积极的处理，必要时可考虑重新开启 CPB。

246. 麻醉诱导期心搏骤停的常见诱因有哪些？

麻醉诱导前患者入手术室过度紧张、气管插管不顺利造成患者缺氧和心律失常、插管引起迷走神经反射、诱导期低血压、麻醉药量过大造成心肌抑制等。

247. 不能脱离体外循环的原因有哪些？

（1）心肌损伤：是导致不能脱离体外循环最常见的原因，可以因术前心肌损害、术中心肌保护不良或两种共同作用的结果。

（2）非心肌因素：包括人造瓣膜急性功能障碍、急性冠状动脉阻塞、严重心律失常、严重酸中毒、伴发病变未同时纠正或未完全纠正、高钾血症、严重血容量不足和严重肺动脉高压等。

248. 引起缺血再灌注损伤加重的因素有哪些？

（1）缺血时间愈长，损伤愈重。

（2）缺血组织对氧需求愈高，损伤愈重，与氧自由基形成愈多有关。

（3）已有侧支循环形成者，损伤减轻。

（4）高钾和高镁对再灌注损伤有保护作用；高钠和高钙可加重再灌注损伤。

249. 先天性心脏病术后低心排血量的原因有哪些？

（1）心率或节律变化。

（2）出血、利尿、补液不足或心包压塞等导致前负荷降低。

（3）肺动脉高压或外周血管收缩等引起后负荷增加。

（4）酸中毒、电解质失衡、继发于缺血、缺氧的心肌受损、心室切开或心肌保护不力等导致心肌收缩力下降。

（5）心内修补不满意，残余心内分流或瓣膜损伤等。

250. 常用控制肺血管阻力的方法有哪些？

（1）精准麻醉：维持麻醉深度，降低氧耗，增加肺血管反应性。

（2）机械通气：尽管增加吸入氧浓度，但超过60%时可能引起肺损伤，应注意避免。

（3）pH：碱化血液（pH7.50～7.60）常用于肺血管阻力升高患儿的治疗。

（4）静脉用药：包括扩血管药物如α受体阻滞剂、钙离子拮抗剂、硝基扩血管药物、血管紧张素转化酶抑制剂和磷酸二酯酶抑制剂等。

（5）理想的血细胞比容：升高血细胞比容可增加携氧能力和氧输送，但增高血液黏度使肺血流阻力也升高。

251. 应用 IABP 的并发症有哪些？

（1）下肢缺血。

（2）感染。

（3）出血和血肿形成。

（4）导管插入夹层。

（5）动脉穿孔。

（6）导管插入困难。

（7）气囊破裂。

252. 非体外循环下冠状动脉旁路移植术中心肌缺血的表现有哪些？

（1）心电图 ST 段改变。

（2）血压下降，循环不稳定。

（3）心律失常，包括室性早搏、室速室颤、传导阻滞甚至心脏停搏。

253. 体外循环常见并发症有哪些？

（1）低心排综合征。

（2）肺并发症。

（3）脑部并发症。

（4）出血。

（5）急性肾功能不全。

254. 主动脉手术的适应证包括哪些？

主动脉夹层、主动脉瘤样扩张、主动脉阻塞性疾病、主动脉创伤以及缩窄。

255. 快通道心脏手术麻醉的并发症有哪些？

可能的并发症包括：

（1）增加术后心肌缺血的危险。

（2）再次插管，发生率远高于其他手术。

256. 动脉导管未闭引起肺动脉高压的原因有哪些？

（1）分流量大使肺动脉压升高。

（2）主动脉压力传导到肺动脉。

（3）年长后产生梗阻肺动脉高压。

（4）肺静脉压增高（微血管后肺动脉高压）。

257. 心脏移植术后 1～6 个月常见的感染有哪些？

心脏移植术后 1～6 个月通常是患者免疫抑制最严重的时期，易发生机会性感染，如肺部感染、皮肤感染和中枢神经感染。

258. CPB 后发生右心功能障碍的原因有哪些？

原因包括心肌保护不充分、冠状动脉重建不充分导致的右心缺血或梗死、并存的肺动脉高压、冠状动脉或肺动脉气栓、慢性二尖瓣疾病或三尖瓣反流。

259. CPB 后的肺部并发症有哪些？

CPB 后的肺部并发症从轻到重包括肺不张、支气管痉挛、血胸、气胸、气管导管内黏液栓、血凝块堵塞、肺水肿和肺功能障碍。

260. 低温的神经保护作用机制有哪些？

低温可降低脑代谢率、延缓兴奋性氨基酸释放，降低脑部小动脉通透性，有助于防止血脑屏障功能障碍，低温还可通过抑制多形核细胞在创伤部位的聚集而抑制炎症反应。

261. 什么是再灌注心律失常？

再灌注心律失常是指冠状动脉痉挛或血管在短暂时间内闭塞，血流中断，后因自然开放或药物作用、机械性再通等原因，使血流重新灌注心肌而发生新的生理、生化改变而造成的心律失常。以室性心律失常最常见。

262. 大血管手术后出血考虑再次手术的指征是什么？

（1）引流量：术后 1 小时＞10 mL/kg 或任何 1 小时＞500 mL。

（2）X 线纵隔影增宽。

（3）有心包填塞或循环休克症状。

263. 胸主动脉手术中预防脊髓缺血的方法有哪些？

（1）在阻断期间维持阻断近端血压。

（2）局部或全身低温。

（3）脑脊液引流。

（4）运用镁、罂粟碱等具有脊髓保护作用的药物。

（刘学胜　孟改革）

第八节　儿外科手术相关并发症

264. 导致婴儿容易出现呼吸抑制的原因有哪些？

婴幼儿胸廓不稳定、肋骨呈水平位、膈肌位置高、腹部较膨隆、呼吸肌力量薄弱、纵隔在胸腔所占位置大等因素均容易引起呼吸抑制。

265. 婴幼儿容易出现呼吸道阻塞的原因有哪些？

婴幼儿头大、颈短、舌体大、鼻腔、喉及上呼吸道较狭窄，唾液等分泌物较多。

266. 新生儿为什么容易出现体温降低？

新生儿体温调节机制发育不全、皮下脂肪少、体表面积相对较大导致的容易散热以及输入冷的液体均可让新生儿更易出现低体温。

267. 低体温易对新生儿造成哪些不利影响？

新生儿体温下降时容易出现全身麻醉过深、呼吸循环抑制、凝血功能障碍、麻醉苏醒延迟、肌松恢复延迟、术后肺部并发症增加并容易并发硬肿症。因此新生儿麻醉时应采取保温措施，维持手术室内温度超过27℃。

268. 小儿手术期间体温升高的原因有哪些？

术前发热、脱水、环境温度升高，应用胆碱能抑制药、术中手术单覆盖过多以及呼吸道梗阻等均可导致小儿手术期间体温升高。

269. 小儿上呼吸道感染的影响有哪些？

呼吸道感染引起呼吸道敏感性和分泌物增加，可能增加喉痉挛、支气管痉挛和手术期间低氧的发生率。

270. 预防小儿气管插管后喉水肿的措施有哪些？

（1）选用合适大小及优质的导管。
（2）导管严格消毒。
（3）避免导管与气管黏膜不必要的摩擦。
（4）已有喉水肿者，喉头局部用麻黄碱及地塞米松喷雾，同时静脉注射地塞米松。

271. 小儿麻醉并发症的发生与哪些因素有关？

（1）麻醉前准备不足。
（2）麻醉器械准备不足。
（3）麻醉方法选择不当或药物超量。
（4）麻醉期间观察及监测不够。
（5）输液、输血不当。

272. 小儿麻醉中出现肺不张导致的低氧血症，应如何处理？

单次手动肺膨胀至30 cmH$_2$O，保持30秒。或者能够接受的相近设置，可使肺不张患儿脉搏氧饱和度数值很快恢复正常。

273. 什么是喉痉挛？

喉痉挛是由于各种原因导致甲状舌骨肌缩短，声带合拢，假声带及声门上皱襞的软组织堵塞声门口造成吸气及呼气阻塞。小儿患者喉痉挛的发生几乎占麻醉患者的 1/5，其中 1~3 个月的婴儿常见。

274. 诱发小儿喉痉挛的原因有哪些？

诱发小儿喉痉挛的原因包括以下几方面：
(1) 上呼吸道感染。
(2) 浅麻醉。
(3) 喉头异物刺激，如分泌物、血液、口咽通气道。
(4) 气管拔管等咽喉部操作的刺激。

275. 小儿喉痉挛应如何进行处理？

发生喉痉挛的处理措施包括以下几点：
(1) 双手托下颌，同时用纯氧面罩加压通气。
(2) 如小儿存在微弱自主呼吸，应当与小儿自主呼吸同步以增强呼吸作用。
(3) 若喉痉挛持续不缓解，有胸部呼吸运动而依旧没有声带发声，则给予阿托品 20 μg/kg 和丙泊酚 1~2 mg/kg。
(4) 如发生完全性喉痉挛，或者是喉远端的气道发生梗阻，迅速给予琥珀胆碱，静脉注射 1~2 mg/kg 或肌内注射 4 mg/kg。

276. 如何识别患儿术后呼吸暂停？

呼吸暂停是指不能解释的呼吸停止时间超过 15~20 秒，或者呼吸停止时间未超过 15 秒，但伴有心动过缓（心率＜80 次/分）、发绀、苍白或者明显的肌张力下降。

277. 小儿出现呼吸暂停的因素有哪些？

引起小儿出现呼吸暂停的因素包括：① 中枢神经系统发育不全，对二氧化碳反应能力下降，对缺氧反应异常。② 肋间肌和膈肌发育不全、气道易于塌陷等。

278. 与小儿发生术后呼吸暂停相关的危险因素有哪些？

主要包括：① 孕龄和出生后年龄。② 麻醉药物。③ 术前已存在持续性的呼吸暂停和贫血。

279. 小儿围术期心脏骤停的发生率是多少？

围术期心脏骤停在非心脏手术中的发生率是 2.9：10 000，在心脏手术中的发生率是 127：10 000。

280. 患儿出现反流的原因有哪些？

患儿出现反流的原因包括：① 贲门括约肌发育不全。② 胃排空时间较长。③ 麻醉时面罩加压给氧使胃内压增高。

281. 患儿发生呕吐的原因有哪些？

患儿发生呕吐的原因主要包括饱胃、术前禁食时间不足、麻醉药物的影响、麻醉及手术操作刺激、术后疼痛及缺氧和低血压等。

282. 导致婴幼儿误吸发生率较高的原因有哪些？

主要包括：① 婴儿神经系统发育不完善。② 保护性反射能力较弱。③ 腹部膨隆。④ 胃液相对量较多以及呼吸管理难度大有关。

283. 如何预防小儿发生误吸？

预防小儿发生误吸的措施包括：① 减少抑制喉反射功能的药物，如氯胺酮。② 急诊饱胃患儿应行有效的胃肠减压。③ 诱导过程减少咽喉刺激。

284. 患儿发生反流，如何进行处理？

患儿发生反流的处理措施包括：① 立即将患儿头偏向一侧，并置于头低位。② 充分吸引口腔、咽喉部位的反流物，防止误吸。③ 对发生严重误吸者，应迅速行气管内插管控制呼吸道，并立即行气管内冲洗。④ 必要时应用呼气末正压通气纠正低氧血症，避免和减轻肺部损害所致的并发症。⑤ 适当应用抗生素预防和治疗误吸后的肺部感染。

285. 维持患儿体温的方式有哪些？

维持患儿体温的方式包括：① 增加手术室室温。② 尽量减少患儿暴露的时间。③ 在身体暴露部位覆盖毯子。④ 静脉液体加温。⑤ 加热灯、红外加热器以及预热输出液体。⑥ 循环加温水毯。⑦ 空气加温毯。

286. 患儿苏醒期躁动有哪些表现？

患儿易激惹、执拗、不合作、语无伦次、无法安慰、持续哭吵、踢或打人。一般在麻醉后苏醒的最初 30 分钟内发生，具有自限性（5~15 分钟），可自行缓解。

287. 患儿苏醒期躁动的发生率及麻醉相关因素有哪些？

患儿苏醒期躁动的发生率一般为 10%~50%，也有报道高至 80%。患儿苏醒期躁动的麻醉相关因素多与快速苏醒、疼痛、年龄、药物和焦虑等有关。由于术后躁动病因尚不明确，因此通常还是以镇痛和镇静药进行预防和处理。

288. 患儿气管食管瘘手术的术后并发症包括哪些？

包括胃食管反流、吸入性肺炎、气管压迫和吻合口瘘。

289. 唐氏综合征患儿围术期可能出现哪些麻醉并发症？

唐氏综合征患儿围术期可能出现以下并发症：① 呼吸系统并发症，如术后喘鸣和呼吸困难。② 放置喉镜和插管时颈部屈曲可导致寰枕脱臼，因为患儿的这些韧带有先天性的松弛。

290. 小儿上呼吸道感染可能导致哪些并发症增加？

上呼吸道感染的儿童，气道应激性高，而且可能增加喉痉挛、支气管痉挛、插管后哮鸣、肺不张、肺炎及缺氧的发生率。

291. 新生儿脑脊髓膜膨出手术的麻醉管理需要注意哪些事项？

麻醉管理应关注：① 气管内插管时的特殊体位。② 有可能低估的失血和失液量。③ 该疾病并发脑积水的概率高。④ 可能发生脑神经损伤，如声带麻痹，从而导致吸气性喘鸣。⑤ 脑干疝形成的可能。

292. 小儿脐膨出和腹裂的麻醉管理需注意哪些方面？

麻醉管理应关注：① 术前应尽可能纠正液体和电解质失衡。② 必须确保开放充足的静脉通道并据病情实施有创监测，如合并心脏缺损需接受有创监测。③ 术中应使用足量的肌松剂为缝合缺损提供最佳的手术条件。④ 注意主要脏器或腔静脉受压常导致继发性低血压。

293. 小儿食管-气管瘘的麻醉管理关注点包括哪些方面？

麻醉管理应关注：① 吸入性肺炎的评估。② 空气经瘘管直接进入胃致使胃过度膨胀。③ 因瘘管太大而不能进行机械通气。④ 合并其他异常，特别是动脉导管未闭或其他先天性心脏病。⑤ 需要术后重症监护。

294. 小儿膈疝有哪些特点？

小儿膈疝特点包括：① 胃过度扩张和纵隔疝越过中线导致的低氧血症和低血压。② 原发性肺发育不全所致的低氧血症。③ 肺动脉高压所致的低氧血症。④ 高压通气时引起对侧肺发生气胸。⑤ 大血管特别是肝血管扭曲所致的低血压。

295. 小儿膈疝的麻醉管理，需要注意哪些方面？

（1）采取不用气囊和面罩通气的清醒插管，以避免胃过度扩张和膈疝越过中线。
（2）置入动脉导管监测每搏血压并密切观察手术野。
（3）使用阿片类镇痛药镇痛和应用肌肉松弛药控制呼吸来减轻应激反应。
（4）谨慎使用机械通气以防止肺动脉压突然增高。
（5）避免低体温以降低产热所需的氧耗。
（6）在肺复张前避免使用可能抑制心肌的吸入麻醉药物。
（7）为避免肠扩张，不应吸入 N_2O。

296. 新生儿幽门狭窄的哪些问题可导致术后并发症发生率的增加？

新生儿幽门狭窄导致围术期并发症发生率增加的原因包括：① 饱胃，有时充满了造影剂。② 低氯低钾性代谢性碱中毒。③ 重度脱水。

297. 阻塞性睡眠呼吸暂停的患儿存在哪些特点？

阻塞性睡眠呼吸暂停的患儿多存在颅面部畸形、神经肌肉障碍、肥胖症、腺样体和扁桃体肥大等特点。

298. 小儿术后出现阻塞性呼吸暂停综合征的危险因素包括哪些?

小儿术后出现阻塞性呼吸暂停综合征的危险因素包括:① 年龄<3 岁。② 凝血功能异常。③ 存在 OSA 相关症状或检查异常。④ 系统性疾病增加了患儿围术期风险。⑤ 颅面部畸形或其他气道异常。⑥ 扁桃体周围脓肿手术。⑦ 居住地附近缺乏充足的卫生保健设施。⑧ 肥胖。

299. 判断患儿可能出现 OSA 的依据有哪些?

主要包括:① 肥胖。② 鼾声大,白天嗜睡,可见呼吸停顿或喘息,或新发尿床。③ 合并其他综合征。

300. 分流病变对心血管系统的影响有哪些?

分流对心血管系统的影响取决于分流的流量大小与方向,或右向左,或左向右。当肺血管阻力低于体循环阻力时,发生左向右分流,血液优先流向肺部,导致肺血流量增加。

301. 新生儿重度左心梗阻性病变的病理生理学改变包括哪些?

新生儿重度左心梗阻性病变的病理生理学改变包括:① 严重左心室衰竭。② 冠状动脉灌注受损伴室性期前收缩发生率增加。③ 体循环低血压。④ 动脉导管依赖性体循环。⑤ 全身低氧血症。

302. 新生儿重度右心梗阻性病变的病理生理学改变包括哪些?

新生儿重度右心梗阻性病变的病理生理学改变包括:① 右心室功能不全。② 肺血流减少。③ 全身低氧血症。④ 动脉导管依赖性肺血流。

303. 围术期哪些因素可对小儿心脏术后产生不利影响?

导致小儿心脏手术以后不利影响的危险因素包括:① 术前代谢性酸中毒。② 术前正性肌力药物支持。③ 形态右心室位于体循环回路。④ 右心室功能不全。⑤ 存在重度三尖瓣反流。⑥ 肺动脉瓣反流。

304. 小儿心脏外科手术下腔静脉插管可能发生哪些问题?

下腔静脉插管可能阻塞内脏血管床的回流,导致因静水压升高或直接降低跨肠系膜、肾和肝血管床的灌注压而出现腹水。肾、肝和胃肠功能不全可随之出现。

305. 小儿心脏外科手术上腔静脉插管可能发生哪些问题？

小儿心脏外科手术上腔静脉插管可能发生：① 脑水肿。② 局部或全脑血流量降低。③ 到达脑循环的泵流量比例降低，导致脑部降温不充分。

306. 小儿心脏手术长时间深低温停循环有哪些并发症？

婴儿和新生儿长时间深低温停循环主要对神经系统预后不利，乳酸和丙酮酸生成增加，导致脑干和皮质诱发电位以及动态脑电图发生改变。在停循环期之后的再灌注期，新生儿和小婴儿的脑血流量和代谢仍处于抑制状态。

307. 小儿心脏手术深低温停循环的并发症有哪些特点？

小儿心脏手术深低温停循环的并发症的特点包括：① 持续时间较短的深低温停循环与不良后果未见相关性。② 深低温停循环的作用为非线性现象。③ 这些效应很可能受患者的自身因素，术前和术后因素的影响。

308. 小儿体外循环后泌尿系统有哪些改变？

体外循环后，低温、非搏动灌注和低平均动脉压的联合作用，引起血管紧张素、肾素、儿茶酚胺和抗利尿激素的释放。循环中的这些激素，促进了肾血管收缩，并降低肾血流量，导致术后肾功能不全。

309. 小儿心脏手术后肾功能不全发生的原因有哪些？

与术后肾功能不全最有关系的因素是术前肾功能不全和体外循环后的心排血量显著降低。术前因素包括原发性肾疾病、低心排血量和心导管检查后的造影剂相关性肾损伤。

310. 小儿心脏手术后急性肾功能不全的发生率大约是多少？

小儿心脏手术后急性肾功能不全发生率约为 8%，涉及多种致病因素，最终的共同结果为少尿和血清肌酐水平升高。

311. 新生儿、小儿实施体外循环出现严重炎症反应的因素有哪些？

体外循环出现严重炎症反应的原因最主要是血液和转流回路异体表面间的接触，其他因素包括缺血、深低温、复温和手术创伤。

312. 小儿心脏术后改良超滤对患儿有哪些有利影响？

体外循环后的改良超滤可降低体内促炎介质、改善血细胞比容、氧供和氧耗，因而可能减轻脑、肺等脏器损伤。

313. 小儿心脏术后改良超滤存在哪些问题？

小儿心脏术后改良超滤可能导致：① 气体可能进入动脉插管内。② 患者的抗凝时间延长。③ 从患者体内引出血液，可能导致低血容量。④ 过滤后的血液未流经热交换仪/氧合器导致低温。⑤ 药物的血浆浓度可能增高。⑥ 甲状腺激素减少。

314. 小儿心脏手术后并发症包括哪些？

低血容量、残余心脏结构缺损、右心室和左心室衰竭、高动力性循环、肺动脉高压、心脏压塞、心律失常、心脏停搏、肺功能不全、少尿、癫痫发作和脑功能不全。

315. 先天性心脏病患儿和婴幼儿术后神经心理学并发症包括哪些？

精细和粗大运动障碍、语音和语言迟钝、视觉运动和视觉空间能力失调、注意力缺陷障碍、学习障碍和执行功能受损。

316. 先天性心脏病患儿术后继发性神经损伤原因包括哪些？

可能与体外循环后脑自身调节功能改变、缺氧缺血性损伤、癫痫发作或导致ICU滞留时间延长的其他问题有关。

317. 小儿胸腔镜下动脉导管未闭结扎术的并发症包括哪些？

意外结扎左肺动脉或降主动脉、喉返神经损伤和动脉导管破裂大出血。

318. 小儿心脏术后出血概率较高的原因有哪些？

小儿心脏术后出血的原因包括：① 暴露于非内皮样体外循环回路产生炎症样反应，炎症反应与年龄成反比，患者年龄越小，反应越明显。② 补体、血小板和血液中的其他蛋白系统激活。③ 新生儿和婴儿中实施的手术类型通常涉及更广泛的重建与缝合。④ 新生儿不成熟的凝血系统也可能影响受损的凝血功能。⑤ 发绀型心脏病患儿体外循环前后的出血倾向均增高。

319. 小儿先天性心脏病介入导管治疗期间的并发症包括哪些？

小儿先天性心脏病介入导管治疗期间的并发症包括动脉血栓形成；心律失常，尤其是心脏传导阻滞；血流动力学不稳定；装置或弹簧圈栓塞；出血；大血管或心脏穿孔。年龄小于 6 个月和体型较小的婴儿并发症更常见。

320. 小儿心脏旁路射频消融的手术并发症包括哪些？

小儿心脏旁路射频消融的手术并发症包括射线暴露；心脏压塞；心包炎；腹股沟血肿；动脉血栓；房室传导阻滞；体循环栓塞形成；冠状动脉夹层；二尖瓣和三尖瓣损伤；心内膜炎。

321. 骶管阻滞的禁忌证有哪些？

小儿骶管阻滞的禁忌证包括骶裂孔周围感染、凝血异常和骶尾部解剖异常。

322. 骶管阻滞的并发症有哪些？

骶管阻滞的并发症包括局部麻醉药神经毒性（如癫痫发作、低血压和心律失常）、脊髓麻醉和呼吸抑制、尿潴留等。

323. 小儿插管后哮吼的原因有哪些？

小儿插管后哮吼的原因包括年龄小（1～4 岁）；反复插管；气管导管过粗；手术时间过长；头颈部手术及过度活动气管导管有关。

324. 新生儿和早产儿出现麻醉后窒息的危险因素包括哪些？

新生儿和早产儿出现麻醉后窒息的危险因素包括孕周短、贫血（HCT＜30%）、低体温、脓毒症和神经系统异常等。

325. 小儿胸腔镜手术的并发症有哪些？

使用 Trocar 时容易误伤脾脏或肝脏；降低血压或心排血量；二氧化碳气腹时出现气体栓塞或纵隔及皮下气肿。

326. 漏斗胸术后可能会出现哪些并发症？

由于术后胸骨及肋骨的成形造成连枷胸，可造成呼吸困难，因而引起拔管延迟或肺不张，术后良好的镇痛有利于恢复自主呼吸，降低不良反应的发生。

327. 如何预防小儿神经外科手术中静脉栓塞并发症的发生？

进行控制性通气、防止胸内负压、维持足够的血容量并且检测静脉内气体等，可减少此类并发症的发生。

328. 脊柱侧弯矫形患儿术中并发症有哪些？

长期俯卧位手术可给患儿带来诸多问题：受压部位出现压疮；由于视神经缺血造成失明（罕见）；短暂的心输出量减少（与外科操作有关）；气管压迫；支气管分泌物堵塞气管导管；乳酸性酸中毒（肌球蛋白尿、肾功能不全、横纹肌溶解之故）；静脉气栓（常可致命）；血液稀释而致凝血功能紊乱等。

329. 脊柱侧弯矫形患儿术后并发症有哪些？

绝大多数术后并发症涉及呼吸系统，特别是经前路手术以及非特发性脊柱侧弯的患者。包括：肺不张、血气胸、拔管延迟、胸膜渗出、肺炎、肺水肿、上呼吸道梗阻、胃扩张、抗利尿激素分泌失调综合征、低血容量、DIC 和麻痹性肠梗阻等。

330. 小儿就诊时气管异物存留时间较长，可能出现哪些并发症？

如支气管炎、肺炎、气道高敏反应、支气管扩张及支气管黏膜粘连等。

331. 硬支气管镜异物取出术的并发症有哪些？

常见的并发症包括喉/支气管痉挛、咯血、喘鸣、喉水肿、气胸、低氧血症、心搏骤停及死亡等，4 岁以下幼儿发生率高。

（沈启英　刘欢　刘佳琦）

第九节　内镜下手术相关并发症

332. 内镜下手术的定义是什么？

应用可送入人体腔道内的窥镜在直观下进行检查和治疗的技术。分为无创性和有创性两种。前者指直接插入内镜，用来检查与外界相通的腔道（如消化道、呼吸道、泌尿道等）；后者是通过切口送入内镜，用来检查密闭的体腔（如胸腔、腹腔、关节腔等）。

333. 临床常见内镜下手术的分类有哪些?

(1) 消化系统的纤维胃镜、结肠镜是临床上应用最广泛的内镜。
(2) 呼吸系统所用的内镜包括支气管镜、胸腔镜、纵隔镜和胸腔镜等。
(3) 泌尿系统内镜可置入膀胱、输尿管及肾盂。
(4) 宫腔镜是用于子宫腔内检查和治疗的纤维光源内镜。
(5) 腹腔镜一般用于腹腔内检查和治疗。
(6) 眼底镜又称检眼镜,除直接观察视神经、视网膜等病变外,还可通过眼底血管的变化判定高血压、动脉硬化的程度,以及根据视神经盘水肿情况判断脑水肿状况。

334. 内镜下手术与常规外科手术相比有哪些优劣势?

腔镜途径已成为很多腹部外科手术操作的标准方法。与剖腹手术相比,腔镜手术可缩小手术切口、减少术后应激反应、降低炎症反应的发生、减轻术后疼痛、缩短恢复时间以及减少术后肺部并发症等。但是某些腹腔镜或机器人手术花费的时间比开放性手术长。腔镜手术术中气腹和特殊体位可能对血流动力学和呼吸系统产生影响等。

335. 人工气腹对神经内分泌系统有何影响?

腹压增加导致儿茶酚胺释放和肾素-血管紧张素系统激活,并释放加压素,平均动脉压升高,导致外周血管阻力和肺血管阻力增加;插入气腹针或充入气体牵拉腹膜引起的迷走刺激,可能引起缓慢性心律失常。

336. 人工气腹的机械性效应是什么?

腹腔镜手术的机械性影响是动态的;产生的心血管效应取决于患者的容量状态、充气压力和体位等。气腹压迫动脉血管结构以及 CO_2 吸收引起的高碳酸血症均可增加外周血管阻力和肺血管阻力。

337. 内镜下手术特殊体位可能会引起的生理学改变有哪些?

腹腔镜手术通常采取头高位或者头低位下进行,使腹内脏器远离手术野。极端体位可能影响心血管功能。头高位,可导致静脉淤积,回心血量减少,心排量降低,尤其是在低血容量的患者,容易引起体位性低血压。头低位可增加静脉回心血量和心脏充盈压,增加颅内压和眼内压。对呼吸的影响主要是头低位加重对膈肌的挤压,使肺容量减少,功能残气量下降,气道压升高。

338. 内镜下手术麻醉术前访视和评估的注意事项有哪些?

术前访视患者,应采集病史并进行针对麻醉的体格检查。在术前评估时重点关注可能影响腹腔镜操作的相关既往病史。腹腔镜途径可用于存在一系列围术期心脏和肺部不良事件风险及手术并发症风险的外科手术。术前应该重点评估患者心肺功能。

339. 内镜下手术麻醉方式的选择有哪些?

在多数情况下,对接受腹腔镜或者机器人手术的患者选择全身麻醉。对于在头低脚高仰卧位下进行的手术操作,气管插管全身麻醉可实现最佳通气控制和支持。对于在仰卧位或头高位下进行的短时间操作,也可考虑使用脊麻或硬膜外麻醉(如进行诊断性腹腔镜检查、腹腔镜胆囊切除术),充分的椎管内麻醉水平需达到 $T_4 \sim T_6$ 感觉水平。

340. 内镜下手术术中肌肉松弛药物使用有哪些注意事项?

是否需要肌肉松弛药物可能取决于手术操作、体位和患者的体型,注意在机器人手术期间,机器人设备与相连的腹腔内器械对接,应维持一定深度神经肌肉阻滞,任何程度的患者意外体动均有可能导致损伤。腹部手术期间肌肉松弛药(NMBA)可帮助气管内插管并改善手术条件,良好的肌松有助于提供更大的手术空间。在手术结束时,可通过 NMBA 代谢和排泄或通过给予逆转药物来逆转神经肌肉阻滞,注意在气管导管拔除前必须客观证实肌肉松弛药物逆转。

341. 腹腔镜手术常用的肺保护通气策略有哪些?

(1) 小潮气量低 PEEP:VT 为 $6 \sim 8$ mL/kg(理想体重),PEEP 为 $5 \sim 10$ cmH$_2$O。

(2) 术中为了避免 CO_2 气腹引起的高碳酸血症或者酸中毒,首选通过增加呼吸频率而不是潮气量来增加每分钟通气量和代偿 CO_2 的吸收,同时避免气压伤。

(3) 可允许轻度的高碳酸血症,即 $P_{ET}CO_2$ 约为 40 mmHg,维持气道峰压低于 50 cmH$_2$O 以避免气压伤,轻度的高碳酸血症可通过增加心输出量和血管舒张,以及使氧合血红蛋白解离曲线右移来改善组织氧合。

(4) 头低脚高位的患者,可适当增加吸呼比(I∶E)。

342. 腹腔镜手术常用的通气模式有哪些？

（1）容量控制通气模式最为常用，但气道压通常较高。

（2）压力支持通气可能减少高吸气压的可能性，但手术期间腹腔压力的改变可导致压力控制设置下每分钟的通气量发生改变。

（3）在允许的情况下，可使用保证容量的压力支持模式，以限制气道峰压，同时维持持续通气。

343. 腹腔镜手术麻醉管理如何对通气进行调整？

（1）压力峰值超过 50 mmHg 时，采用保证容量的压力控制通气。若压力峰值＞50 mmHg，将吸呼比设为 1∶1。

（2）缺氧（即 SaO_2＜90%）时，听诊双侧呼吸音，排除支气管痉挛或插管过深。增加 FiO_2、肺复张（动脉血压允许时，气道峰压维持 30 cmH_2O，持续 20～30 秒）；若氧和改善，增加 PEEP 并进行周期性肺复张。

（3）若持续低氧血症和（或）高气道峰压，调整患者体位和（或）降低气腹压力。

（4）过度通气后仍然存在高碳酸血症（$PetCO_2$＞50 mmHg），检查是否存在皮下气肿。

（5）高碳酸血症和（或）缺氧持续存在，可转开放性手术。

344. 腹腔镜下手术的液体管理的注意事项有哪些？

由于气腹可干扰对血流动力学变量的解读（例如：每搏量变异度、脉压变异度、收缩压变异度）。因此，用于指导液体治疗的传统指标并不可靠，如心率、动脉血压、中心静脉压、尿量等。限制性液体治疗可改善重要胃肠道手术的术后结局，避免肠水肿和组织间液体积聚。对于长时间头低位的机器人手术患者，补液过多可导致面部、咽和喉水肿，此时需进行限制性或目标导向性液体治疗。对于存在严重心肺疾病的患者，需要选择性地采用这些监测指标或放置动脉导管。

345. 如何预防内镜下手术术后恶心呕吐（PONV）？

在所有进行腹腔镜或机器人手术的患者中，应常规进行预防性多模式止吐治疗。可根据患者的风险水平确定止吐剂的使用。预防方法如下：

（1）所有患者给予地塞米松（4～8 mg，诱导后静脉内给药）和 5-羟色胺（5-HT3）拮抗剂（例如：在手术结束时给予昂丹司琼 4 mg）。

（2）PONV 高风险患者（如女性、有晕动病史、有 PONV 既往史、缓解疼痛所需阿片类药物剂量较高),需要给予额外的止吐治疗。

346. 气腹对血流动力学的影响?

不同水平的腹内压对血流动力学产生影响不同。气腹对心血管系统的影响同样取决于手术部位及维持正常二氧化碳浓度所需增加的人工通气的程度。患者术前自身因素也决定着心血管不良反应发生的严重程度,包括病态肥胖症、年龄和心肺并发症等。在手术期间,多种原因都可能引发血流动力学不稳定,尤其是有心脏基础疾病的患者,其他影响因素包括出血、过度通气、体位等。

347. 气腹对呼吸功能的影响?

气腹对呼吸的影响主要表现在两个方面:① 二氧化碳负荷的作用,以及维持正常血碳酸浓度所需的肺泡通气量的增加。② 增高的腹内压和患者体位引起的肺力学的改变。

348. 胸腹腔镜手术患者出现皮下气肿的诱因包括哪些?

术中呼气末 CO_2 升高>25%或腹腔 CO_2 充气后持续升高时间>30 分钟,需要警惕皮下气肿的发生。患者出现皮下气肿的危险因素包括:① 手术时间超过 200 分钟。② 术中使用 6 个或更多手术套管。③ 患者年龄≥65 岁。④ 胃底折叠术等。如果术中进行了过度通气,仍可能出现高碳酸血症,应立即检查患者是否存在腹部、胸部和颈部皮下气肿的征象。

349. 胸腹腔镜手术患者出现严重的颜面部皮下气肿如何处理?

(1) 患者处于麻醉状态时,行喉镜检查评估气道水肿情况。

(2) 恢复期通过换管器拔管。

(3) 延迟拔管并将患者置于头高位,允许 CO_2 再吸收(一般患者可通过增加通气量清除 CO_2,但对于术前呼吸功能欠佳者,术后早期仍可存在高碳酸血症和酸中毒可能,表现为嗜睡、高血压和心动过速等)。

(4) 有症状的头颈部皮下气肿者,应行胸部 X 线片检查排除 CO_2 气胸。

(5) 显著皮下气肿者,应在麻醉后监测治疗室观察数小时,直至肿胀开始消退且生命体征正常才可返回病房。

350. 腹腔镜手术高碳酸血症对患者的心血管系统有哪些影响？

直接影响包括：心肌收缩力下降、易发生心律失常及全身性血管舒张。间接影响为刺激交感神经的结果，包括心动过速和血管收缩，后者可能会抵消血管舒张作用。

351. 胸腹腔镜手术气体栓塞的临床表现有哪些？

在腹腔镜手术过程中，静脉气体栓塞极为常见，但有临床意义的栓子比较少见。气体栓塞的征象包括：不明原因的低血压；SPO_2 可表现为缺氧，$P_{ET}CO_2$ 可因肺动脉栓塞、心输出量减少和肺泡无效腔增加而下降，但又可因为的吸收而表现为早期升高；低氧血症和心律失常；心电图可能提示右心劳损伴 QRS 波增宽等。

352. 胸腹腔镜手术气体栓塞如何处理？

（1）如果怀疑存在气体栓塞，应立即对腹部进行释放气体以减少 CO_2 卷吸，并应增加通气量以减少 CO_2 气泡的体积，但过度通气可能加重低血压。

（2）由于气体栓塞是由血管损伤导致的，在降低腹内压时，可能导致出血。因此，如果血流动力学不稳定持续存在，可能需再充气或进行开放性手术以止血。

（3）其他治疗包括：增加通气量以对抗肺泡无效腔增加的影响；循环支持；必要时插入右心导管或者肺动脉导管进行抽气等。

353. 胸腹腔镜手术术中引起单肺段通气的诱因和临床表现有哪些？

（1）气腹时膈肌抬高会引起支气管内插管，由于肺内分流和气道压升高，可表现为氧饱和度下降。处理：听诊双肺，必要时将气管导管向外稍微拔出。

（2）气腹及头低脚高仰卧位可能导致隆嵴向头端移位，从而导致气管内导管向主支气管移动、缺氧和高吸气压。

（3）在腹腔镜手术期间，某些患者的气管内导管套压力升高也能引起支气管插管的发生。

354. 胸腹腔镜下手术二氧化碳气胸临床表现有哪些？

主要表现为不明原因的气道压增加、低氧血症和高碳酸血症，其他临床表现包括：头部和颈部皮下气肿、胸部扩张不一致、空气进入减少及隔膜胀形（通过将视频内镜指向隔膜进行观察）等。进行胸片或经胸超声可证实二氧化碳气胸或气胸的诊断。

355. 胸腹腔镜下手术二氧化碳气胸如何处理？

CO_2 气胸较少见，一旦发生可危及生命。其治疗取决于患者的血流动力学状态、呼吸状态和手术的进展情况。如果患者的情况稳定，降低充气压力、进行过度通气并增加 PEEP 可能缓解。即使在积气较多的 CO_2 气胸后，CO_2 也可快速吸收。如果实施了上述措施，仍存在张力性 CO_2 气胸，需要考虑立即转开放手术。

356. 胸腹腔镜手术有可能会出现哪些体位相关的并发症？

（1）长时间角度较大的头低脚高仰卧位可能导致结膜、鼻和咽喉水肿，还可能导致上气道阻力增加。在少数情况下，可导致拔管后喉痉挛和气道梗阻。

（2）与其他时间长的手术操作一样，接受长时间腹腔镜手术的患者存在发生体位相关神经损伤，甚至腔隙综合征的风险等。

357. 如何预防胸腹腔镜手术出现的体位相关并发症？

可在受压点、塑料管接头、监控器电线及截石位使用的腿部支架处放置衬垫。当采用角度较大的头低脚高仰卧位时，放置患者双臂时不应向足侧牵拉肩部，以减少对臂丛神经造成牵拉伤的可能性。肩支持带可用于防止头低脚高仰卧位时滑动；使用肩支持带可能导致臂丛神经损伤。

358. 腹腔镜手术术中常见并发症有哪些？

（1）穿刺所致大血管损伤。

（2）高碳酸血症。

（3）肠管损伤。

（4）术中肠系膜血管损伤并大出血。

（5）盆壁血管及骶前静脉丛损伤出血。

（6）输尿管损伤。

（7）直肠吻合系列并发症等。

359. 腹腔镜术后常见并发症有哪些？

（1）术后疼痛。

（2）吻合口漏。

（3）肠梗阻。

（4）trocar 疝，是腹壁切口疝的一种类型，是指腹腔内脏器通过 trocar 孔部位疝出到皮下间隙甚至全层裂开疝出腹壁外,可无症状,严重者可引起肠梗阻等临床表现。

(5) 排尿与性功能障碍。

(6) 乳糜漏,是指胸导管或淋巴管主要分支破损引起乳糜液溢出。

(7) 直肠癌新辅助放化疗后盆壁及肠管纤维化等。

360. 胸腔镜手术术后常见并发症有哪些?

(1) 术后疼痛。

(2) 呼吸系统并发症(肺不张与肺炎、呼吸功能衰竭、术后肺持续漏气与残腔问题)。

(3) 脓胸与支气管胸膜瘘。

(4) 喉返神经损伤或麻痹。

(5) 乳糜胸。

(6) 术后吻合口瘘。

(7) 心律失常。

(8) 术后谵妄等。

361. 机器人手术适应证和禁忌证是什么?

(1) 适应证:可以使用机器人完成多种外科手术如泌尿外科、普外科、妇科、胸外科、心脏外科等。机器人辅助的根治性前列腺切除术是目前开展最多的。

(2) 禁忌证:术前合并心、肺疾病或功能障碍的患者;病变范围大,侵犯周围其他组织的患者;青光眼和颅脑病变的患者;合并血栓性疾病的患者;解剖异常的患者等。

362. 机器人手术引起的生理学改变?

(1) 神经系统:脑血流增多、颅内压升高。

(2) 胃肠道:门静脉和肝静脉血流量减少,肝脏总血流量和肝脏微循环血流量减少,肝动脉血流量不变化,胃内 pH 降低、肠系膜血流量、微循环血流量减少。

(3) 肾脏:肾动脉和静脉血流量减少,肾髓质和皮质血流量减少。

(4) 心血管系统:静脉回流减少,可导致下肢水肿;心脏指数降低,幅度达50%,尤其是患者呈头高脚低时。

(5) 呼吸系统:肺顺应性下降,幅度达 30%～50%,功能残气量下降,气道峰压和平台压升高。

363. 心、胸外科机器人手术麻醉管理的难点有哪些？

（1）较长时间的单肺通气。

（2）由于静脉回流受限，患者出现血流动力学不稳定和严重低血压的情况，这与一侧胸腔内注入 CO_2 气体有关。

（3）胸腔内注入 CO_2，可导致气道峰压升高，尤其是在单肺通气时更明显。

364. 机器人手术术后可能的并发症有哪些？

（1）术后疼痛。

（2）人工气腹相关并发症，CO_2 重吸收所造成的术后并发症主要包括皮下气肿和高碳酸血症，而心包气肿、纵隔气肿和气体栓塞等较少见。

（3）术后躁动和谵妄。

（4）术后出血。

（5）术后呼吸困难，可能是由于机器人手术气腹或气胸压力高或者长时间的过度头低位加重头面部组织水肿引起。

365. 支气管镜检查的最常见并发症包括哪些？

（1）呼吸抑制（低氧血症、气胸、咯血等）。

（2）喉、支气管痉挛。

（3）反流误吸等。

（4）心血管并发症（高血压、低血压、心律失常等）。

（5）出血。

（6）气道灼伤等。

366. 纵隔镜常见并发症有哪些？

纵隔镜检查的并发症发生率为 2%～8%。最严重的并发症是大出血，必要时需要紧急开胸手术。其他可能的并发症包括：气道阻塞、压迫无名动脉、气胸、喉返神经麻痹、膈神经损伤、食管损伤、乳糜胸以及空气栓塞等。气胸是纵隔镜检罕见的并发症。如术中发生气胸，临床表现为：吸气压力峰值增加、气管移位、呼吸音遥远、低血压及发绀等，需要立即处理，通过胸腔引流管减压。

367. 纵隔镜检查出血时的麻醉处理要点有哪些？

（1）立即停止手术并压迫伤口。

(2)采用大口径留置针开放下肢静脉通路。

(3)动脉置管测压。

(4)为了预防大出血,准备好输血加温和快速输血装置。

(5)在手术室获取已行交叉配型试验的血制品。

(6)如果外科医师觉得可能需要开胸手术,放置双腔管或封堵器。

(7)一旦患者稳定且准备工作充分,外科医师可以重新探查颈部切口。

(8)如果有适应证,可改为开放手术。

368. 无痛食管、胃、十二指肠镜操作常见的并发症有哪些?

(1)镇静相关并发症:低氧血症、通气不足、气道阻塞、低血压、血管迷走神经性发作、心律失常和误吸等。

(2)出血。

(3)穿孔:上消化道内镜检查是最常见的食管穿孔原因。行治疗操作的患者和存在食管憩室的患者更常发生穿孔。

(4)化学性结肠炎,是由于使用外源性化学制剂引起的急性结肠黏膜受损,临床症状以腹痛、腹胀及里急后重、黏液血便为主,一般不伴随有发热、畏寒、恶心、呕吐或体重减轻等全身症状。

(5)气胸、纵隔气肿、阴囊气肿和静脉血栓。

(6)电凝综合征,是指内镜治疗过程中高频电凝造成的透壁性损伤引起浆膜层炎症反应。

369. 乙状结肠镜和结肠镜检查常见的临床并发症有哪些?

(1)镇静相关并发症。

(2)术前准备相关并发症,包括液体和电解质紊乱、恶心、呕吐、腹胀、腹部不适、误吸以及呕吐引起的食管撕裂等。

(3)出血。

(4)穿孔。

(5)息肉切除术后综合征是由电凝对肠壁的损伤引起的,导致透壁烧伤和局灶性腹膜炎,不伴有明确穿孔。可表现为息肉切除术后1~5天出现发热、局限腹部压痛及白细胞增多等。处理为静脉补液、抗生素和肠道休息等。

(6)感染。

(7)气体爆炸(是由于操作中使用电外科能量点燃结肠腔内氢气或甲烷所致)。

370. 宫腔镜手术常见并发症有哪些？

宫腔镜是一种内镜，其经阴道和子宫颈插入子宫以观察子宫内膜腔、输卵管口、子宫颈管、子宫颈和阴道。宫腔镜即可用于诊断性指征，也可用于治疗性指征。常见并发症包括：术中膨宫压力和灌流介质的作用，灌流液大量吸收引起液体超负荷和(或)稀释性低钠血症等一系列临床症状；子宫穿孔；电损伤等。

371. TURP 综合征的定义是什么？

TURP 综合征是由于灌洗液大量吸收后引起体液超负荷和(或)稀释性低钠血症所致的一系列症状和体征。高压灌洗和电切创面大面积血窦开放是 TURP 综合征发生的主要因素，一般发生于经尿道前列腺电切术或宫腔镜手术术中及术后。

372. TURP 综合征主要临床表现有哪些？

急性血容量增加、严重低血钠、神经兴奋、惊厥、血流动力学改变、肾衰竭、失明，偶尔会导致死亡。这一系列的临床症状主要是由于术中应用的不含电解质的冲洗液快速吸收入血所致。

373. TURP 综合征的预防措施有哪些？

减少 TURP 发生并降低其严重程度的预防措施集中于三点，这三点通常认为是最明显影响吸收的危险因素：① 囊内液体压力的大小。② 手术开放的允许液体进入的前列腺静脉的数量。③ 静脉或者腹膜后间隙暴露于高压液体的时间。治疗主要是针对低钠血症和低血压。治疗原则是利尿、纠正低钠血症、保护心脏、防治肺水肿和脑水肿以及纠正电解质紊乱和维持酸碱平衡等。

374. 腹腔镜肾上腺手术围术期常见并发症有哪些？

(1) 内脏损伤。

(2) 转变为开放手术。

(3) 出血。

(4) 代谢相关并发症。

(5) Cushing 综合征特异性危象。

(6) 神经损伤。

(7) 其他并发症(感染、胸膜撕裂、肾上腺皮质危象、心肌梗死、脑卒中、肺炎、腹壁短暂松弛、腹壁短暂感觉减退、慢性套管口疼痛、多系统器官衰竭和胃肠道出血、深静脉血栓和肺栓塞等)。

(刘学胜　李珺)

第十节　日间手术相关并发症

375. 日间手术的定义是什么?

虽然日间手术被广泛应用,但其精确定义在不同的国家和卫生体系中并不相同。为保持一致性,采用 IAAS 的共同创始人提出的定义:日间手术是患者在有计划的非住院情况下进行检查和手术,恢复时依然需要医疗机构,整个过程不需要在医院过夜。这个定义要求对患者的管理从开始就要计划手术当天离院,而且入院、手术、离院都在一天内完成。

376. 日间手术的种类有哪些?

五官科及口腔科:白内障手术、斜视矫正、鼓膜切开术、扁桃体摘除术、鼻中隔偏曲矫正术、拔牙术;普外科:腹股沟疝修补术、乳房肿块切除术、皮肤脂肪瘤切除术、部分甲状腺切除术、肛门以及痔疮切除术、经腹腔镜胆囊切除术、静脉曲张剥离或结扎;骨科:关节镜诊治、金属材料的取出(如骨钉、人工关节等);妇产科:刮宫术、子宫切开术、妇科腹腔镜诊治、妊娠终止术;泌尿外科:尿道切开术、前列腺激光切除术;各种内镜。

377. 哪些患者可以进行日间手术及麻醉?

ASA Ⅰ~Ⅱ级患者;ASA Ⅰ级患者并存疾病稳定在 3 个月以上,经过严格评估及准备,亦可接受日间手术;年龄:一般选择 1~65 岁的患者。但是,年龄本身不单纯作为日间手术的限定因素,65 岁以上的高龄患者能否进行日间手术,应结合手术、患者、麻醉、病情综合判断;预计患者术中及麻醉状态下生理功能变化小;预计患者术后呼吸道梗阻、剧烈疼痛及严重恶心呕吐等并发症发生率低。

378. 哪些患者不适合进行日间手术及麻醉?

全身状况不稳定的 ASA Ⅱ~Ⅳ级患者;高危婴儿或早产儿;估计术中失血多和手术较大的患者;因潜在或已并存的疾病可能会导致术中出现严重并发症的患

者(如恶性高热家族史、过敏体质者等);近期出现急性上呼吸道感染未愈者、哮喘发作及持续状态;困难气道;估计术后呼吸功能恢复时间长的病态肥胖或阻塞性睡眠呼吸暂停综合征患者;吸毒、滥用药物者;心理障碍、精神疾病及不配合的患者;患者离院后24小时无成人陪护。

379. 日间手术术前准备及检查有哪些?

对于行日间手术的患者,根据患者的现病史、既往史、拟行的手术情况进行个体化的术前实验室检查;对于有并存疾病的患者,仔细评估病情,安排合理的术前准备,必要时和相关学科医师共同商议选择合适的手术时机;术前常规禁食、禁饮、戒烟;做好患者的术前宣教以及咨询工作,同时履行告知义务,签署手术、麻醉知情同意书;原则上不需要麻醉前用药。对明显焦虑、迷走张力偏高患者可酌情用药。

380. 日间手术术后应如何术后随访?需要关注患者哪些方面?

(1) 患者出院后24小时内应常规进行术后随访,以电话随访为主;24小时后如患者病情需要,应延长术后随访时间。

(2) 及时了解患者是否出现麻醉和手术相关的并发症(如伤口疼痛、出血、感染、意识改变、恶心呕吐、头晕、全身麻醉后咽痛与声嘶、术后呛咳、椎管内麻醉后腰背痛和头痛、尿潴留等),并提供处理意见,情况严重者建议尽快到医院就诊,以免延误病情。

381. 日间手术禁食要求,术前及麻醉前用药应注意什么?

(1) 禁食禁饮:成人麻醉前禁食6～8小时,禁饮4小时,小儿禁食4小时,禁饮2小时。

(2) 术前已服用抗高血压药如α受体或β受体拮抗剂,应服用至手术当日清晨,如服用过儿茶酚胺递质耗竭剂(如利血平),术前应停用该药7～10天并改用钙离子通道阻滞剂。

(3) 成人内镜检查或治疗不使用麻醉前用药;实施椎管内麻醉或者全身麻醉只需使用抗胆碱药,并使用小剂量的镇静药,否则可导致患者术后苏醒时间和离院时间延长。

382. 什么是日间手术术后恶心呕吐,发生率为多少?

术后恶心、呕吐(postoperative nausea and vomiting, PONV)是延长日间手术

患者住院时间的第二大因素，仅次于疼痛。严重的 PONV 将影响患者进食、伤口愈合，并延迟术后出院。非常小型的手术的患者因为术中和术后对阿片类药物的需求降低，出现 PONV 发生率低于 5%。如果整体风险评估包括了离院后可能发生的后续呕吐，一些研究认为即使患者服用了止吐药，总体发生率也超过 40%。

383. 日间手术术后恶心、呕吐的危险因素有哪些？

麻醉因素：应用吸入麻醉药、N_2O、阿片类药物，大剂量应用拮抗肌肉松弛药如新斯的明，术中脱水；患者因素：女性、术后恶心呕吐史、晕动症史、不抽烟、过度焦虑、术后疼痛等；手术因素：部分特殊手术也会增加术后恶心呕吐的风险，如腹腔内手术、妇科大手术、腹腔镜手术、乳腺手术、神经外科手术、眼科手术和耳鼻喉手术。手术时间也是独立危险因素；术后因素：术后疼痛、头晕、过早行走、早期进食饮水。

384. 降低术后恶心、呕吐基线的推荐方法有哪几种？

（1）可使用区域麻醉尽量避免全身麻醉。
（2）麻醉诱导及维持使用丙泊酚。
（3）避免使用 N_2O。
（4）避免使用挥发性麻醉药。
（5）术中及术后阿片类药物剂量最小化。
（6）术中输注足够的液体。

385. 日间手术室发生空气栓塞症的原因及依据是什么？

腔镜手术出现气体栓塞，是由于静脉出现破孔，使得气腹时，气体可在压力作用下直接进入循环；手术操作使用过氧化氢冲洗伤口也有可能引起气体栓塞；麻醉中气体通过未连接好的静脉导管或人为意外推注空气；硬膜外麻醉也可能发生；泌尿外科经尿道前列腺电切时空气进入静脉窦。主要依据：

（1）食管或胸前听诊闻及"磨轮样杂音"。
（2）$P_{ET}CO_2$ 下降。
（3）超声发现心内气栓。

386. 日间手术麻醉期间发生空气栓塞应如何治疗？

（1）疑为空气栓塞应立即停止使用任何注入气体的方法，手术区域用盐水覆盖,阻止气体进入,保持头低臀高位。

(2) 使用血管活性药物处理循环异常。

(3) 如有心肺衰竭,立即进行心肺复苏、左侧卧位,心外按摩可将气泡打碎,迫使空气进入肺循环,恢复心室功能。

(4) 放置中心静脉压导管。中心静脉导管可放至空气池内尽可能将空气抽出,注入大量生理盐水促进血液循环。

(5) 高压氧治疗。

387. 日间手术麻醉期间口腔、咽、喉损伤发生的类型有哪些?

(1) 全身麻醉时置入喉镜或气管插管操作等可导致口腔上部软组织、咽、喉和气管损伤,组织水肿受损,术后发生咽痛、声音嘶哑或咳嗽。

(2) 患者在苏醒过程中牙齿咬嚼坚硬的气管插管或牙齿紧咬,也可能发生牙齿损坏。

388. 由气管插管导致的术后咽痛的定义是什么?它的发生率是多少?

气管内插管是全身麻醉最常见的操作之一,保证了气道安全,并且能够满足正压机械通气条件,减小了误吸风险。但是气管插管也可以导致一系列并发症,除牙齿损伤之外,最常见的气道并发症就是术后咽痛(postoperative sore throat, POST)。POST 是指术后口干、咽喉疼痛、吞咽时无力和疼痛并伴随咳嗽和声音嘶哑。气管插管被认为是 POST 发生最主要的原因,发生率为 21%～65%。

389. 术后咽痛发生的高危因素是什么?

高危因素包括三大类:

(1) 患者因素:女性,年轻患者以及术前有上呼吸道疾病史易发生 POST。

(2) 麻醉因素:气管导管插管比喉罩的发生率大(包括气管导管直径大、材质硬、套囊压力高、使用喉镜等会造成气道黏膜的损伤),肌肉松弛药的使用不当,吸痰方法,麻醉时间有一定影响。

(3) 手术因素:手术时间长及手术类型如声带手术会增加发生 POST 的风险。

390. 临床上有哪些药物可以防止术后咽痛,咽喉部损伤?

(1) 局部麻醉药:利多卡因在导管外涂,静脉注射利多卡因或者作为喷雾应用均可以减少术后咽痛。

（2）甾体类药物：可以通过多种方式发挥作用，包括：静脉注射地塞米松，导管或者套囊外涂抹曲安西龙，术前吸入氟替卡松或者布地奈德，均可降低POST的发生率，减轻严重程度。

（3）非甾体药物：局部应用盐酸苄达明，具有局部抗炎、局部麻醉和抗菌的作用。

391. 日间手术可以使用哪些非药物方法减少术后咽喉损伤？

（1）管理和改进套囊，套囊压力和POST关系密切，压力过大会直接损伤气道黏膜或减少黏膜血供。

（2）加强术中套囊压力的监测，检查套囊压力并调整到规定的限度，防止黏膜灌注减少，导致压力性坏死和神经麻痹或密封不够引起漏气。

（3）使用直径较小的管芯并轻柔拔除管芯来减少POST的发生。

（4）气管导管的型号大小以及质地等均可影响POST的发生。在不影响通气的情况下，选择较小型号的气管导管可以降低POST的发生率。

392. 日间手术发生苏醒期躁动的临床表现是什么？

苏醒期躁动（emergence agitation，EA）指在全身麻醉苏醒期即刻出现的一种伴有定向功能和感知功能改变的、对自身环境的认知和关注能力的障碍。多发生在全身麻醉结束后的30分钟内，以5~15分钟内的发生率最高，患者通常可表现为躯体和精神两方面的症状，即粗暴的动作和强烈或激动的情绪，一般在患者意识完全恢复后可自行缓解。

393. 日间手术患者发生苏醒期躁动的危险因素主要有哪些？

主要因素包括：麻醉苏醒过快但苏醒不全；眼科和耳鼻喉科等手术操作；疼痛、尿潴留、吸痰操作、导管刺激等刺激；七氟烷发病率要远高于丙泊酚麻醉；术前使用东莨菪碱可能致老年患者，术后出现定向障碍及烦躁不安，阿托品可导致术后谵妄的发生率增加；学龄前儿童的EA发病率较高，高龄患者也存在EA发病率增高的趋势；入室时紧张、焦虑的患者在陌生的环境中突然苏醒；有神经精神疾病的患者。

394. 在日间手术室麻醉药物如何选择，减少患者苏醒期躁动？

麻醉诱导时2 μg/kg的芬太尼可以显著减少短小手术后的EA，咪达唑仑在手术结束时 0.03 mg/kg 静脉注射可减少短小手术后的 EA；小儿麻醉中低剂量的氯胺酮(如 0.25 mg/kg)单次静脉注射具有预防 EA 作用；α 受体激动剂类镇静药，可乐定和右美托咪定在降低 EA 风险的同时，具有镇静和镇痛的作用；与挥发性麻醉药相比，采用瑞芬太尼加丙泊酚的全凭静脉麻醉可显著降低 EA 风险。

395. 引起日间全身麻醉后苏醒延迟的常见原因有哪些？

(1) 麻醉药物的绝对或相对过量：药物作用时间延长剂量过大；中枢对药物的敏感性增加。

(2) 年龄(高龄或婴幼儿)。

(3) 代谢性疾病：肝、肾、脑或内分泌系统的严重疾患；低氧血症和(或)高碳酸血症；酸中毒；低血糖；水、电解质平衡紊乱；低体温。

(4) 中枢神经系统损伤或功能障碍：脑缺血；卒中(出血或栓塞)；低血压；脑水肿；血清素综合征；中枢抗胆碱能综合征；术后谵妄或术后认知功能障碍。

396. 全身麻醉后苏醒延迟的处理原则有哪些？

支持疗法，无论何种原因引起的苏醒延迟，首先是保持充分的通气，维持循环稳定，维持内环境的稳定；及时而必要的实验室检查，电解质及动脉血气分析等，若有异常则可进行纠正；避免麻醉过浅，增加患者的应激水平并危及气道等安全；若是吸入性药物麻醉过深，在停止给药并保持充分通气后，当可逐渐苏醒；若疑为麻醉性镇痛药和肌肉松弛药联合用药的残留作用，在排除肌松残余的情况下，一般可先拮抗麻醉性镇痛药(如纳洛酮)的效应。

397. 日间手术麻醉期间的神经干丛损伤见于哪些局部麻醉？

麻醉后出现神经损伤的概率较低，主要有 3 种类型：① 区域阻滞麻醉，因为麻醉操作技术不当而导致的麻醉后神经损伤。② 椎管内麻醉，与麻醉所使用的药物有关，最严重的是患者脊髓或神经根损伤，出现持续性的神经性功能障碍。③ 中枢神经系统损伤，当遇到一些特殊情况例如局部麻醉的药物进入血管、使用过量的麻醉剂等，可能会导致患者长期血压不正常或者是心脏骤停。

398. 局部麻醉引起脊神经损伤的原因主要有哪几点？

(1) 麻醉操作过程中直接损伤神经。

(2) 药物误入硬膜下腔或蛛网膜下腔。

(3) 局部麻醉药物引起的神经损伤和术后短暂神经症状。

(4) 硬膜外血肿和脑膜炎各硬膜外脓肿压迫。

399. 日间手术的术后疼痛带来的不良作用有哪些？

日间手术后，患者所抱怨和出现非预期再入院的主要原因之一是疼痛，疼痛多见于术后 24 小时，若实施充分的镇痛可以减少并避免诸多的术后并发症。围术期疼痛可影响呼吸，不敢呼吸和咳嗽导致肺活量下降、低氧血症、分泌物潴留和肺不张，引发心动过速、心肌耗氧量增加及心肌缺血等心血管效应。疼痛导致活动受限引发的深静脉血栓形成、胃排空延迟导致的恶心、呕吐等一系列不良反应。

400. 日间手术的术后疼痛发生率？治疗原则是什么？

术后疼痛控制不佳是日间手术患者术后留院时间延长或再次入院的主要原因之一。即便在麻醉恢复室疼痛已得到控制，出院后中重度疼痛的发生率仍可高达 35%。治疗原则：① 宜选用口服方式控制疼痛的发生，根据患者的个体需要定时评估和调整镇痛方案。② 联合弱阿片类用药控制重度疼痛，避免使用强阿片类药物。③ 坚持定期服药和疼痛出现前服药。④ 疼痛治疗用药从最小有效剂量开始，用药剂量个体化。

401. 日间手术常用术后疼痛的评估方法是什么？

成人及 6 岁以上儿童可采用视觉疼痛模拟评分（VAS）进行疼痛评估，也采用数字评分法（NRS）。后者在术后早期或出院后评估患者疼痛时更容易使用。3 岁以上的儿童，推荐 Wong-Baker 面部表情评分量表和 FLACC 量表。

402. 评估老年人日间手术核心问题是什么？

老龄本身及其伴随的并发症使患者对日间手术的安全性有所顾忌。日间手术麻醉的关键是安全和快捷，其中麻醉恢复期的质量和安全是核心问题。评估老年人是否适合日间手术主要应考虑手术类型、可选的麻醉方式、合并疾病的严重程度及控制情况、围术期的风险评估、意外住院的可能性及离院回家后的护理条件。

403. 年龄老化是否是日间手术独立禁忌因素？

要求接受日间手术的老年人处于完好健康的状态是不现实的，ASA 分级常大于Ⅱ级。对于老年人的年龄应客观合理看待，因为年龄老化引发的病理生理改变是不可逆的过程,一些伴发疾病也难以完全治愈。尽管老年人的年龄与围术期不良事件发生有关,但出现严重后果的发生率并不高,且年龄与术后非预期住院率没有明显相关性。因此,年龄本身并不是日间手术的独立禁忌因素,应结合手术大小、部位、病情综合判断。

404. 日间手术老年人术后发生高血压并发症应如何处理?

麻醉过浅、麻醉阻滞平面不够、手术刺激过强、自主神经阻滞不完善密切相关等可使老年患者产生极大的应激反应。① 适当加深麻醉,或给予血管扩张药一般均可控制。② 必要时静脉滴注硝酸甘油或中、短效的降压药。伴有心率增快者,可选用β受体阻滞剂如艾司洛尔、美托洛尔等。③ 术毕苏醒期及术后早期出现的高血压,可能由伤口疼痛、气管内抽吸痰液等因素引起,可用小剂量降压药控制。④ 术后有效的镇痛技术也十分重要。

405. 日间手术老年人术后发生循环抑制并发症应如何处理?

老年患者心血管功能及交感-肾上腺系统功能降低是产生循环抑制的重要原因。其次还包括全身麻醉药的抑制作用、椎管内麻醉所致的交感阻滞、相对血容量降低、神经反射和体位的变动。对于血容量不足所引起的低血压,应迅速补充血容量。对心功能较差者,控制输液速度,给予强心药物。出现严重的血压下降等危急情况,可先静脉给予多巴胺或麻黄碱等药物提升血压,然后再查找原因,予以处理。

406. 日间手术老年人术后发生呕吐、反流与误吸并发症应如何处理?

老年患者在围手术期发生呕吐、反流与误吸的严重后果,在于胃内容物的误吸,造成急性呼吸道梗阻和肺部其他的严重并发症。① 一旦发生呕吐、反流,立即头低位,头偏向一侧,清除积存于咽部和口腔内的胃内容物。② 如果发生误吸,立即清理气道,保持气道通畅,如果有大量酸性胃内容物误吸,可行支气管内吸引和冲洗。③ 纠正低氧血症,维持循环稳定,可酌情应用抗生素治疗继发性肺炎。

407. 为减少日间手术老年患者术后发生并发症,围术期麻醉应如何管理?

(1) 麻醉方式:局部麻醉和神经阻滞是较好的选择,必要可辅助适当的镇静。但许多的老年日间手术需在全身麻醉下实施,多用静脉复合麻醉或静吸复合麻醉。

(2) 麻醉药物使用量:老年人应个体化、缓慢、小剂量给药。

(3) 麻醉药物种类:选择短效作用的丙泊酚、七氟烷、瑞芬太尼、咪达唑仑。阿片类药物应控制在最小剂量。

（4）通气方式选择喉罩不仅提供了良好的声门上通气方式,减少了气管插管相关并发症(呛咳、咽喉损伤)。

408. 小儿手术选择日间手术室的优势是什么？

因儿童的生理特性,在术前准备和等待手术期间,容易出现上呼吸道感染等相对手术禁忌证,疾病严重者需要先行内科治疗,不得不延迟手术,但此时患儿已办理住院,完成了部分实验室检查。如若出院,不仅对患儿造成不利影响,也加重了医务人员的工作负担。在日间,患儿仅在手术当天住院,术前准备在门诊完成,术后恢复快,以缩短住院时间,减少住院费用,降低感染及住院并发症发生。

409. 日间患儿手术术前准备有哪些特殊要求？

（1）术前用药：减少患儿与家人分离产生术前焦虑、麻醉诱导（静脉或吸入）平稳。药物可根据患儿既往就医经历、年龄和性格、父母控制焦虑的能力选择,小于6个月的患儿一般无需使用术前用药。

（2）家长陪伴麻醉诱导有助于减少患儿焦虑。经验性预防策略如不给孩子脱衣服、裹在毛毯里保暖或使用奶嘴等有助于提升患儿的舒适度。

410. 日间手术患儿术后并发症有哪些？呼吸系统并发症危险因素有哪些？

影响出院的主要并发症包括术后恶心呕吐、行为异常、呼吸和心血管并发症。围术期呼吸系统并发症包括喉痉挛、支气管痉挛、气道梗阻、呼吸道感染、低氧血症、阻塞性睡眠呼吸暂停等。危险因素有新近上呼吸道感染和上呼吸道感染急性期,发生率较正常患儿高出2~7倍；一些特殊患儿,如年龄＜1岁、早产儿、哮喘病史、父母抽烟史等会导致术后低氧血症发生率更高。

411. 术后患儿发生低氧血症、阻塞性睡眠呼吸暂停(OSA)不良事件的危险因素是什么？

对于成人,低氧血症、阻塞性睡眠呼吸暂停并不会增加非计划性住院率。但对于儿童,这些事件的发生具有明显的相关性。OSA的危险因素有肥胖、特定综合征(如 Down 综合征)、扁桃体和腺样体肥大等。OSA、年龄＜2岁、肥胖、哮喘、肺炎、颅面部畸形等为患儿术后发生低氧血症的高危因素。

412. 小儿日间手术麻醉期间的麻醉用药注意事项有哪些？

（1）不配合或建立静脉通路困难的患儿，宜选择吸入麻醉药诱导。七氟烷使用最广泛，诱导平稳且不良反应最小。

（2）静脉麻醉用药需进行个体化选择，主要选择起效迅速、消除快、无明显不良反应和不适感的麻醉药物如丙泊酚、瑞马唑仑等。

（3）日间手术可以合理使用肌肉松弛药，只要在神经肌肉功能监测下可被拮抗。

（4）阿片类药物由于其呼吸抑制、过度镇静和恶心、呕吐等不良反应，并非儿科日间手术理想药物。推荐术中使用瑞芬太尼等短效阿片类药物。

413. 日间小儿手术应如何麻醉管理以预防和减少术后并发症？

根据不同的手术方式，选择相应的麻醉方法，使患儿平稳度过围手术期，减少并发症的发生。

（1）麻醉前准备充分：评估是否有术前高热、上呼吸道感染等，改善患者全身状况。

（2）合理选择麻醉方式和药物种类剂量，手术时间不宜过长。

（3）麻醉期间时刻监测生命体征和药物累积剂量，防止出现呼吸循环抑制。

（4）合理进行输液，防止输液过多或输液不足。

414. 日间小儿手术选择气管插管的拔管注意事项是什么？

小儿短小手术（30分钟以下）多选择气管插管，多数麻醉并发症与拔管时间有关。过早拔管可能导致气道梗阻、低氧血症、肺水肿、心动过缓和苏醒延迟。避免出现此类问题的关键在于等小儿保护性气道反射恢复、肌张力恢复满意、神志清醒后拔管。患儿完全清醒时拔管，主要观察患儿能否主动呼吸、张嘴、肢体的活动和呛咳后自主呼吸的恢复。苏醒期尽量少刺激患儿，以最大程度减少咳嗽和导管的刺激。完成拔管前应保留所有应有的监测。

415. 日间手术之一：原发性下肢大隐静脉曲张相关手术的常见并发症是什么？

日间手术方法包括：① 高位结扎大隐或小隐静脉。② 大隐或小隐静脉主干及曲张静脉剥脱。③ 结扎功能不全的交通静脉，对有色素沉着或溃疡者尤为重要。此类手术的并发症有切口的出血、渗血、感染等；隐神经的损伤，即小腿皮肤会出现麻木的感觉；股静脉血栓及深静脉血栓形成；大隐静脉及其周围组织的热损伤等。

416. 如何预防和处理原发性下肢大隐静脉曲张相关手术并发症？

术后应注意应用抗生素预防感染，术后加压包扎患肢约3天，伤口换药。术后随访应关注患者1~2周拆线，切口愈合情况，抬高患肢，早期下床活动，避免久站。彩超深静脉复查，了解深静脉回流情况。

417. 日间手术之一：腹股沟斜疝相关手术的常见并发症是什么？

常见手术包括弗格森法（Ferguson method）、巴西尼法（Bassini method）、哈斯特德法（Halsted method）、休尔德斯法（Shouldice method）、麦克凡法（Mcvay method）、疝成形术（tension-free hernioplasty）、经腹腔腹膜外修补术（transabdominal preperitoneal repair，TAPP）。此类手术的并发症有：复发；慢性疼痛；感染；血清肿：相对来讲比较常见的并发症，其发生率为3%~5%，大部分患者可以逐渐自行吸收。

418. 如何预防和处理腹股沟斜疝相关手术的并发症？

术后关注患者切口愈合情况；阴囊有无积液、积血。① 托起阴囊以利阴囊淋巴回流，减轻阴囊水肿。② 观察切口，阴囊有无血肿，如有血肿并有波动，可予抽吸。③ 术后1周拆线，出院休息2周，3个月避免重体力劳动。

419. 日间手术之一：痔、肛瘘相关手术的常见并发症是什么？

（1）尿潴留。

（2）出血，由于术中结扎不牢或止血不彻底所致称原发出血。根据病情选用压迫止血或在麻醉下结扎缝合止血。

（3）狭窄，因过多切除肛门部皮肤或结扎过多痔蒂黏膜引起。

（4）粪便嵌塞，直肠内蓄积大量粪块所致。手术后服用液状石蜡，可防止便秘。

（5）其他并发症还有感染、外痔残留过多、大便失禁、术后所致的黏膜外翻、黏膜外脱等。

420. 如何预防和处理痔、肛瘘相关手术的并发症？

（1）术后12小时限制液体量，少用镇静剂，早期起床活动，减少肛管部压迫刺激，可减少术后疼痛及尿潴留。

（2）术后出血根据病情选用压迫止血或在麻醉下结扎缝合止血。主要是看是否有以上并发症的情况发生。如有以上症状者，及时来院复诊治疗。

(3) 狭窄可用扩肛疗法,狭窄严重者,则需手术纠正。
　　(4) 手术后服用液状石蜡,可防止便秘。
　　(5) 术后注意饮食卫生,避免腹泻,避免劳累,调理饮食,软化大便。

421. 日间手术之一：甲状腺手术的常见并发症是什么？
　　(1) 术后呼吸困难和窒息,多发生在术后 48 小时内。
　　(2) 喉返神经损伤。
　　(3) 喉上神经损伤,损伤外支引起声带松弛,音调降低,内支损伤发生呛咳。
　　(4) 手足抽搐。

422. 如何预防和处理甲状腺手术的并发症？
　　(1) 常规预防性应用抗生素 1 天,术后常规床旁备气管切开包。术后注意伤口引流液的量及色。麻醉清醒后可予半流质饮食。
　　(2) 随访关注切口愈合、发音及手足麻木情况。
　　(3) 术后呼吸困难或双侧喉返神经损伤引起窒息必须立即进行床旁抢救,剪开缝线,敞开伤口,去除血肿。必要时施行气管切开。
　　(4) 抽搐发作时静脉注射 10% 葡萄糖酸钙溶液 10～20 mL 可缓解。一般 2～3 周后,未受损伤的甲状旁腺代偿性增大,症状可消失。

423. 日间乳房肿瘤切除术相关并发症如何处理？
　　乳房切除术术后并发症有感染、血肿形成等。
　　(1) 根据肿瘤大小以及有无放置引流,术后给予口服抗生素 1 天,术后换药 1～2 次,1 周左右拆线。
　　(2) 随访时应注意切口下有无积血或积液,如有应及时处理并加压包扎切口。
　　(3) 门诊复查,切口愈合情况。
　　(4) B 超、钼靶检查随访。

424. 骨科常见日间手术病种有哪些？
　　(1) 半月板损伤,是膝关节旋转、内翻或者外翻等动作产生对于膝部异常作用力的情况下,半月板填塞到关节接触面内,产生半月板撕裂或其边缘部从关节囊剥离的一类膝关节疾病。
　　(2) 腘窝囊肿,多发生在半膜肌腱滑囊和腓肠肌内侧头与半膜肌之间的滑囊,并常与关节腔相通。

（3）坐骨结节滑囊炎，位于臀大肌与坐骨结节之间。

（4）内植物取出术。

425. 日间手术之一：膝关节相关手术的并发症有哪些？

（1）术后关节积液、积血。

（2）组织水肿。

（3）膝关节僵直，多见于半月板缝合术后患者，佩戴膝关节支具以后，没有及时行关节活动度锻炼。

（4）静脉血栓。

（5）关节腔内感染。

426. 如何预防和处理膝关节手术的并发症？

（1）可以通过加压包扎、关节穿刺抽液，如果反复出现关节积液，予以小剂量类固醇注射治疗。

（2）组织水肿无需特殊处理，一般1~3天内可以自行消退。

（3）膝关节僵硬应及时积极进行功能锻炼。

（4）术后下肢弹力绷带加压包扎，早期下床锻炼，促进血液循环，预防血栓。

（5）术后出现感染，积极予以抗感染治疗。如果抗生素无效，可以行关节灌洗引流术。

427. 骨科内植物取出术可能出现哪些神经损伤？

神经和大血管损伤，如取肱骨内置物时防止桡神经损伤，取锁骨内置物时防止锁骨下血管损伤，取胫腓骨上端内置物时防止腓总神经损伤，取胫腓骨下端内置物时防止胫前血管损伤，取桡骨上端内置物时防止桡神经深支损伤。

428. 日间手术之一：无张力经阴道尿道中段吊带术的并发症有哪些？

日间无张力经阴道尿道中段吊带术的手术对象为单纯性女性压力性尿失禁（压力性尿失禁指喷嚏、咳嗽或运动等腹压升高时出现不自主的尿液自尿道外口漏出）。此手术并发症有：膀胱穿孔、术后出血和耻骨后血肿、逼尿肌外括约肌不协调性尿失禁、排尿困难、吊带排斥、神经损伤、阴道伤口感染、阴道前壁撕裂等。

429. 如何预防和处理无张力经阴道尿道中段吊带术相关并发症？

(1) 随访应了解术后是否有尿失禁以及尿失禁的量、次数以及生活质量。

(2) 术后当天平卧，置导尿管，拔出尿管及阴道纱条前了解排尿情况及测定尿流率。

(3) 若术中出现膀胱穿孔则应保留导尿管 1 周，且转入病房治疗。

(4) 术后排尿困难者与吊带悬吊过紧有关，早期可间歇导尿，必要时可在局麻下松解或切断吊带。

(5) 术后出血和耻骨后血肿可通过充盈膀胱及阴道纱条压迫止血。

430. 日间手术之一：逆行性尿路造影的并发症有哪些，如何预防？

此类手术是经尿道在膀胱镜下将输尿管导管插入输尿管、肾盂，经导管将造影剂直接注入肾盂、肾盏内行造影的方法。并发症有：疼痛、少尿或无尿、血尿、感染、造影剂逆流、输尿管、肾盂穿孔。逆行性尿路造影术后应在日间病房观察 1 天，了解有无并发症发生；嘱患者多饮水，避免憋尿，必要时口服抗生素预防感染；定期复查 B 超或膀胱镜。

431. 日间手术之一：精索内静脉高位结扎术的并发症有哪些，如何预防？

(1) 精索内静脉高位结扎术针对精索静脉曲张患者，操作方便，优于腹股沟入路，适合日间手术操作。术后并发症有感染、血肿等。

(2) 手术当日及次日需常规静脉滴注抗生素预防伤口感染，注意观察有无阴囊血肿的形成，术后如出现阴囊血肿，则建议转入普通病房，加强抗感染治疗；若无伤口血肿等并发症，可准予出院，建议患者术后 1 周复诊并拆除伤口缝线。

432. 日间手术之一：卵巢囊肿手术的并发症及术后注意事项有哪些？

卵巢囊肿手术包括：卵巢囊肿剥离术、附件切除术、卵巢楔形切除术。

(1) 并发症有：切口感染、脂肪液化、肠粘连、压疮、坠积性肺炎、深静脉血栓、一侧卵巢功能下降。大的卵巢囊肿容易出现囊肿蒂扭转、破裂、感染，甚至恶变等。

(2) 术后留院观察 24～72 小时，注意生命体征的变化，术后 6 小时进流质，第 2 天开始半流质，嘱早下床活动；抗生素用 2～3 天，若体温持续不退，腹部检查有明显压痛即转入病房继续观察治疗。

433. 宫颈高频电波刀环切除术手术并发症及处理？

（1）术时及术后出血：术后出血大部分由于结痂脱落或创面感染所致。可通过宫颈注射肾上腺素、创面电凝止血、明胶止血海绵填塞纱布止血。

（2）阴道壁损伤：手术应充分暴露术野，必要时穹隆处填塞纱布。

（3）盆腔感染：术前应严格控制阴道微生物，出现急性炎症应及时予以抗感染治疗。

（4）宫颈狭窄：虽然发生率不高，但应引起注意，特别是未育妇女治疗时不要切除过深，尤其是宫颈管。

434. 日间手术之一：不孕症患者宫腔镜检查的并发症及处理？

（1）并发症有：术中及术后出血；子宫穿孔、人流综合征、空气栓塞、TURP综合征（稀释性低钠血症）；术后感染；术后月经模式改变；术后宫颈内口粘连、宫腔粘连等。

（2）预防感染、禁性生活半月。对子宫黏膜下肌瘤、子宫内膜息肉、子宫畸形、宫腔粘连等患者择期行宫腔镜电切术。

435. 支撑喉镜下声带息肉切除手术的并发症有哪些？

（1）牙齿的脱落。在支撑喉镜手术的支撑喉镜导入的过程中，如果有松动牙齿有可能会造成牙齿脱落，造成患者窒息。

（2）软腭擦伤和黏膜下淤血。

（3）声韧带损伤。声带黏膜下的声韧带如果受损伤，手术以后患者声音嘶哑的症状改善不明显甚至会加重。

（4）喉水肿。全身麻醉下支撑喉镜下声带息肉切除，在插管的时候会刺激声带以及气道，可以造成手术以后的喉水肿，严重的会发生呼吸困难，甚至窒息。

（5）舌体麻木。

436. 如何预防和处理支撑喉镜下声带息肉切除手术的并发症？

（1）术前仔细检查患者有无义齿及牙齿松动。

（2）术中应用口腔科弹性打样膏充分保护好上牙，尽量避免用上牙做支点，使喉镜上提插入喉腔。

（3）在手术中喉镜应保持正中位，充分利用光源直视下沿悬雍垂，挑起会厌，暴露声带。

（4）舌体麻木系压迫舌体时间过长，舌根部血管、神经暂时性障碍导致，短时间可自行恢复。

（5）术后出现呼吸困难及窒息应立即行紧急气管切开。

437. 耳前瘘管切除术的并发症有哪些？如何预防？

（1）并发症有感染、局部出血、瘘管复发、无效腔形成、面神经及颞浅动脉损伤等。

（2）手术中应仔细分离瘘管，当瘘管、囊肿与软骨粘连剥离困难时可切除该部位部分软骨防止复发；病变较深时，手术中分离瘘管要注意面神经及颞浅动脉的损伤；过大、过深的术腔术后要置引流管；切口要稍加压包扎，防止无效腔形成；术后应用抗生素预防感染；术后随访观察局部伤口出血情况及愈合情况。

438. 扁桃体切除术后的并发症有哪些？如何处理？

并发症有术后出血；术后感染；术后形成瘢痕；创口白膜；创口疼痛等。感觉有异物感、不适感，这都是有可能的并发症。

（1）术后出血：患者若不断出现吞咽动作，提示有活动性出血，应立即进行咽部检查，查明出血部位，用纱布球加压，止血钳夹住出血点后结扎或缝扎止血或用电凝止血。

（2）应用抗生素预防感染。

（3）白膜是正常反应，对创口有保护作用，可自行脱落。

（4）创口疼痛，可适当用镇静止痛药物。

（5）术后保持口腔卫生。

439. 鼻中隔偏曲纠正术的并发症有哪些？如何处理？

并发症有鞍鼻、鼻中隔穿孔、血肿及脓肿、头痛、鼻痛等。

（1）术中去除中隔软骨时勿去除过多，易引起鼻梁下塌形成鞍鼻。

（2）术中尽量不要损伤黏膜，以防止鼻中隔穿孔。

（3）术中要完全彻底的止血，防止血肿形成。

（4）术后患者取半坐位，鼻部冰敷一日。若形成粘连，分离后置入凡士林片，以待创面上皮化。

（5）术后予抗生素治疗，如有头痛、鼻痛给以止痛剂。

（6）半个月内禁止擤鼻，避免感冒，关注鼻腔通气改善情况。

（陆姚　孙月）

第十一节 介入手术相关并发症

440. 介入手术中常见的介入性放射检查和治疗有哪些?

目前介入性诊断主要有：透视下的心导管及造影剂检查，可对心脏、大血管畸形或病变进行压力、血气分析测定等检查；其他部位的造影如脑血管、脑室、肝肾动脉造影等已逐步被 CT、MRI 取代。介入治疗方面主要为心导管治疗，借助电视屏幕观察和用充水球囊导管进行二尖瓣、肺动脉瓣扩张术或行房间隔缺损修补或阻塞动脉导管未闭等。

441. 介入手术麻醉与其他手术麻醉有什么不同点?

（1）诊断性检查通常需要在 X 线、B 超、CT 或 MRI 等场所进行，可见度低，急救物品有限，给麻醉操作和病情观察带来很多不便。

（2）X 线机为高电压装置，应禁用易燃、易爆的麻醉药。

（3）麻醉医师应注意辐射安全，穿戴防护衣和甲状腺护围，尽可能避免辐射暴露，同时必须加强对患者的监测，高度警惕和预防意外事故的发生。

（4）检查和治疗场所较封闭，室内空气易被吸入麻醉药污染，须配备废气清除装置。

442. 手术室外麻醉药物选择有哪几种?

手术室外麻醉绝大多数可在局部麻醉、轻中度镇静或镇痛（清醒镇静）下完成，对于成人的一线药物通常是苯二氮䓬类与阿片类药物的联合使用，咪达唑仑和芬太尼是最常用组合。丙泊酚可使患者快速达到深度镇静/麻醉状态，常用于临床作为患者短时的深度镇静或麻醉状态。

443. 有特殊体位需求的介入手术麻醉存在什么风险?

介入检查治疗中有时患者需长时间固定于某种姿势，或多次大幅度挪动患者躯体或身体的某些部位。在麻醉状态下，体位改变可严重干扰呼吸和循环功能的稳定，有时亦可发生呼吸道梗阻、气管导管扭曲或移位（误入支气管或脱出声门）等，造成各种意外事故。

444. 诊断性检查与介入性诊断治疗的麻醉处理原则是什么？

（1）对患者的主要病理生理改变和并存疾病有全面了解，充分评估心、肝、肾等损害程度和代偿能力。

（2）术前解除患者紧张恐惧心理，避免引起交感-肾上腺髓质系统的一过性兴奋。

（3）麻醉的选择取决于手术所需麻醉的深度，患者机体情况，实施术式，检查的环境与条件。

（4）熟悉各种检查的主要操作步骤，麻醉深度的维持既要与检查步骤相配合，也要做到术后快速清醒。

（5）持续监测患者氧合、通气、循环与体温变化。

445. 造影剂或其他药物的术后不良反应有哪些？

主要包括：

（1）造影剂本身毒副作用，如碘造影剂会造成刺激性脸红、恶心呕吐、胸痛、皮肤瘙痒、皮疹、过敏性休克、造影区域缺血、影响其他脏器的功能等。

（2）碘造影剂可能会导致短暂性肾功能不全，最常见于糖尿病相关肾功能减退患者，对于服用二甲双胍的糖尿病患者可发生危及生命的高乳酸血症。在使用造影剂前48小时应停服双胍类降糖药，在肾功能稳定后再恢复用药。

446. 什么是脑血管造影术？它的分类有哪些？

脑血管造影术指注射造影剂到颈内动脉以观察脑部血管解剖异常情况，分为择期造影和急诊造影两类。

（1）择期造影多是疑诊为颅内肿瘤、脑血管瘤或动静脉畸形的患者，全身情况多数较好。

（2）急诊造影常见于颅脑外伤或颅内占位性病变、病情恶化出现脑疝者，多属紧急危重患者，可伴昏迷、颅内压增高、呕吐、误吸、脱水、电解质紊乱，有的患者呼吸已停止，需行人工呼吸。

447. 行脑血管造影术期间麻醉方式应如何合理选择？

（1）清醒合作的成年人在施行脑血管造影术时可以选择局麻。由于注入造影剂的瞬间常引起头部短暂的异常感觉或眼球后疼痛，可能会引起头部活动。因此，可在造影前给予适量镇静催眠药。

（2）儿童和浅昏迷不能合作者需采用基础麻醉或全身麻醉。基础麻醉下行颈动脉或椎动脉穿刺时,应辅助采用局部浸润麻醉。

（3）全身情况极差和呼吸抑制的患者,均应选择气管插管下全身麻醉,酌情采用静脉复合麻醉或静吸复合麻醉。

448. 脑血管造影术麻醉选择应注意什么问题？

应当考虑患者的病理情况,对于颅内压升高、蛛网膜下隙出血、脑动脉瘤或动-静脉畸形等患者,血压升高可增加颅内出血的危险,围术期应有效控制平均动脉压及颅内压的波动,气管插管时也应避免血压升高。可给予利多卡因、艾司洛尔或拉贝洛尔减少气管插管反应,穿刺部位局部麻醉可减少疼痛刺激,拔管期间给予适当的镇痛、止吐、抗高血压等药物,可减轻拔管刺激导致的血压波动。

449. 脑血管造影术的术后并发症有哪些？

（1）颈动脉血肿：大的血肿可压迫气道,引起呼吸困难。

（2）失血引起循环衰竭。

（3）注射造影剂可导致血管扩张引起暂时性低血压。

（4）高浓度造影剂快速注入,可诱发急性脑水肿,有时可见暂时性意识丧失和颜面潮红。

（5）颅内动脉血栓形成可导致失明或长时间呼吸抑制,甚至发生心脏停搏。

（6）其他还有粥样斑块脱落栓塞、出血、血栓形成或穿刺部位血肿等,总发生率为8%～14%。

450. 发生脑血管造影术后的神经并发症危险因素有哪些？

（1）神经并发症常见于老年、卒中、脑缺血病史及高血压、糖尿病、肾功能不全等的患者。

（2）操作时间过长、造影剂用量大及应用较粗的动脉内导管也会增加神经并发症的发生率,麻醉药物的选择应注意使用短效药,便于术后快速唤醒,能迅速进行神经学检查。

451. 发生脑血管造影术后并发症应如何处理？

（1）颈动脉血肿较大应做相应处理,去除血肿,必要时需行气管造口术。

（2）及时补充循环血量和液体。

(3) 暂时性低血压,一般静脉注射高渗葡萄糖均能恢复。

(4) 发生急性脑水肿,必要时行紧急脑外科手术,保持呼吸循环稳定。

452. 血管栓塞治疗的定义是什么,临床应用有哪些?

血管栓塞治疗是注入异物到血管内,刺激血管内血栓形成。常用的栓塞物有聚合塑料硬化剂等。血管栓塞治疗适用于无法夹闭的颅内动脉瘤、动脉瘤蛛网膜下隙出血后继发脑血管痉挛、对急性卒中进行超选择性栓塞治疗及中枢神经系统肿瘤的手术前减少血供。

453. 脑血管栓塞治疗的麻醉方式有哪些?

(1) 由于栓塞可以引起疼痛,因而常常需要麻醉或使用镇痛剂,密切监测下使用清醒镇静有助于在术中及时发现和避免神经系统并发症。镇静可单独用药也可以联合用药,如苯二氮䓬类、阿片类、右美托咪定或者丙泊酚等。

(2) 全身麻醉可以使用吸入麻醉或全凭静脉麻醉,原则是保证患者苏醒迅速平稳有利于神经功能的评定和避免并发症的发生。

454. 脑血管栓塞治疗麻醉注意事项包括哪些内容?

(1) 预防性给予止吐药,避免术中咳嗽与躁动,防止栓塞物脱落和颅内出血发生。

(2) 对于术中不必进行唤醒和神经功能评估的,麻醉方法同神经外科全身麻醉。对需要进行术中唤醒和神经功能评价的手术需要对患者进行术前宣教与训练。

(3) 手术中除了常规监测外,通常需要进行直接动脉压的监测,以利于术中及时准确调整和控制性血压。

(4) 为防止栓塞并发症,术中常给予肝素治疗。

455. 脑血管栓塞手术的并发症有哪些?

脑血管栓塞手术通过介入的手段促使血管狭窄的再通,恢复脑组织的血流量,避免脑组织的缺血坏死。一般在早期可以给予动脉取栓治疗,或者可以行血管内支架植入术。相关的并发症有:① 血管内膜细胞损伤,引发出血或血管破裂。② 栓子脱落引发其他血管闭塞,导致肢体麻木无力、偏瘫。③ 再灌注损伤,脑水肿,影响大脑的正常功能,造成昏迷等表现。④ 远期并发症,包括偏瘫侧肢体的萎缩、下肢静脉血栓、压疮等。

456. 如何预防脑血栓栓塞手术术后并发症？

术后一定要注意监测血压的变化，避免血压过高，在术中或者术后，必须要密切观察患者意识状态和生命指征变化，防止相关并发症的出现。

457. 心导管检查、心导管造影的临床定义和应用是什么？

心导管检查与治疗是经动脉或静脉放置导管到心脏或大血管可以检查心脏的解剖、心室的功能、瓣膜和肺血管的解剖及心室内的压力和血管的结构，注射造影剂还可以观察更多结构。心导管检查和心血管造影是用来诊断先天性和后天性心脏病及血管疾病（特别是冠状血管疾患），它已经成为目前临床上常见的检查和治疗手段。

458. 心导管检查的麻醉对患者的要求包括哪些？

（1）患者绝对安静配合，无兴奋挣扎和随意活动。

（2）检查中必须保持呼吸和心血管状态的相对稳定，维持动脉血氧分压和二氧化碳分压正常，保持麻醉平稳。

（3）对于成人手术大多可在局部麻醉下完成，患儿和不能配合者则必须在镇静或镇痛法联合局部麻醉或全身麻醉完成。

459. 心导管检查、心血管造影及心导管介入性治疗的麻醉管理应该注意什么？

（1）心导管检查多数在局部麻醉下完成。而婴幼儿、学龄前儿童或紧张难于配合的成年人需要用全身麻醉。

（2）心血管造影需快速注入造影剂导致患者不适，要有一定深度的麻醉。婴幼儿以气管内麻醉为安全。

（3）在注入造影剂之前作过度通气以提高肺内压和肺循环压力，减慢回心血流，从而延长造影剂的停留时间。

（4）术前应尽可能纠正电解质紊乱、心肌缺血、已存在的心律失常，检查中需维持血压、心率稳定。

460. 心导管检查术后常见并发症包括哪些？

心律失常：心导管检查，左心导管和冠状动脉造影较常见。低血压：缺氧、麻醉过深、造影剂刺激可引起的周围血管扩张,使血压下降;心力衰竭、急性肺水肿;心功能不全患者可因精神过度紧张、导管刺激、加压注入造影剂而诱发;导管相关并发症,如冠脉破裂和血栓栓塞事件;血管穿刺导致出血、感染或缺血;晕厥、急性脑缺氧;肺动脉高度狭窄、法洛四联症可因导管通过狭窄的右心流出道堵塞血流,或因缺氧诱发漏斗部痉挛,引起晕厥。

461. 心导管检查术的并发症之一:心律失常有哪些?

较常见的心律失常为窦性心动过速和室上性心动过速,亦可因导管持续刺激而转为窦性心动过缓,继发血压下降。频发室性期前收缩或二联律亦常见,如出现持续性室性心动过速、多源性室性期前收缩或三度房室传导阻滞,极易发展成心室颤动或心脏停搏。

462. 心导管检查出现的心律失常应该如何处理?

窦性心动过缓,继发血压下降,此时应静脉注射阿托品。故在偶见室性期前收缩或二联律时,除静脉注射利多卡因外,应暂停检查,待心律失常消失后再继续检查。如发生频发室性期前收缩或室性心动过速,必须立即停止检查,并给予相应药物治疗。同时,密切观察血压和呼吸变化,吸入高浓度氧,维持生命体征稳定。一旦发生室颤,应立即除颤并按心肺复苏处理。

463. 心导管检查出现晕厥、急性脑缺氧等并发症应如何处理?

晕厥临床表现为神志模糊、面色苍白、出汗、血压下降、脉搏弱、心动过缓和瞳孔散大。处理应立即将导管撤出心脏并停止检查,头低位,吸纯氧,心动过缓时静脉注射阿托品。脑缺氧而致抽搐可用巴比妥类药控制。

464. 冠状动脉溶栓与扩张术的临床风险有哪些?

冠状动脉溶栓与扩张术多数为成年人,患者自身风险多有心血管功能异常,而检查治疗本身又可有诸多并发症的风险,如心律失常、血管穿刺部位出血以及导管置入造成心腔和大血管穿孔、血管断裂或血肿形成和栓塞、心力衰竭、肺水肿等,甚至发生心脏停搏。

465. 冠状动脉溶栓与扩张术的并发症有哪些,如何处理?

(1)最常见的是穿刺部位的血肿,冠状动脉介入治疗常用的穿刺部位是桡动脉和股动脉,术中及术后可能会出现动脉出血,引起血肿;其他还包括感染、出血、导丝、导管的打折、折断;严重的包括冠状动脉穿孔、心包填塞。

(2) 术后严格按压穿刺点,密切观察血肿的程度、大小,有无扩大的迹象。动态复查血管超声。严格监测各项生命体征。

466. 冠状动脉造影和心导管术术后并发症的高危因素有哪些?

冠脉造影和心导管术严重并发症的风险在以下情况会增加:心源性休克、急性心肌梗死、不稳定型心绞痛、肾衰竭、心肌病、心脏瓣膜病、充血性心力衰竭、高血压以及住院患者所在医院的医疗状况。病情较重考虑有较大风险行心脏手术的不稳定患者,做好开胸心脏手术准备。

467. 气管、支气管镜检查分类及临床应用是什么?

气管、支气管镜检查分为急症和择期两类:① 择期主要用于肺和呼吸道疾病的诊断。② 急症主要以治疗和急救为目的,多为气道异物的取出,多用于小儿,危险性较大,也见于咯血患者的局部止血等。

468. 气道内异物对患者通气功能的影响取决于什么?

取决于异物的大小、位置、性质和异物存留的时间,可继发窒息、肺不张、肺炎等并发症。

469. 患者存在气道内异物临床表现特点是什么?

患者表现为发绀、鼻翼扇动、吸气性"三凹"征象。严重者随时都有缺氧导致死亡的可能性。

470. 气管、支气管镜检查麻醉前准备要求是什么?

(1) 麻醉前准备同常规全身麻醉,术前强调禁食禁饮。

(2) 术前药除给阿托品外,镇静镇痛药以不抑制呼吸为原则,注意保持呼吸道通畅。

471. 气管、支气管镜检查与造影术麻醉管理应注意什么?

(1) 麻醉选择:气管、支气管镜检查中大部分成人均可在镇静镇痛和表面麻醉下完成检查;小儿和耐受性差的成人则需进行全身麻醉。

（2）麻醉药物的选择：镇静或镇痛麻醉目前常用的药物为苯二氮䓬类和阿片类药（咪达唑仑、芬太尼），持续静脉注入丙泊酚也可安全用于镇静和全身麻醉。

（3）全身麻醉辅以完善的表面麻醉可以减少全身麻醉药物用量，提高麻醉效能和麻醉安全。表面麻醉的使用药量不宜过大，否则可发生中毒反应。

472. 气管、支气管镜检过程中的并发症有哪些？应如何处理？

（1）缺氧，镜检开始后，应同时于气管镜侧管持续供氧或给予高频喷射通气，以免缺氧发生。

（2）呛咳、青紫，镜检过程中，一旦出现呛咳、青紫或其他严重缺氧体征，应立即将支气管镜退到总气管，并充分供氧，适当喷入表面麻醉药或静脉滴入利多卡因，待情况改善后再继续检查。

473. 气管、支气管镜检的术后并发症有哪些？

（1）心律失常：多见于危重病患者，且多为在严重缺氧基础上出现迷走神经反射而引起。镜检过程中应监护心电图或心音，随时发现处理心律失常。

（2）喉水肿：小儿喉头细小，且组织疏松，淋巴丰富较易发生喉水肿，继发窒息。

（3）呕吐误吸：多见于急诊饱胃患儿，尤其是麻醉诱导与恢复过程中，应准备好相应的预防和处理措施。

（4）出血、感染、气胸、纵隔及皮下气肿。

474. 支气管造影麻醉前准备有哪些？

（1）湿肺痰多者。需于术前控制炎症和行体位引流排痰，待炎症基本控制后进行造影。

（2）2 周内仍有咯血者，应暂缓造影。

（3）造影前按全身麻醉准备，术前用药除用阿托品外，其他镇静镇痛药可依病情适量给予。

475. 支气管造影的麻醉管理应注意什么？

（1）成人一般均可在表面麻醉下进行。小儿则需全身麻醉行气管内插管。

（2）麻醉处理的要点为保持呼吸道通畅，有足够的通气量。所用麻醉剂对呼吸道黏膜应无刺激性，不引起分泌物增加。

（3）小儿支气管造影的麻醉选择较安全的为静脉全身麻醉加表面麻醉行气管内插管，亦可采用硫喷妥钠或氯胺酮加琥珀胆碱诱导，吸除气道内分泌物。

（4）造影时应适当控制麻醉深度，以插入导管及注入造影剂不发生呛咳为适度。

476. 支气管造影拔除气管插管的指征是什么？

（1）透视下证实支气管内造影剂已大部分排除。

（2）呼吸交换已恢复正常，且无呼吸困难。

（3）咳嗽、吞咽反射已恢复正常。

477. 支气管造影的并发症有哪些？

（1）气道阻塞窒息，多因造影剂、痰、血阻塞引起，偶也见于严重支气管痉挛，应作好预防。

（2）心脏停搏，主要继发于呼吸道梗阻，在严重缺氧、二氧化碳蓄积的基础上发生，为此应避免缺氧及二氧化碳蓄积。

478. 消化内镜的检查与治疗包括哪些？

消化内镜可分为诊断性检查与治疗性检查，前者仅作一般性检查，对可疑和不能确定的病变通过内镜取材作病理诊断以明确诊断，一般创伤小，疼痛轻，检查时间短，如食管镜、胃镜和结肠镜检查等；后者则相对复杂，其创伤和疼痛程度较高；时间也比较长，如内镜下逆行胰胆管造影（ERCP）等。

479. 胃镜诊疗的镇静麻醉方式选择和术前准备是什么？

（1）胃镜常规检查时间短、刺激轻微，多数患者均可在表面麻醉和适当镇静下进行。

（2）检查前需消除患者恐惧，同时做好胃肠道的准备，需空腹禁食至少 8 小时，若胃排空延迟或幽门梗阻，禁食时间还应延长。

480. 胃镜诊疗的镇静麻醉管理应注意哪些方面？

（1）麻醉方式：能够合作的患者咽部表面麻醉即可，对于不能耐受的患者则需要进行镇静麻醉。

（2）麻醉药物：丙泊酚是首选药物，咪达唑仑、芬太尼、依托咪酯、氯胺酮等也常用于临床,以减少丙泊酚带来的呼吸循环抑制。

(3) 并发症：呼吸抑制常因胃镜置入操作的刺激和呼吸道压迫引发,轻度短暂并且多在充分吸氧加深麻醉下纠正;对于有心血管和呼吸系统并发症的患者,要避免术中诱发心绞痛、心肌梗死以及严重低氧血症。

481. 胃镜手术相关并发症有哪些?

颞下颌关节脱位;咽喉部损伤;贲门黏膜撕裂;气管或喉头痉挛;唾液腺肿胀;心脏意外主要包括心脏骤停、心绞痛和心肌梗死,其中心搏骤停是最严重的并发症;消化道穿孔、出血、感染;吸入性肺炎及低氧血症;胃镜嵌顿等。

482. 如何预防及处理胃镜手术相关并发症?

(1) 颞下颌关节脱位原则上应尽快手法复位。

(2) 咽喉部损伤：操作时颈部勿过度后仰或前屈,沿舌根及咽后壁下滑,操作轻柔,抵达咽部可嘱患者吞咽,在食管口开启时顺势进入食管。

(3) 贲门黏膜撕裂,可适当给予黏膜保护剂和抑酸剂,出血大多可自行停止。

(4) 气管或喉头痉挛,应立即退出胃镜,给予纯氧吸入,待症状消失后再进行检查。

(5) 唾液腺肿胀常可自愈,必要时可给予激素治疗。

483. 胃镜手术的严重并发症之一：心脏意外应如何预防及处理?

心脏意外多出现在胃镜检查开始后的几十秒内,死亡率极高。心脏意外的原因主要有迷走神经受刺激或检查时合并低氧血症。

(1) 在严格掌握适应证和禁忌证的情况下进行胃镜检查无需心电监护,但检查室内应常规准备心电监护仪、心肺复苏的设备和药品。

(2) 对有心率失常、心绞痛、非急性期心肌梗死病史者,术前可给予吸氧、应用抗心律失常及冠状动脉扩张药。

(3) 一旦发生应立即停止检查,并进行积极抢救。

484. 胃镜手术的严重并发症之一：消化道穿孔的原因有哪些?

消化道穿孔最常见的部位为咽喉梨状窝和食管下端,还可见于胃和十二指肠。常见的原因有如下几个方面：① 检查时患者不合作、检查者盲目操作,往往导致咽喉梨状窝穿孔,出现颈部皮下气肿。② 食管憩室、贲门失弛缓症易发生食管穿孔,出现颈胸部皮下气肿、胸痛、呼吸困难。③ 瀑布形胃或通过十二指肠球降结合部时,不规范操作易造成穿孔,瞬间常有剧烈疼痛。④ 因溃疡处的胃壁较薄,加之注气过多并在溃疡中央处多次活检可诱发穿孔。

485. 胃镜检查造成的消化道穿孔应如何处理?

穿孔较小者可在内镜下行夹闭处理,出现气胸或胸腔积液者给予胸腔闭式引流;胃或十二指肠穿孔者应给予胃肠减压。内镜处理失败可选择经胸腔镜或腹腔镜下手术修补。

486. 胃镜检查并发症之一:胃镜嵌顿的原因是什么,如何处理?

(1) 原因:胃镜嵌顿的原因是镜身柔软易弯曲,镜身在狭窄的腔内出现弯曲反转或在反转观察胃底时因注气不足、视野不清而进入食管引起 U 型嵌顿。常见于食管、食管裂孔疝处、变形狭窄的胃腔、瀑布形胃的胃底部位。

(2) 处理:可在心电监护条件下给予静脉麻醉,并在 X 线透视下通过调整旋钮和进镜尝试解除嵌顿;若条件允许也可进入另一胃镜将嵌顿胃镜推回胃腔。若上述措施仍不能解除,需进行手术解除嵌顿。

487. 胃镜检查手术的麻醉相关并发症有哪些,如何预防及处理?

(1) 并发症:麻醉过深,患者可出现不同程度的呼吸、心跳抑制;麻醉过浅会因刺激出现反流、误吸喉痉挛。麻醉前应认真询问并评价患者的心肺功能。

(2) 在行无痛内镜检查时,应密切监测被检者的呼吸和心率、血氧饱和度,检查室内应常规准备加压面罩及气管插管的器械和药物。当出现心率减慢时,可适当给予阿托品;血氧饱和度降低时,可给予增加吸入氧浓度。颈部过度肥胖伴舌后坠者可给予抬举下颌,若仍无效,可行鼻咽通气道通气。

488. 食管镜诊疗术后可能会出现哪些并发症?

食管镜检查中常在咽喉表面麻醉下完成,应注意恶心、呕吐的发生;注意器械压迫气管而影响通气,操作不当可损伤黏膜或喉返神经,甚至能穿破食管继发纵隔气肿或纵隔感染。

489. 内镜下逆行胰胆管造影(ERCP)的围术期特点是什么?

患者因素:接受 ERCP 的患者多为老年患者常伴有焦虑,且并发症较多;体位因素:患者需要侧俯卧或俯卧,患者胸部与腹部受压,对呼吸产生明显影响;麻醉方式：可在常规气管内插管全身麻醉下实施 ERCP，也可在非气管内插管下采用丙泊酚或丙泊酚复合瑞芬太尼的方法。实施非气管内插管全身麻醉行 ERCP，宜使用鼻咽通气管；麻醉深度：ERCP 操作时间较长，刺激较强，因此术中应当给予充分镇静，以减轻患者痛苦，提高患者配合度，从而减少术后并发症。

490. CT 检查需要麻醉的原因是什么？

CT 应用 X 线探测、发现组织的密度变化而产生图像。CT 检查虽然无痛，但扫描过程中会产生噪声和热量，患者有可能会发生幽闭恐惧或被惊吓，儿童和部分成人需要镇静才能耐受检查。CT 由于检查部位不同对麻醉要求的差异也非常大。

491. CT 检查的麻醉处理注意事项有哪些？

（1）氯胺酮使用后患者有大量唾液和呼吸道分泌物，并有不可预见的不自主运动，可能会影响扫描质量，所以一般不单独用于 CT 检查。

（2）脑立体定向时插入固定架钢针时，常用局麻加深度镇静或全身麻醉，监测防止镇静过度造成呼吸抑制或呼吸道不畅。但疑有颅内高压的患者应慎用深度镇静，避免 CO_2 蓄积进一步增高颅内压。

（3）小儿 CT 检查常需要镇静或全身麻醉，注意气道管理，注意保暖。急症小儿患者要考虑饱胃情况，防止呕吐、反流和误吸。

492. MRI 检查的临床优势体现在什么方面？

（1）MRI 检查颅内、脊柱和软组织优于 CT 扫描。

（2）椎管内 MRI 也优于脊髓造影，可以提供直观无创的影像。

（3）MRI 利用血液流动产生的特殊信号，用于心脏和大血管的造影而无须使用造影剂。

（4）由于其软组织分辨力强，可用于软组织损伤特别是肌肉和韧带损伤的诊断以及胸内、腹内疾患的诊断，患者几乎不需要特殊准备。

（5）MRI 本身不产生辐射、无创伤，无有害生物学效应。

493. MRI 检查的麻醉管理要注意哪些问题？

（1）镇静或全身麻醉均可用于 MRI，但由于 MRI 扫描时间较长，通常需开放静脉便于间断或持续给药。

（2）由于患者扫描时几乎处于无法靠近，气道管理较困难，所以多选择全身麻醉气管内插管或喉罩。

（3）麻醉最好在MRI室外进行诱导,远离磁场的影响。在室内进行喉镜直视插管时必须使用锂电池和铝或塑料镜片。

（4）患者的监护应同一般手术室内监护一样,但许多电子监护仪均受磁场干扰,事先了解其监测功能是否受到干扰及其受干扰的程度。

494. MRI检查时患者监测的注意事项包括哪些方面?

由于心电图导联线穿过动态磁场造成信号失真,扫描时心电图对心肌缺血的诊断没有价值;血压监测可用自动血压计,但管道延长可使读数低于测得值;与MRI相容的氧饱和度监测仪需要进行适当防护,否则其内部的微处理器可遭到强磁场损害;采用延长的采样管行呼气末二氧化碳监测是判断通气是否恰当的最有效方法,但是取样管过长使信号的传导有明显时间延迟;MRI室内温度较低,扫描过程中产生的热量又可增加患者的体温,因此应监测患者体温。

495. 放射治疗术后会有哪些并发症?

放疗的并发症包括急性和延迟性并发症。全身照射后急性并发症包括：恶心、呕吐、发热、低血压等,一般仅需对症处理,几小时内即可缓解。其他急性并发症包括喉头和声门下水肿导致气道梗阻,骨髓抑制影响红细胞、白细胞和血小板。延迟性并发症可在治疗后数月或数年出现,并可影响任何重要器官。

496. 电休克(ECT)的神经并发症有哪些?

包括头痛、意识错乱、谵妄和一过性认知损害。脑血管的改变包括脑血管阻力、脑血流和脑代谢增加,对颅内压升高或颅内病变有影响。

（陆姚　孙月）

参考文献

[1] 邓小明,姚尚龙,于布为,等.现代麻醉学(第5版)[M].北京：人民卫生出版社,2021.
[2] 王天龙,刘进,熊利泽.摩根临床麻醉学(第6版)[M].北京：北京大学医学出版社,2020.
[3] 郭曲炼,姚尚龙,衡新华,等.临床麻醉学(第4版)[M].北京：人民卫生出版社,2016.

［4］陈孝平,汪建平,赵继宗,等.外科学[M].北京:人民卫生出版社,2018.
［5］邓小明,黄宇光,李文志,等.米勒麻醉学-中文版(第9版)[M].北京:北京大学医学出版社,2021.
［6］邓小明,李文志,袁世荧.危重病医学(第4版)[M].北京:人民卫生出版社,2016.
［7］王天龙,李民,冯艺,等.姚氏麻醉学:问题为中心的病例讨论(第8版)[M].北京:北京大学医学出版社,2018.
［8］王俊科,马虹,张铁铮,等.麻省总医院临床麻醉手册(第9版)[M].北京:科学出版社,2018.
［9］邓小明,姚尚龙,于布为,等.现代麻醉学(第5版)[M].北京:人民卫生出版社,2021.
［10］陈煜,连庆泉.当代小儿麻醉学[M].北京:人民卫生出版社,2011.
［11］王世泉,褚海辰.麻醉科医师900问[M].北京:人民卫生出版社,2015.
［12］米卫东,刘克玄,姚尚龙,等.麻省总医院术后监护管理手册-中文版[M].北京:人民卫生出版社,2020.
［13］卞金俊,薄禄龙,邓小明.麻醉并发症(第3版)[M].北京:北京大学医学出版社,2021.
［14］王斌全,龚树生.眼耳鼻喉口腔科学(第8版)[M].北京:人民卫生出版社,2020.
［15］韩如泉,李淑琴.神经外科麻醉手册(第2版)[M].北京:北京大学医学出版社,2018.
［16］Michael S. Kavic,等著,吕新生主译.腹腔镜手术并发症的预防与处理[M].长沙:湖南科学技术出版社,2002.
［17］姚礼庆,周红平,钟芸诗.消化内镜手术及常见并发症防治策略[M].北京:人民卫生出版社,2017.

第四章

与麻醉诊疗相关的术中并发症

第一节 麻醉方法及麻醉操作技术相关并发症

1. 什么是复合麻醉与联合麻醉？

复合麻醉曾经称为平衡麻醉，是指在麻醉过程中同时或先后使用两种或两种以上麻醉药物的麻醉方法。联合麻醉指在麻醉过程中同时或先后采用两种或两种以上的麻醉技术。由于历史和习惯上的原因，人们在应用这两个名词时常未加以区别，而是统称为复合麻醉，只有在特定的情况下称为联合麻醉，如腰-硬脊膜外联合麻醉。

2. 复合麻醉的应用原则是什么？

（1）合理选择麻醉药物和剂量。
（2）准确判断麻醉深度。
（3）加强麻醉管理。
（4）优化用药方案。
（5）坚持个体化原则。
（6）不同麻醉技术的联合应用。

3. 常见的复合麻醉包括哪些？

根据手术要求和需要，临床上常使用多种麻醉药物的复合麻醉和 2 种或 2 种以上麻醉技术的联合应用。前者常见的有丙泊酚静脉复合麻醉、氯胺酮静脉复合麻醉等；后者主要有静吸复合全身麻醉、全身麻醉和非全身麻醉联合以及非全身麻醉方法之间的联合应用。

4. 丙泊酚静脉复合麻醉的注意事项有哪些？

（1）丙泊酚对呼吸有抑制作用，在未行气管插管的患者中注意呼吸管理，保持呼吸道通畅。

（2）丙泊酚对循环系统有抑制作用，用药后可致一过性低血压，在年老体弱或心功能不全患者时应酌减剂量和缓慢推注。

（3）丙泊酚有注射痛，在注药前可先给予镇痛药或静脉给予少量利多卡因。

（4）对大豆和鸡蛋过敏、脂肪代谢紊乱或脂肪乳剂过敏的患者应慎用或禁用。

5. 丙泊酚与瑞芬太尼静脉复合麻醉的注意事项有哪些？

（1）丙泊酚常与瑞芬太尼联合应用于麻醉维持，在麻醉苏醒后可能出现爆发性疼痛，主要原因是瑞芬太尼代谢过快所致，可应用长效阿片类药物如芬太尼，同时加强术后镇痛。另一措施是在手术完毕前逐渐减少芬太尼用量。

（2）丙泊酚复合瑞芬太尼麻醉苏醒迅速，因此不能停药过早，防止患者术中突然清醒。

（3）静脉麻醉的个体差异较大，临床上应根据患者的个体差异调整剂量。

6. 氯胺酮的不良反应是什么？

氯胺酮的主要不良反应是苏醒期产生幻觉、噩梦等精神运动性反应，成人较儿童更易发生。个别患者可出现复视、视物变形，甚至一过性失明。氯胺酮对一般患者引起血压升高、心率增快，但对失代偿的休克患者或心功能不全患者可引起血压剧降，甚至心搏骤停。呼吸抑制、呼吸暂停、恶心、呕吐、误吸等并发症也不少见。

7. 氯胺酮的禁忌证是什么？

氯胺酮的禁忌证包括高血压、颅内压升高、开放性眼外伤或其他眼科疾病、心肌供血不足、动脉瘤患者。患有精神分裂症等精神疾病、对氯胺酮或同类药物有过不良反应病史者都是氯胺酮的禁忌证。此外，若有其他病因（如震颤性谵妄、可能存在脑外伤等）可能发生术后谵妄时，应慎用氯胺酮，以免氯胺酮引起的拟精神病作用干扰鉴别诊断。

8. 氯胺酮常与哪些静脉麻醉药物复合应用？

氯胺酮常与其他静脉镇静镇痛药物复合应用，如氯胺酮与羟丁酸钠、氯胺酮与丙泊酚及氯胺酮与地西泮静脉复合麻醉等。

9. 静吸复合麻醉的注意事项是什么？

（1）充分掌握各种麻醉药的药理特点，牢记"最小有效量"的原则。

（2）在满足手术前提下，复合用药应尽可能简单。

（3）在静脉和吸入麻醉中出现的并发症，都可能在静吸复合麻醉中出现，应高度警惕。

（4）实施静吸复合麻醉时须控制气道，如置入气管内导管或喉罩等。

（5）严格掌握拔管指征，警惕多种药物残留作用的叠加使患者出现"再抑制"的现象。

10. 全身麻醉与非全身麻醉的联合应用包括哪些？

就麻醉技术而言，与全身麻醉方法相对应的非全身麻醉一般包括局部麻醉、椎管内麻醉、区域神经阻滞麻醉及神经丛阻滞麻醉。根据需要，静脉或吸入全身麻醉方法可单独或联合与这些非全身麻醉方法组成联合麻醉。

11. 全身麻醉和椎管内麻醉联合麻醉的注意事项有哪些？

（1）全身麻醉和椎管内麻醉联合应用，多种麻醉药物的联合增加了药物间相互作用的复杂性，因此麻醉医师需对所用的每种药物有详细的了解，以免造成生理功能的严重紊乱。

（2）不同麻醉技术联合应用，应根据手术进程调整它们在麻醉过程中的主次地位，既要满足手术要求，又要避开对机体生理状态造成的不良影响。

（3）联合麻醉应在具备较好的麻醉和监测条件下施行，以确保对患者生命体征和麻醉深度的全面掌握。

12. 全身麻醉并发症的发生原因是什么？

全身麻醉期间并发症的原因大致可归纳为两类：① 由于疾病本身的原因或病情突然发生变化，以及手术麻醉应激和药物作用所导致的后果，如对麻醉药的敏感、恶性、高热和心脑血管的意外等。② 由于麻醉实施中一些失误，如气管插管困难与操作失误，麻醉机装置的失灵或操作不当，用药不当或过量，病情观察或判断失于粗疏等。

13. **全身麻醉的并发症包括哪些？**

    (1) 气管插管和拔管相关的并发症。

    (2) 呼吸道梗阻。

    (3) 呼吸抑制。

    (4) 低血压与高血压。

    (5) 心肌缺血。

    (6) 术中知晓、苏醒延迟和术后认知功能障碍。

    (7) 体温升高或降低。

    (8) 咳嗽、呃逆、术后呕吐、术后肺部感染。

    (9) 恶性高热。

14. **气管插管即时并发症有哪些？**

    (1) 牙齿及口腔软组织损伤。

    (2) 高血压及心律失常。

    (3) 颅内压升高。

    (4) 气管导管误入食管。

    (5) 反流误吸。

15. **留置气管内导管期间并发症有哪些？**

    (1) 气管导管梗阻。

    (2) 导管脱出。

    (3) 导管误入单侧支气管。

    (4) 呛咳动作。

    (5) 支气管痉挛。

    (6) 吸痰操作不当。

16. **气管拔管相关的并发症有哪些？**

    (1) 喉痉挛和支气管痉挛。

    (2) 上呼吸道梗阻。

    (3) 通气不足。

(4) 血流动力学改变（高血压或心动过速）。
(5) 咳嗽和肌肉牵拉，导致手术伤口裂开。
(6) 喉水肿或呼吸道水肿。
(7) 负压性肺水肿。
(8) 声带反常运动。
(9) 杓状软骨脱位。
(10) 反流误吸。

17. 拔管失败的原因是什么？

造成拔管失败的原因有氧合失败、通气失败、肺分泌物残留或呼吸道不通畅。如果呼吸道不能快速重建，将导致严重的并发症甚至死亡。

18. 如何预防拔管相关并发症？

麻醉科医师在拔管前，需要先对拔管风险进行分级，并制定详细的拔管计划，包括拔管后不能维持呼吸道通畅时实施重新插管的计划。选择在清醒下拔管还是恢复意识前深镇静下拔管，应权衡每一项技术的风险和利益。

19. 常见的呼吸道梗阻有哪几种？

(1) 舌后坠。
(2) 分泌物、脓痰、血液、异物阻塞气道。
(3) 反流与误吸。
(4) 插管位置异常、管腔堵塞、麻醉机故障。
(5) 气管受压。
(6) 口咽腔炎性病变、喉肿物及过敏性喉水肿。
(7) 喉痉挛与支气管痉挛。

20. 呼吸道梗阻的分类是什么？

(1) 按其发生部位可分为上呼吸道和下呼吸道梗阻。
(2) 按阻塞程度可分为完全性和部分性梗阻。

21. 上呼吸道梗阻的临床表现有哪些？

上呼吸道梗阻后临床表现为胸部和腹部呼吸运动反常，不同程度的吸气性喘鸣,呼吸音低或无呼吸音,严重者出现胸骨上凹和锁骨上凹下陷,以及肋间隙内陷的"三凹征",患者呼吸困难,呼吸动作强烈,但无通气或通气量很低。

22. 最常见的上呼吸道梗阻是什么?
舌后坠是麻醉期间最常见的上呼吸道梗阻。

23. 导致舌后坠的原因有哪些?
(1) 由于镇静药、镇痛药、全身麻醉药以及肌肉松弛药的应用,使下颌骨及舌肌松弛,当患者仰卧时由于重力作用,舌坠向咽部阻塞上呼吸道。
(2) 舌体过大、身材矮胖、颈短、咽后壁淋巴组织增生以及扁桃体肥大者,更易发生舌后坠。

24. 舌后坠的临床表现有哪些?
(1) 当舌后坠阻塞咽部后,如为不完全阻塞,患者随呼吸发出强弱不等的鼾声。
(2) 如为完全阻塞,即无鼾声,只见呼吸动作而无呼吸交换,SPO_2呈进行性下降,用面罩行人工呼吸挤压呼吸囊时阻力很大。

25. 舌后坠如何处理?
(1) 对舌后坠最有效的手法是患者头后仰的同时,前提下颌骨,下门齿反咬于上门齿。据患者不同的体位进行适当的调整,以达到气道完全畅通。
(2) 如果上诉手法处理未能解除阻塞,则应置入鼻咽或口咽气道。但在置入口咽气道时,有可能诱发患者恶心、呕吐甚至喉痉挛,故应需密切观察。
(3) 极少数患者才需重新行气管内插管。

26. 导致分泌物、脓痰、血液、异物阻塞气道的原因有哪些?
(1) 分泌物过多常见于吸入对气道有刺激性的麻醉药。
(2) 肺手术患者如支气管扩张、肺化脓症、肺结核空洞患者,术中常见因大量脓痰、血液及坏死组织堵塞气道或淹没健肺。
(3) 鼻咽腔、口腔、唇裂手术患者,易发生积血及敷料阻塞咽部。
(4) 脱落的牙龈或义齿阻塞气道。

27. 如何预防分泌物、脓痰、血液、异物阻塞气道？

（1）术前用药应给足量抗胆碱脂类药。

（2）对"湿肺"（大咯血）患者应采用双腔插管，并注意术中吸净呼吸道。

（3）对口鼻咽腔手术患者，为确保气道通畅，应常规行鼻咽或口咽气管内插管，以防血液误吸。

（4）对松动牙齿或义齿，应于麻醉前拔除或取出。

28. 全身麻醉过程中，易于引起呕吐或胃内容物反流的原因有哪些？

（1）麻醉诱导时气道梗阻，用力吸气时胸膜腔内压下降。

（2）与术前进食、麻醉前用药、麻醉和手术有关。

（3）用肌肉松弛药后气管插管前，面罩正压通气使胃迅速胀气；同时喉镜对咽部组织的牵扯使环咽括约肌机能丧失。

（4）患者咳嗽或用力挣扎，以及晚期妊娠的孕妇也影响到括约肌的功能。

（5）胃食管交接处解剖缺陷影响正常生理功能，如膈疝及置有胃管的患者。

（6）药物对食管括约肌功能的影响。

29. 误吸的严重程度与哪些因素有关？

（1）急性肺损伤的程度。

（2）误吸的胃内容物理化性质，如 pH、含脂碎块及其大小。

（3）误吸的容量。

（4）细菌的污染。

30. 误吸高酸性（pH＜2.5）胃液后有哪些损害？

误吸后，即时（3～5分钟）出现斑块乃至广泛肺不张，肺泡毛细血管破裂，肺泡壁显著充血，还可见到间质水肿和肺泡内积水，但肺组织结构仍比较完整，未见坏死。患者迅速出现低氧血症，由于缺氧性血管收缩而出现肺高压症。

31. 误吸低酸性（pH＞2.5）胃液后有哪些损害？

肺损伤较轻，偶见广泛斑状炎症灶，为多型核白细胞和巨噬细胞所浸润。迅速出现 PaO_2 下降和 Qs/Qt 的增加；除非吸入量较多，此改变一般在24小时内可恢复，且对 $PaCO_2$ 和 pH 影响较小。

32. 误吸非酸性食物碎块后有哪些损害？

炎症主要反映在细支气管和肺泡管的周围，可呈斑状或融合成片，还可见到肺泡水肿和出血。实际上，小气道梗阻，而低氧血症远比酸性胃液的误吸更为严重且呈 $PaCO_2$ 升高和 pH 下降，多存在有肺高压症。

33. 误吸酸性食物碎块后有哪些损害？

此类食物的误吸，不但患者的死亡率高，而且早期就可发生死亡。引起肺组织的严重损害，呈广泛的出血性肺水肿和肺泡隔坏死，肺组织结构完全被破坏。患者呈严重的低氧血症、高碳酸血症和酸中毒，多伴有低血压和肺高压症。

34. 误吸的临床表现有哪些？

（1）急性呼吸道梗阻。

（2）Mendelson 综合征。

（3）吸入性肺不张。

（4）吸入性肺炎。

35. 误吸导致的急性呼吸道梗阻有什么后果？

无论固体或液体的胃内容物，均可引起气道机械性梗阻而造成缺氧和高碳酸血症。如果当时患者的肌肉没有麻痹，则可见到用力地呼吸，尤以呼气时更为明显，随之出现窒息。同时血压骤升、脉速；若仍未能解除梗阻，则两者均呈下降。由于缺氧使心肌收缩减弱、心室扩张，终致室颤。有的患者因吸入物对喉或气管的刺激而出现反射性心搏停止。

36. 什么是 Mendelson 综合征？

Mendelson 综合征是指误吸发生不久或 2~4 小时后出现"哮喘样综合征"，患者呈发绀、心动过速、支气管痉挛和呼吸困难。在受累的肺野可听到哮鸣音或啰音。

37. 误吸后导致吸入性肺不张的原因是什么？

吸入物可使支气管堵塞，由于支气管分泌物的增多，可使不完全性梗阻变成完全性梗阻，远侧肺泡被吸收后发生肺不张。

38. 吸入性肺不张时肺受累面积的大小和部位跟哪些因素有关？

取决于发生误吸时患者的体位和吸入物容量，平卧位时最易受累的部位是右下肺的尖段。

39. 误吸后吸入性肺炎的原因是什么？

气道梗阻和肺不张导致肺内感染。有的气道内异物是可以排出的，但由于全身麻醉导致咳嗽反射的抑制和纤毛运动的障碍，使气道梗阻不能尽快解除，随着致病菌的感染，势必引起肺炎，甚至发生肺脓肿。

40. 如何预防反流误吸？

（1）对择期手术患者术前应禁饮、禁食。
（2）实施麻醉前要备妥吸引器，对放置鼻胃管的患者，应充分吸引减压。
（3）对饱胃与高位肠梗阻患者，应施行清醒气管插管。
（4）对术中发生反流误吸可能性大的患者，术前应静脉注射 H_2 受体拮抗剂，以降低胃液酸度。

41. 反流误吸如何处理？

立即将患者置于头低位，并将头转向一侧，同时将口咽腔及气管内呕吐物和反流物吸出。此外还应给予一定量的支气管解痉药及抗生素，并努力支持呼吸，必要时在气管插管后用 0.9%NaCl 液行气管灌洗，直至吸出液 pH 接近 0.9%NaCl 溶液时停止。

42. 喉痉挛的发病机制是什么？

喉痉挛是由于在喉部局部或全身性的刺激作用下，使支配喉部的迷走神经张力增高，引起喉内肌群强烈收缩，导致真声带或真、假声带反射性关闭所致的急性上呼吸道梗阻。

43. 喉痉挛的好发时间是什么？

临床上多发生于麻醉较浅（麻醉过渡期）的状态下，此时迷走神经反射相对亢进，在局部或全身性刺激作用下即可诱发。因此，围术期喉痉挛的好发时间往往在全身麻醉诱导气管内插管时和全身麻醉苏醒期拔管后的即刻，其中又以拔管后的喉痉挛更为多见。当患者存在缺氧和二氧化碳蓄积时，浅麻醉状态下更容易诱发喉痉挛。

44. 喉痉挛的常见诱因有哪些？

在相对浅麻醉状态下，围术期引起喉痉挛的常见诱因包括：① 放置喉镜以及咽部吸痰和气管内插管等操作的刺激。② 某些药物的作用。③ 喉部局部或远隔部位的手术刺激（如腹腔内探查和牵拉、尿道和直肠肛门部手术的刺激等）。④ 缺氧和高碳酸血症。

45. 喉痉挛的临床表现有哪些？

出现吸气性呼吸困难的典型表现，以高调的吸气性哮鸣音（喉鸣）为特征，轻症患者在声门未完全关闭时，可伴有刺激性呛咳。

46. 喉痉挛怎样分级？

根据声门关闭的严重程度不同可将喉痉挛分为轻、中、重三级：

（1）轻症患者仅假声带痉挛，使声门变窄，出现不同程度的吸气性喉鸣。

（2）中度喉痉挛时，真假声带均出现痉挛性收缩，但声门仍未完全关闭，因而吸气相和呼气相均可出现喉鸣音。

（3）重度患者声门紧闭致完全性上呼吸道梗阻，呼吸气流中断，呼吸音消失，无喉鸣音，很快出现窒息的缺氧的症状。

47. 喉痉挛的处理原则是什么？

（1）强调以预防为主，避免在麻醉过渡期（相对浅麻醉状态），尤其是伴有低氧和二氧化碳蓄积等情况下刺激咽喉部或进行腹腔和盆腔手术探查等操作。

（2）及时去除诱因，停止刺激性操作。

（3）积极进行氧疗和通气支持治疗，力争避免缺氧或缩短缺氧的时间。

（4）必要时果断地加深麻醉和建立人工气道，以解除气道梗阻、维持适当的通气和氧合。

48. 轻度喉痉挛如何处理？

轻度喉痉挛在解除刺激后多可自行缓解，常仅以面罩高浓度吸氧或行适当的正压辅助通气即可，无须过多的特殊处理。

49. 中度喉痉挛如何处理？

中度喉痉挛患者应迅速行面罩正压通气，如梗阻或低氧血症不能迅速纠正，则应果断使用短效静脉麻醉药（多首选丙泊酚）加深麻醉。若仍不能纠正，即按重度喉痉挛处理，使用肌肉松弛剂并行气管内插管甚至气管切开。

50. 重度喉痉挛如何处理？

由于声门紧闭，面罩正压通气不仅无效，而且可能因口咽腔内的压力增加而加剧声门紧闭，同时过高的面罩通气压力有致胃膨胀的可能，增加反流误吸的风险。此时应立刻以短效静脉麻醉药加深麻醉，使用快速起效的肌松剂以松弛声带，同时做好紧急气管内插管的准备，以防止因低氧引起损伤和负压性肺水肿的出现。若插管困难，则需紧急行环甲膜穿刺喷射通气或气管切开术。

51. 引起支气管痉挛的常见原因有哪些？

（1）气道高反应性：患有呼吸道疾病的患者如支气管哮喘或慢性炎症，使气道对各种刺激反应较正常人更为敏感。

（2）与麻醉手术有关的神经反射：如牵拉反射、疼痛反射，乃至咳嗽反射和肺牵张反射都可成为诱发气道收缩的因素。

（3）气管插管等局部刺激是麻醉诱导期间发生气道痉挛最常见的原因。

（4）应用了具有兴奋迷走神经、增加气道分泌物促使组胺释放的麻醉药、肌肉松弛药或其他药物。

52. 支气管痉挛的临床表现有哪些？

支气管痉挛表现为呼气性呼吸困难，呼气期延长、费力而缓慢，常伴哮鸣音，心率加快，甚至心律失常。

53. 如何预防支气管痉挛？

（1）对既往有呼吸道慢性炎症或支气管哮喘病史的患者应仔细了解其过去发病的情况，分析可能存在的诱发因素，术前应禁止吸烟2周以上。若近期有炎症急性发作，则应延缓手术2～3周。

（2）避免应用可诱发支气管痉挛的药物如可用哌替啶或芬太尼来取代吗啡。

（3）阻断气道的反射，选用局部麻醉药进行完善的咽喉部和气管表面的麻醉，可防止因刺激气道而诱发支气管痉挛。

54. 支气管痉挛如何处理?

(1) 去除病因,对由药物或生物制剂诱发的变态反应性支气管痉挛,应立即停止使用。

(2) 全身麻醉情况下,患者即使出现血压下降,也应适当加深麻醉。

(3) 面罩吸氧,必要时施行辅助或控制呼吸。

(4) 静脉输注糖皮质激素如氢化可的松和地塞米松、氨茶碱等。若无心血管方面的禁忌,可用 β 受体激动剂如异丙肾上腺素。

55. 呼吸抑制有哪些表现?

呼吸抑制是指通气不足,它可表现为呼吸频率慢及潮气量减低、PaO_2 低下、$PaCO_2$ 升高。对轻度通气不足患者,如吸入氧浓度高,PaO_2 可不降低,但 $PaCO_2$ 升高。

56. 呼吸抑制怎样分类?

由于呼吸运动是在呼吸中枢调节下由呼吸肌的活动去实现的,因此可将呼吸抑制分为中枢性(呼吸中枢抑制)和外周性(呼吸肌麻痹)2 种。

57. 导致中枢性呼吸抑制的原因有哪些?

常见的麻醉药、麻醉性镇痛药均可抑制呼吸中枢,过度通气因 CO_2 排出过多及过度膨肺也可抑制呼吸中枢。

58. 中枢性呼吸抑制如何处理?

(1) 如为麻醉药抑制呼吸,适当减浅麻醉,呼吸即可恢复。

(2) 对麻醉性镇痛药造成的呼吸抑制,可用纳洛酮拮抗。

(3) 对过度通气及过度膨肺致呼吸抑制,应适当减少通气量,并依自主呼吸节律行同步辅助呼吸,自主呼吸即可逐渐恢复正常。

59. 导致外周性呼吸抑制的原因有哪些?

(1) 使用肌肉松弛药是外周性呼吸抑制的常见原因。

(2) 大量排尿由于血钾低下,也致呼吸肌麻痹。

(3) 如全身麻醉复合高位硬膜外阻滞,也会因呼吸肌麻痹而无呼吸。

60. 外周性呼吸抑制如何处理？

（1）对肌肉松弛药造成的呼吸抑制，用新斯的明拮抗。

（2）对低血钾性呼吸肌麻痹应及时补钾。

（3）对脊神经阻滞的呼吸抑制须待阻滞作用消失后呼吸逐渐恢复。

61. 呼吸抑制时的呼吸管理有哪些？

（1）对任何原因造成的呼吸抑制，均应立即行有效人工通气，将 SPO_2、$P_{ET}CO_2$ 维持于正常范围。

（2）通气方式根据呼吸抑制程度选用，如患者存在自主呼吸，但频率慢或潮气量不足，可行辅助呼吸予以适当补偿。如患者无呼吸，须行控制呼吸。

62. 什么是麻醉期间低血压？

低血压是指血压降低幅度超过麻醉前 20％ 或血压降低达 80 mmHg。

63. 全身麻醉期间发生低血压与高血压的原因是什么？

（1）麻醉因素。

（2）手术因素。

（3）患者因素。

64. 发生低血压的麻醉因素有哪些？

（1）各种麻醉药、辅助麻醉药的心肌肉抑制与心血管扩张作用。

（2）过度通气导致的低 CO_2 血症。

（3）排尿过多所致的低血容量与低血钾。

（4）缺氧所致的酸中毒。

（5）低体温。

65. 发生低血压的手术因素有哪些？

（1）术中失血多未能及时补充。

（2）在副交感神经分布丰富区域进行手术操作引起副交感神经反射。

（3）手术操作压迫心脏或大血管。

（4）直视心脏手术。

66. 发生低血压的患者因素有哪些？
　　(1) 术前即有明显低血容量而未予以纠正。
　　(2) 肾上腺皮质功能衰竭。
　　(3) 严重低血糖。
　　(4) 血浆儿茶酚胺急剧降低，如嗜铬细胞瘤切除后。
　　(5) 心律失常或心肌梗死等。

67. 低血压如何处理？
　　(1) 一旦出现严重低血压，如 CVP 不高，应加速输液，必要时可用药升压。
　　(2) 严重冠心病患者，如反复发生低血压，可能发生心肌梗死，应采取一切必要措施支持心泵功能。
　　(3) 对手术牵拉内脏所致低血压，应暂停手术操作，并用药升高血压。
　　(4) 对肾上腺皮质功能不全性低血压，应给予激素类药物升高血压。
　　(5) 术中一旦测不到血压，不管原因如何，均应立即行心肺复苏。

68. 什么是麻醉期间高血压？
　　麻醉期间高血压是指血压降低幅度超过麻醉前 20% 以上或血压升高达 160/95 mmHg 以上。

69. 发生高血压的麻醉因素有哪些？
　　(1) 气管插管操作。
　　(2) 某些麻醉药物作用如氯胺酮或羟丁酸钠。
　　(3) 缺氧及 CO_2 蓄积早期。

70. 发生高血压的手术因素有哪些？
　　(1) 颅内手术时牵拉额叶或刺激第 Ⅴ、Ⅸ、Ⅹ 对脑神经，可引起血压升高。
　　(2) 脾切除术时挤压脾，因循环容量剧增，可使血压明显升高。
　　(3) 嗜铬细胞瘤手术术中探查肿瘤时，血压可迅速升高达危险水平。
　　(4) 胃肠减压管、手术引流和输液的静脉通路等造成不适。
　　(5) 疼痛刺激。

71. 发生高血压的患者因素有哪些?

(1) 患者的恐惧、焦虑等精神因素。

(2) 甲亢、嗜铬细胞瘤等患者,麻醉后常出现难以控制的血压升高,即使处理及时,也难免因急性心力衰竭或肺水肿死亡。

72. 高血压如何处理?

(1) 如为麻醉过浅,应加深麻醉。

(2) 如为明显应激反应,可根据情况给予 α、β 受体阻滞剂或血管平滑肌松弛药如硝酸甘油降低血压。

(3) 如为缺氧及 CO_2 蓄积性高血压,应于加大通气量的同时提高吸入气体的氧浓度。

73. 什么是心肌缺血?

正常情况下心肌血流与心肌代谢需氧处于平衡状态,当冠状动脉狭窄或阻塞时,冠状动脉血流则不能满足心肌代谢需氧,此种情况称为心肌缺血,也即心肌缺血性缺氧。

74. 诊断心肌缺血的常用方法是什么?

ECG 是诊断心肌缺血简单而常用的方法。心肌缺血的 ECG 表现为:① 心传导异常。② 心律失常。③ 出现 Q 波,R 波进行性降低。④ ST 段压低大于 1 mm 或抬高超过 2 mm。⑤ T 波低平、双向或倒置。

75. 麻醉期间引起心肌缺血甚至心肌梗死的危险因素有哪些?

(1) 冠心病患者。

(2) 高龄。

(3) 有外周血管疾病。

(4) 高血压。

(5) 手术期间有较长时间的低血压。

(6) 手术时间长。

(7) 贫血。

76. 心肌缺血如何防治？

(1) 除 ECG 监测外，还应选择性应用血流动力学监测。

(2) 心动过速是麻醉期间引起心肌缺血和心肌梗死的主要原因，应努力避免发生。

(3) 充分使用阿片类药不仅可降低应激反应，还能增加心肌利用氧。

(4) 全身麻醉复合高位硬膜外阻滞可抑制心动过速和高凝状态，对心肌缺血有很好地防治作用。

(5) 应用变力性药物如多巴胺、去甲肾上腺素以保持冠状动脉血液灌注。

77. 什么是术中知晓？

知晓相当于回忆。术中知晓是指患者在术后能回忆起术中所发生的一切事，并能告知有无疼痛情况。

78. 发生术中知晓的常见麻醉方法有哪些？

(1) N_2O-O_2-肌肉松弛药麻醉。

(2) 芬太尼-地西泮麻醉。

(3) 硫喷妥钠或硫喷妥钠-氯胺酮麻醉。

(4) N_2O-芬太尼麻醉。

(5) 依托咪酯-芬太尼麻醉。

(6) 静脉普鲁卡因复合麻醉。

79. 如何预防术中知晓？

为避免发生术中知晓，麻醉不宜过浅，麻醉医师必须掌握浅麻醉征象。目前认为，监测脑电双频谱指数(BIS)的变化，有助于预防术中知晓的发生。

80. 什么是苏醒延迟？

全身麻醉在按计划停止给药后，患者若不能在60分钟内意识恢复且不能对言语或刺激等作出有思维地回答或动作，即可认定为苏醒延迟。

81. 苏醒延迟的原因有哪些？

(1) 麻醉影响：① 术前用药；② 吸入性麻醉药；③ 麻醉性镇痛药；④ 肌肉松弛药。

(2) 呼吸抑制：① 低 CO_2 血症；② 高 CO_2 血症；③ 低钾血症；④ 输液逾量；⑤ 手术并发症；⑥ 严重代谢性酸中毒。

(3) 术中发生严重并发症。

(4) 术中长时间低血压。

(5) 术前有脑血管疾病患者。

(6) 肝肾功能障碍。

(7) 低血糖。

82. 苏醒延迟的治疗原则有哪些？

(1) 支持治疗：充分通气，补充血容量，维持电解质平衡。

(2) 及时必要的实验室检查：电解质、血糖、酮体、动脉血气分析及尿常规，如有异常应进行纠正。

(3) 若为吸入性药物麻醉过深，在停药并充分通气后可逐渐苏醒；若为麻醉性镇痛药和肌肉松弛药的残留作用，注意控制拮抗药物的剂量和时机，以免增加躁动和术后疼痛等风险。

(4) 及时请内分泌或神经科专业医师进行会诊与治疗，以免延误病情。

83. 术后认知功能障碍的临床表现有哪些？

主要为精神症状。通常发生于术后4天，常于夜间首次发病，患者表现定向障碍、焦虑，不少患者有相同的前驱症状，如激动、孤独、迷惑，对识别试验逃避，发怒，注意力减退，精神高度涣散，不能相应集中维持或转移，常需反复提问也难以完成病房计数，瞬间记忆降低，时间定向力障碍，语言能力不连贯，缺乏逻辑性，判断力降低，如为妄想型，知觉障碍，幻觉失语等。

84. 术后认知功能障碍的发生因素有哪些？

术后精神障碍常常是多种因素协同作用的结果。易发因素包括：高龄、心脑精神疾患、长期服用某些药物、酗酒、感官缺陷、营养不良、心理因素等；促发因素包括：应激反应、手术创伤、术中出血和输血、脑血流降低、脑血栓微栓子的形成、低血压、术后低氧血症、电解质紊乱以及术后疼痛等。

85. 如何预防术后认知功能障碍？

(1) 麻醉医师术前访视需向患者及家属讲明老年患者可能发生术后认知功能

障碍以使及早发现及时处理。

(2) 术前尽可能调整患者全身状况,补充多种维生素。

(3) 麻醉前用药抗胆碱能药物,可选择格隆溴铵或丁溴东莨菪碱代替氢溴东莨菪碱。

(4) 手术中注意监测血压、SPO_2,维持循环温度,及时预防和处理低氧血症。

86. 术后认知功能障碍如何处理?

要求早期诊断和治疗主要病因。

(1) 主要营养、液体、电解质平衡和加强心理支持。

(2) 仅少数患者需要药物治疗以缓解痛苦和防止自伤。

(3) 细致的医疗护理能维持定向能力。

(4) 外力限制患者活动会加剧焦虑,甚至增加死亡率。

(5) 焦虑、幻觉患者需要镇静,老年患者应注意镇静过度和呼吸抑制。

87. 什么是术后躁动?

术后躁动是指患者手术后由于意识障碍导致的精神与运动兴奋的一种暂时状态。

88. 术后躁动的临床表现有哪些?

(1) 表现为喊叫、四肢躯干乱动、挣扎、起床等。

(2) 不能配合医护人员,甚至对抗治疗。

(3) 试图拔除身上的各种监护或治疗导管。

(4) 定向能力障碍。

(5) 可同时伴有生命体征异常、血压升高、呼吸心率增快。

89. 术后躁动的常见原因有哪些?

(1) 年龄。

(2) 术前脑功能障碍。

(3) 种族、文化以及个体人格差异。

(4) 长期用药。

(5) 术前用药。

(6) 肌肉松弛药残留作用。

(7) 手术方式。
(8) 体位。
(9) 有害刺激。
(10) 制动不恰当。
(11) 呼吸、循环功能障碍。
(12) 代谢紊乱。
(13) 中枢神经系统并发症。

90. 如何预防术后躁动？

(1) 苏醒期尽量消除不必要的伤害性刺激。
(2) 维持适当的麻醉深度。
(3) 充分的术后镇痛。
(4) 维持呼吸和循环稳定。

91. 术后躁动如何处理？

基本原则是尽快去除病因，解除诱发因素，及时对症处理，防止心脑血管不良事件和自身伤害的出现。所用措施需依据患者当时的实际情况而定。

92. 什么是低体温？

当中心温度低于36℃时，即称为体温降低或低体温。低体温是麻醉和手术常见的体温失调。

93. 低体温的诱发因素有哪些？

(1) 室温低。
(2) 室内通风。
(3) 术中输入大量冷的液体。
(4) 术中内脏暴露时间长及用冷溶液冲洗腹腔或胸腔。
(5) 全身麻醉药有抑制体温调节中枢的作用，此种情况下如使用肌松剂，使体热产生减少，致使体温降低。

94. 低体温有哪些影响？

(1) 使麻醉药及辅助麻醉药作用时间延长。

(2) 出血时间延长。

(3) 使血黏度增高,影响组织灌流。

(4) 如有寒战反应,可使组织氧耗量明显增多。

95. 如何预防低体温？

(1) 手术室温度应维持于 22～24℃,婴幼儿 25℃。

(2) 冷的输液剂及冲洗液在使用时应加温。

(3) 采用吸入麻醉和控制呼吸时,应采用循环紧闭回路。

96. 什么是体温升高？

当中心温度高于 37.5℃ 即为体温升高,也称为发热。

97. 发热如何分级？

(1) 低热：口腔温度 37.5～38℃。

(2) 高热：38～41℃。

(3) 超高热：41℃ 以上,亦称过高热。

98. 体温升高的诱发因素有哪些？

(1) 室温超过 28℃,且湿度过高。

(2) 无菌单覆盖过于严密,妨碍散热。

(3) 开颅手术在下视丘附近操作。

(4) 麻醉前用药给阿托品量大,抑制出汗。

(5) 输血输液反应。

(6) 采用循环紧闭法麻醉,钠石灰可以产热,通过呼吸道使体温升高。

99. 体温升高有哪些影响？

(1) 体温升高 1℃,基础代谢增加 10%,需氧量也随之增加。

(2) 高热时常伴有代谢性酸中毒、高血钾及高血糖。

(3) 体温升高到 40℃ 以上时,常导致惊厥。

100. 如何预防体温升高？

(1) 严格控制手术室内温度勿超过 26℃。

(2)一旦发现体温升高,立即用冰袋等物理降温措施降温。
(3)麻醉期间常规监测中心温度变化。

101. 咳嗽如何分级?
(1)轻度:阵发性腹肌紧张和屏气。
(2)中度:除阵发性腹肌紧张和屏气外,还有颈后仰、下颌僵硬和发绀。
(3)重度:腹肌、颈肌和支气管平滑肌阵发性强力持续性痉挛,表现为上半身翘起、长时间屏气和严重发绀。

102. 咳嗽有哪些影响?
中度及以上咳嗽可造成以下不良影响:① 腹内压剧增,当行腹腔内手术时,可使内脏外膨,胃内容物反流,已经缝合的腹壁伤口发生缝线断裂及组织撕裂。② 颅内压剧增,对原有颅内病变者可致脑出血或脑疝。③ 血压剧增,致伤口渗血增多,心脏做功增加,甚至诱发心力衰竭。

103. 咳嗽的诱发因素有哪些?
(1)巴比妥类药麻醉,由于交感神经抑制较强,使副交感神经紧张度增高,易诱发咳嗽。
(2)冷的挥发性麻醉药或气管内分泌物刺激,也易引起咳嗽。
(3)浅麻醉下插管、手术直接刺激气管及肺门,吸痰管吸痰时刺激气管黏膜,都可引起咳嗽。
(4)胃内反流物误吸是诱发剧烈咳嗽常见的原因。

104. 如何防治咳嗽?
为避免全身麻醉诱导插管及术中导管对气管刺激引起咳嗽,应给足够肌肉松弛药,地西泮及氟哌利多类药对抑制咳嗽反射有良好作用。为防止胃肠液反流误吸,应插带气囊导管,对胃肠手术患者应行胃肠减压。

105. 呃逆的诱发因素有哪些?
(1)手术强烈牵拉内脏,或直接刺激膈肌及膈神经。
(2)全身麻醉诱导时将大量气体压入胃内。

106. 如何防治呃逆？

（1）足量肌肉松弛药。

（2）对术后的呃逆可用地西泮及氟哌利多类药、静脉注射哌甲酯、针刺内关穴等治疗。

107. 术后呕吐的原因有哪些？

（1）麻醉药作用。

（2）手术种类、部位影响。

（3）患者情况。

108. 术后呕吐有哪些影响？

（1）加剧伤口痛及使缝合伤口裂开。

（2）呕吐误吸或窒息。

（3）水、电解质及酸碱失衡。

109. 如何防治术后呕吐？

（1）对术前饱胃及幽门梗阻患者，应于麻醉前使胃排空，如麻醉前给催吐药或放置胃管。

（2）可根据情况单用或联合使用地塞米松、氟哌利多和 5-羟色胺受体拮抗剂等抗呕吐药。

110. 术后肺感染的原因有哪些？

（1）雾化器污染。

（2）气管插管、气管切开及气管内麻醉时，呼吸道的净化功能常明显减低，使口咽腔的常在细菌和条件致病菌吸入到肺中引起肺感染。

（3）外科手术。

（4）不合理用药。

111. 术后肺感染的诊断标准有哪些？

术后肺部感染是指手术后 48 小时后发病，出现咳嗽、咳痰，或咳嗽的性状改变，并符合下列标准之一者：① 发热、肺部啰音，X 线检查呈炎性病变。② 经筛选的痰液连续两次分离出相同病原菌。③ 血培养阳性，胸腔渗液经穿刺抽液分离到病原体。④ 经纤维支气管镜或人工气道吸引采集的下呼吸道分泌物分离出高浓度病原菌。⑤ 呼吸道分泌物中检查到特殊病原体，或呼吸道分泌物、血清及其他体液经免疫学方法检测证明，或有组织病理学证据。

112. 如何治疗术后肺感染？

（1）抗生素。

（2）免疫治疗。

（3）支持治疗。

113. 什么是恶性高热？

恶性高热（malignant hyperthermia，MH）是一种在易感体质的患者中，由药物触发、骨骼肌代谢亢进所致的以骨骼肌代谢紊乱、横纹肌溶解、突发性高热和高代谢状态为特征的临床综合征，具有显著的遗传性倾向。吸入麻醉药和去极化肌肉松弛药琥珀胆碱是最常见的触发药物。患者一旦发病，病情迅速进展，最终常因多器官功能衰竭、高钾血症和凝血功能障碍等而死亡，是围术期最严重的麻醉相关并发症之一。

114. 恶性高热的易感人群有哪些？

（1）有 MH 史或 MH 家族史的患者。

（2）Duchenne 肌营养不良和其他肌病。

（3）King - Denborough 综合征。

（4）中央轴空病。

（5）多微小轴空病。

（6）其他：如进行性肌营养不良、先天性唇腭裂、先天性脊柱侧弯、睑下垂、斜视等。

115. 恶性高热的诱发因素有哪些？

（1）强效吸入麻醉药。

（2）琥珀胆碱。

（3）其他药物：氯胺酮、利多卡因、甲哌卡丁、氟哌啶醇、戈拉碘铵、右旋筒箭毒碱、三氯乙烯和氯氮平等也有诱发 HM 的报道。

（4）其他因素：年龄、麻醉方式、环境温度、紧张、焦虑以及联合使用镇痛药物等,但其与 MH 间的确切关系尚未明了。

(5) 清醒激发。

116. 恶性高热的临床表现有哪些?

(1) 术前体温正常,吸入卤族麻醉药或静脉注射去极化肌肉松弛药后,体温急剧升高,可达 45~46℃,皮肤斑状潮红发热。

(2) 全身肌肉强烈收缩,上肢屈曲挛缩,下肢僵硬挺直,直至角弓反张,肌肉松弛药不能使强直减轻,反而使强直加重。

(3) 血钾增高。

(4) 心动过速,呼吸急促,意识改变。

(5) 急性循环衰竭多表现为严重低血压、室性心律失常及肺水肿。

(6) 血清肌磷酸激酶(CPK)极度升高,乳酸脱氢酶、天冬氨酸氨基转移酶等可上升,并有肌红蛋白尿。

117. 恶性高热如何治疗?

(1) 立即停止麻醉和手术,并以纯氧性过度通气。

(2) 迅速用物理降温法降温,直到体温 38℃ 为止。

(3) 立即静脉注射丹曲林直到肌肉强烈收缩消失、高热下降为止。

(4) 尽早建立有创动脉压及中心静脉压监测。

(5) 监测动脉血气,纠正酸中毒和高血钾。

(6) 治疗心律失常。

(7) 静脉注射甘露醇或呋塞米,以防止肌红蛋白尿损伤肾。

(8) 应用肾上腺皮质激素,缓解肌强直及降低体温。

(9) 进 ICU,监测治疗 48 小时。

118. 恶性高热的预防措施有哪些?

(1) 详细询问病史,特别注意有无肌肉病、麻醉后高热等个人及家族史。

(2) 对可疑患者,应尽可能地通过术前肌肉活检进行咖啡因氟烷收缩试验明确诊断,指导麻醉用药。

(3) 对可疑患者,应避免使用诱发恶性高热的药物。

(4) 麻醉手术过程中除了脉搏、血压、心电图等常规监测外,还应监测呼气末 CO_2 及体温,密切观察患者病情变化。

119. 什么是椎管内麻醉？

将麻醉药物注入椎管的蛛网膜下隙或硬膜外腔，脊神经根受到阻滞使该神经根支配的相应区域产生麻醉作用，统称为椎管内麻醉。根据注入位置不同，可分为蛛网膜下隙阻滞（又称脊麻或腰麻）、硬膜外阻滞、腰硬联合阻滞。

120. 蛛网膜下隙阻滞的常见并发症有哪些？

(1) 头痛。

(2) 尿潴留。

(3) 神经并发症。

121. 影响脊麻后头痛的因素有哪些？

(1) 年龄：年轻者发生率更高。

(2) 性别：女性多于男性。

(3) 针的直径：粗针发生率高于细针。

(4) 针的斜面：穿刺针斜面与脊髓长轴平行发生率低。

(5) 妊娠：妊娠时发生率更高。

(6) 穿刺次数：穿刺次数增加时发生率也增高。

122. 头痛有哪些预防措施？

(1) 操作注意事项：① 局部麻醉药采用高压蒸汽灭菌，不主张浸泡于乙醇（酒精）或其他消毒液中；② 穿刺及注药应严格无菌操作；③ 穿刺针宜选用 25~26G 细针，且针斜面与脊柱即硬膜纤维平行；④ 采用顶端锥形的穿刺针。

(2) 患者的准备：① 麻醉前对患者做必要的解释，消除患者顾虑，切忌暗示脊麻后头痛的可能性；② 麻醉后嘱患者仰卧位以减少脑脊液外流，并保证足够的睡眠。

123. 如何治疗头痛？

(1) 轻微头痛：患者经卧床 2~3 天即自然消失。

(2) 中度头痛：患者平卧或采用头低位，每日输液 2 500~4 000 mL，并应用镇静药或肌内注射小剂量镇痛药如哌替啶 50 mg。

(3) 严重头痛：除上述措施外，可行硬膜外血补丁，建议 20 mL 血液是合理的初始靶注射量。若使用血补丁后无效或症状不完全缓解，可以在 24~48 小时再次使用血补丁治疗。

124. 脊麻后尿潴留的原因有哪些？

（1）局部麻醉药阻滞 $S_2 \sim S_4$ 神经根，膀胱逼尿肌功能减弱从而抑制排尿功能。

（2）椎管内的阿片类药物可通过抑制逼尿肌收缩和降低尿刺激的感觉使排尿功能减弱。

125. 脊麻致神经损害的原因有哪些？

局部麻醉药的组织毒性、意外地带入有害物质及穿刺损伤。

126. 常见的脊麻后神经并发症有哪些？

（1）脑神经受累。
（2）假性脑脊膜炎。
（3）粘连性蛛网膜炎。
（4）马尾神经综合征。
（5）脊髓炎。

127. 脑神经受累常见于哪对脑神经？

累及第Ⅵ对脑神经较多见，约占 60%；其次为第Ⅶ对脑神经，约占 30%；其他神经受累只占 10%。

128. 脑神经受累的原因是什么？

脊麻后脑脊液量减少后降低了其对脑组织的"衬垫作用"，当患者直立或坐位时，头处于高位，脑组织因重力作用向足端下垂，脑神经受直接牵拉而导致缺血，神经功能受到损害。

129. 脊麻后假性脑脊膜炎的症状有哪些？

主要是头痛和颈项强直，凯尔尼格征阳性，有时有复视、眩晕及呕吐。

130. 如何治疗假性脑脊膜炎？

治疗方法与脊麻后头痛相似，但须加用抗生素。

131. 什么是脊麻后粘连性蛛网膜炎？

急性脑膜炎的反应多为渗出性变化，若刺激严重则继发性地出现增生性改变及纤维化，此种增生性改变称为粘连性蛛网膜炎。

132. 粘连性蛛网膜炎的原因是什么？

这类反应不一定由麻醉药物引起，脊麻过程带入的具有刺激性异物及化学品、高渗葡萄糖、蛛网膜下隙出血均可引起。此外，氯己定消毒也对其有潜在的促发作用。

133. 粘连性蛛网膜炎的症状有哪些？

粘连性蛛网膜炎的症状是逐渐出现的，先有疼痛及感觉异常，以后逐渐加重，进而感觉丧失。运动功能的改变从无力开始，最后发展到完全性松弛性瘫痪。

134. 马尾神经综合征的原因是什么？

（1）无论是单次注射相对高浓度局部麻醉药，还是通过导管持续给予局部麻醉药，脊髓腰骶神经节根部都容易因直接暴露于大剂量局部麻醉药而受到损伤。

（2）小口径脊髓导管可能与马尾神经综合征的发生相关，可能是因为通过细导管缓慢注射药液，导致神经根暴露在高浓度的局部麻醉药中。

（3）椎管狭窄患者由于局部麻醉药在椎管内的分布受限，使马尾暴露在高浓度的局部麻醉药中，因此，椎管狭窄可能是另一个危险因素。

135. 马尾神经综合征的症状有哪些？

患者于脊麻后下肢感觉及运动功能长时间不恢复，神经系统检查可发现骶尾神经受累，大便失禁及尿道括约肌麻痹，恢复异常缓慢。

136. 脊髓炎的症状有哪些？

表现为感觉丧失及松弛性麻痹。症状可能完全恢复，也可能有一定进步，也可能终身残疾。

137. 硬膜外阻滞的常见并发症有哪些？

（1）穿破硬膜。

（2）穿刺针或导管误入血管。

(3) 空气栓塞。

(4) 穿破胸膜。

(5) 导管折断。

(6) 全脊麻。

(7) 异常广泛阻滞。

(8) 脊神经根或脊髓损伤。

(9) 硬膜外血肿。

(10) 感染。

138. 硬膜外阻滞穿破硬膜的原因有哪些？

原因有操作因素和患者因素两方面。

139. 硬膜外阻滞穿破硬膜的操作因素有哪些？

(1) 硬膜外阻滞是一种盲探性穿刺,对初学者,由于对椎间韧带的不同层次的针感体会不深,难免发生穿破。

(2) 穿刺时进针过快,或遇到骨质而突然滑入。

(3) 用具不合格,导管质地过硬,都增加穿破硬膜的风险,且不易被发现。

140. 硬膜外阻滞穿破硬膜的患者因素有哪些？

(1) 多次接受硬膜外阻滞,由于反复创伤、出血或药物刺激,硬膜外间隙变窄,甚至闭锁,穿刺针可穿破硬膜。

(2) 穿刺困难,反复试探性穿刺时有可能穿破硬膜。

(3) 老年人韧带钙化穿破率比年轻人高 2 倍。

(4) 因先天性硬膜菲薄,致有反复穿刺反复穿破的报道。

(5) 小儿由于其硬膜外间隙较成人更为狭窄,操作更加困难,且常需在全身麻醉或基础麻醉下操作,更易穿破硬膜。

141. 如何预防穿破硬膜？

(1) 预防的首要措施在于思想上的重视。

(2) 初学者每次都要按正规操作规程施行。

(3) 不要过分依赖各种硬膜外间隙指示装置,麻醉医师的知识及经验更重要。

(4) 熟练掌握各种入路的穿刺方法,遇到困难时可改换进针方式以求顺利成功。

(5) 操作轻巧从容,勿求速而不达。

(6) 用具应仔细挑选,各种指示进入硬膜外间隙的指征要综合地分析判断。

142. 穿破硬膜如何处理?

一旦硬膜被穿破,最好改换其他麻醉方法,如全身麻醉或神经阻滞。穿刺点在 L_2 以下,手术区域在下腹部、下肢或肛门会阴区者,可谨慎地施行脊麻。

143. 穿刺针或导管误入血管的原因是什么?

硬膜外间隙有丰富的血管丛,尤其是足月妊娠者,因硬膜外间隙静脉怒张,更容易刺入血管。

144. 误入血管有什么后果?

误入血管会因鲜血滴出而被发现,少数病例因导管开口处被小凝血块阻塞而不见出血,当注药时小凝血块被推开,局部麻醉药便直接注入血管内而发生毒性反应,出血抽搐或心血管虚脱。

145. 如何预防穿刺针或导管误入血管?

(1) 导管宜从背正中入路置入。

(2) 导管置放后注射局部麻醉药前应轻轻抽吸,验证有无血液。

(3) 常规通过导管注入试验剂量局部麻醉药。

(4) 导管及盛有局部麻醉药的注射器内如有血染,应警惕导管进入血管内的可能。

146. 穿刺针或导管误入血管如何处理?

(1) 如遇血液由穿刺针或导管流出,可将导管退出 1 cm 并以生理盐水 10 mL 冲洗,多可停止或缓解。

(2) 不能缓解者,或改变间隙重新穿刺,或改为其他麻醉方法。

(3) 有凝血障碍者,有发生硬膜外血肿的风险,术后应密切观察,及时发现和处理。

(4) 如果导管进入血管而未及时发现,注入局部麻醉药而引起局部麻醉药毒性反应者,应立即按局部麻醉药毒性反应处理。

147. 硬膜外阻滞空气栓塞的原因有哪些？

（1）行硬膜外穿刺,利用注气试验判断穿刺针是否进入硬膜外间隙,是常见的鉴别手段,也为空气进入循环提供了途径。

（2）硬膜外穿刺针粗,针口斜面大,易损伤硬膜外血管,而妊娠期或腹部巨大肿瘤患者,硬膜外血管增粗,更增加损伤血管的机会。

（3）硬膜外穿刺注气量如仅 2 mL 左右,则不致引起明显症状,若注气速度达 2 mL/(kg·min)或进气量超过 10 mL,则有致死可能。

148. 空气栓塞如何处理？

（1）一旦确诊为静脉气栓,应立即置患者于头低左侧卧位,不仅可以防止气栓上行入脑,还可使气栓停留在右心房被心搏击碎,避免形成气团阻塞。

（2）对心脏停搏者,如胸外心脏按压 2～3 分钟无效,应立即剖胸按压并作心室穿刺抽气。

149. 硬膜外阻滞穿破胸膜的原因是什么？

穿刺针偏向一侧进针又过深,可能刺破胸膜,产生气胸或纵隔气肿。

150. 硬膜外阻滞导管折断的原因有哪些？

（1）遇导管尖端越过穿刺针斜面后不能继续进入时,若错误地仅将导管拔出,导管可能被穿刺针的斜面切断。

（2）骨关节炎患者,椎板或脊椎韧带将导管夹住,出现拔管困难,若强力拔出会拉断导管。

（3）导管折叠、导管在硬膜外间隙圈绕成结。

151. 导管折断如何处理？

（1）由于导管残端可能在硬膜外间隙,也可能在软组织内,难以定位,采取手术取出创伤大且不一定能成功,因此,一般都不主张马上手术取出。

（2）残留导管一般不会引起并发症,但事发后应告知患者,消除顾虑,取得理解和配合,同时予以仔细观察和随访。

（3）如术毕即发现导管残端在皮下,可在局麻下作切口取出。

152. 什么是全脊麻？

行硬膜外阻滞时，如穿刺针或硬膜外导管误入蛛网膜下隙而未能及时发现，超过脊麻数倍量的局部麻醉药注入蛛网膜下隙，可产生异常广泛的阻滞，称为全脊麻。

153. 全脊麻的临床表现有哪些？

表现为全部脊神经支配的区域均无痛觉，低血压、意识丧失及呼吸停止。全脊麻的症状及体征多在注药后数分钟内出现，若处理不及时可能发生心搏骤停。

154. 如何预防全脊麻？

（1）预防穿破硬膜。

（2）每次注入全量局部麻醉药前先注入试验剂量，观察 5~10 分钟有无脊麻表现。

155. 全脊麻如何处理？

（1）维持患者呼吸和循环功能，必要时行气管插管及给予血管活性药。

（2）如出现心搏骤停，应立即行心肺复苏。

156. 硬膜外阻滞异常广泛阻滞的表现有哪些？

（1）广泛阻滞呈缓慢地发生，多出现在注入首量局部麻醉药后 20~30 分钟，前驱症状为胸闷、呼吸困难、说话无声及烦躁不安。

（2）继而发展为通气严重不足，甚至呼吸停止，血压可大幅度下降或变化不明显。

（3）脊神经被阻滞常达 12~15 节，仍为节段性。

157. 硬膜外阻滞神经根损伤的表现有哪些？

（1）临床表现主要是根痛，即受损神经根的分布区疼痛，如损伤胸脊神经根则呈"束带样痛"，四肢呈条形分布，可表现为感觉减退或消失。

（2）根痛症状的典型伴发现象是脑脊液冲击征，即咳嗽、喷嚏或用力憋气时疼痛或麻木加重。

（3）根痛以损伤后 3 天之内最剧，然后逐渐减轻，2 周内多数患者缓解或消失，遗留片状麻木区数月以上。

158. 硬膜外阻滞脊髓损伤的表现有哪些？

（1）若导管插入脊髓或局部麻醉药注入脊髓，可造成严重损伤，甚至横贯性伤害，患者立即感到剧痛，偶有一过性意识障碍，患者即刻出现完全松弛性截瘫。

（2）部分患者因局部麻醉药溢出至蛛网膜下隙而出现脊麻或全脊麻，暂时掩盖了截瘫症状。

（3）脊髓横贯性伤害时血压偏低而不稳定。

（4）严重损伤所致的截瘫预后不良，患者多死于并发症，侥幸者终身残疾。

159. 怎样鉴别脊髓损伤早期与神经根损伤？

（1）神经根损伤当时有"触电"或痛感，而脊髓损伤时为剧痛，偶伴有一过性意识障碍。

（2）神经根损伤以感觉障碍为主，有典型"根痛"，很少有运动障碍。

（3）神经根损伤后感觉缺失仅限于1～2根脊神经支配的皮区，与穿刺点棘突的平面一致；而脊髓损伤的感觉障碍与穿刺点不在同一平面，颈部低1个节段，上胸部低2节段，下胸部低3节段。

160. 脊髓损伤如何防治？

（1）脊髓损伤后果严重，应强调预防为主，L_2以上穿刺尤应谨慎小心，遇异感或疼痛，应退针或观察，切忌注入局部麻醉药或插管，避免扩大损伤范围。

（2）若鉴别困难应按脊髓损伤对待，早期治疗会得到较好效果。

（3）即使出现截瘫，积极治疗也能收效良好，切勿放弃争取恢复的一切努力。

161. 硬膜外血肿的原因是什么？

硬膜外间隙有丰富的静脉丛，形成血肿的直接原因是穿刺针尤其是置入导管的损伤，促使出血的因素如患者凝血机制障碍及抗凝血治疗。

162. 硬膜外血肿的危险因素有哪些？

（1）穿刺困难。

（2）穿刺针损伤。

（3）导管置入。

（4）凝血功能异常。

（5）高龄和女性。

163. 硬膜外血肿的表现有哪些？

根性腰痛、阻滞持续时间异常延长、膀胱或肠道功能障碍等是常见特征，应尽早行 MRI 检查。

164. 硬膜外血肿的预后如何？

（1）预后取决于早期诊断，在 8 小时内手术效果较好。

（2）手术延迟者常致永久残废，故争取时机尽快手术减压是治疗的关键。

165. 如何预防硬膜外血肿？

（1）对有凝血障碍及正在使用抗凝治疗的患者，应避免应用硬膜外麻醉。

（2）穿刺操作时应强调避免暴力及反复穿刺。

166. 硬膜外阻滞后硬膜外间隙感染的原因有哪些？

病原菌以葡萄球菌为最多见，细菌侵入途径有：

① 污染的麻醉用具或局部麻醉药。② 穿刺针经过感染组织。③ 身体其他部位的急性或亚急性感染灶细菌经血行播散感染硬膜外间隙。

167. 硬膜外阻滞后蛛网膜下隙感染的表现有哪些？

多在硬膜外阻滞后 4 小时左右出现脑脊膜炎症状，即寒战、头痛、发热及颈项强直；脑脊液混浊，白细胞增多，涂片常难发现细胞，应根据感染细菌类型，给予抗生素治疗。

168. 小儿硬脊膜外阻滞的并发症有哪些？

（1）残留的运动神经阻滞及尿潴留。

（2）局部麻醉药中毒。

（3）全脊麻。

169. 骶管阻滞的并发症有哪些？

（1）骶管腔内有丰富的静脉丛，穿刺时容易出血。

（2）对局部麻醉药的吸收快，易产生局部麻醉药毒性反应。

（3）如注药过快，可能导致眩晕和头痛。

（4）骶裂孔解剖变异较多，阻滞的失败率较高。

(5) 骶神经阻滞时间较长,术后尿潴留较多。

170. 腰硬联合阻滞的并发症有哪些？
联合阻滞的并发症兼有蛛网膜下隙阻滞与硬膜外阻滞两种方法的并发症。

171. 常用局部麻醉药有哪些种类？
常用的局部麻醉药依据作用时效的长短,可分为短效局部麻醉药(如普鲁卡因和氯普鲁卡因)、中效局部麻醉药(如利多卡因)和长效局部麻醉药(如罗哌卡因和丁哌卡因)。依据化学结构的不同,局部麻醉药可分为酯类局部麻醉药和酰胺类局部麻醉药。

172. 临床上常用的酯类局部麻醉药和酰胺类局部麻醉药各有哪些？
（1）临床上常用的酯类局部麻醉药包括普鲁卡因、氯普鲁卡因和丁卡因等。
（2）临床上常用的酰胺类局部麻醉药包括利多卡因、甲哌卡因、丁哌卡因和罗哌卡因等。

173. 酰胺类局部麻醉药的代谢特点有哪些？
酰胺类局部麻醉药主要在肝脏内代谢,其酰胺键通过水解和脱羟基过程得以裂解。严重肝病患者使用酰胺类局部麻醉药容易发生不良反应。

174. 选择局部麻醉药的依据是什么？
临床上,局部麻醉药的选择必须个体化,即综合考虑患者年龄、体重和基础情况,药物的理化特性、代谢因素和毒性作用,局部麻醉药的注药部位、注射技术、是否单次或连续给药、手术类型和持续时间等多种因素。联合使用局部麻醉药的全身毒性表现为相加性,必须加以警惕。

175. 局部麻醉药的不良反应有哪些？
局部麻醉药的不良反应分为局部不良反应和全身不良反应。局部不良反应有组织毒性、神经毒性、细胞毒性；全身性不良反应包括高敏反应、变态反应、全身毒性反应。

176. 什么是局部麻醉药的变态反应？

局部麻醉药的变态反应是指应用小剂量或远低于常用量即发生毒性反应者。局部麻醉药的变态反应很罕见，其发生率占局部麻醉药不良反应的 2‰。酯类局部麻醉药引起变态反应远比酰胺类多见。酯类局部麻醉药代谢产物氨基苯甲酸可能引发变态反应。

177. 局部麻醉药变态反应的临床表现有哪些？

局部麻醉药变态反应的临床表现有注药局部出现红斑、荨麻疹或皮炎和（或）出现全身广泛荨麻疹，严重者出现支气管痉挛、气道水肿、呼吸困难、低血压或心血管虚脱反应，甚至危及生命。

178. 发生局部麻醉药变态反应时如何急救？

一旦出现局部麻醉药变态反应的可疑症状时，临床医师必须立即停止注射局部麻醉药，进行快速鉴别诊断，如存在血管迷走神经反应、局部麻醉药误入血管毒性反应等，应立即给予对症支持治疗，进行高级生命支持治疗。

179. 什么是局部麻醉药全身毒性反应？

血液中局部麻醉药浓度超过机体的耐受能力，引起中枢神经系统和（或）心血管系统兴奋或抑制的临床症状，称为局部麻醉药的全身毒性反应。

180. 引起局部麻醉药全身毒性反应的常见原因是什么？

发生局部麻醉药全身毒性反应的常见原因有：① 麻醉用量超过限量。② 局部麻醉药误入血管。③ 注药部位局部麻醉药吸收过快。④ 个体差异致对局部麻醉药耐受力下降。高碳酸血症、低氧血症和酸中毒可加重全身毒性。

181. 局部麻醉药全身毒性反应的临床表现有哪些？

局部麻醉药全身毒性包括中枢神经系统毒性和心血管系统毒性。中枢神经系统毒性是局部麻醉药迅速通过血脑屏障所致，常早于心血管毒性反应。患者最初表现为头晕耳鸣、目眩、口舌麻木，进一步发展为肌肉抽搐、意识消失、惊厥和深度昏迷。心血管系统毒性的临床表现为心肌收缩力下降、难治性心律失常和周围血管张力下降，最终导致循环衰竭。高碳酸血症和缺氧能加重心血管毒性反应。

182. 局部麻醉药全身毒性反应的处理原则是什么?

一旦发生局部麻醉药全身毒性反应,应做到如下几点:① 立即停止给药。② 面罩给氧,保持呼吸道通畅,必要时行气管插管和机械通气。③ 使用咪达唑仑、硫喷妥钠或丙泊酚抗惊厥处理。④ 给予输液和血管活性药物,维持血流动力学稳定。⑤ 采用电复律、胺碘酮或20%脂肪乳剂治疗室性心律失常。⑥ 大剂量肾上腺素可提高心肺复苏的成功率。

183. 如何预防局部麻醉药的全身毒性反应?

预防局部麻醉药全身毒性反应的措施有:① 实施局部麻醉前,必须开放静脉通路,监测心率、血压和心电图。② 严格按照操作流程正确实施局部麻醉。③ 杜绝局部麻醉药逾量。④ 注射药物前回抽,避免血管内注药。⑤ 使用含有肾上腺素(1∶200 000)的试验剂量,减缓局部麻醉药的吸收。⑥ 小剂量分次注射。上述预防措施不能完全杜绝局部麻醉药毒性反应的发生,麻醉医师必须提高警惕,早期发现并及时正确处理毒性反应,避免严重毒性反应的发生。

184. 什么是局部麻醉药的局部神经毒性反应?

局部麻醉药可直接对中枢和周围神经系统造成浓度依赖的神经毒性损伤,如疼痛、感觉、运动功能缺陷,肠道和膀胱功能障碍等。这些临床症状可能与局部麻醉药诱发施万细胞损伤、抑制快速轴突传递、破坏血脑屏障或减少神经血流相关。鉴于局部麻醉药潜在的神经毒性,临床医师根据不同的手术需求和注药部位,必须严格掌握局部麻醉药的临床应用浓度和剂量。

185. 局部麻醉神经损伤的危险因素有哪些?

局部麻醉神经损伤的危险因素包括神经缺血、穿刺或置管损伤、感染及局部麻醉药选择不当等。长时间暴露于局部麻醉药、应用大剂量或高浓度局部麻醉药也可导致永久性神经损害。患者的体质或原先存在的神经功能障碍等也是术后神经损伤的原因。但患者体位不当造成的压迫、石膏或绷带过紧以及手术创伤均可致术后神经损伤,这些常被误认为是区域麻醉所致。

186. 局部麻醉相关的感染原因有哪些?

与局部麻醉相关的局部感染很少见。外源性因素如使用污染的药品或器械等和内源性因素均可能导致感染。麻醉医师操作时,未严格遵守无菌技术也是感染的原因之一。进针部位存在感染是周围神经阻滞的绝对禁忌证,而在邻近蜂窝织炎部位,或对菌血症、脓毒症等全身感染患者行周围神经阻滞时应特别谨慎。

187. 什么是周围神经阻滞?

将局部麻醉药注射至躯干或四肢的神经干、神经或神经节旁,暂时阻断该神经的传导功能,使受该神经支配的区域产生麻醉作用,称为周围神经阻滞。

188. 周围神经阻滞的优势有哪些?

随着神经定位技术的不断改进,周围神经阻滞在围术期的麻醉与镇痛中占据了重要的地位。周围神经阻滞可为患者提供满意的术中和术后镇痛,有利于早期开展康复锻炼;与全身麻醉联合使用时,减少阿片类药物用量,降低围术期恶心、呕吐和术后认知功能障碍的发生率。

189. 周围神经阻滞的适应证和禁忌证有哪些?

周围神经阻滞主要取决于手术范围、患者配合程度。周围神经阻滞可单独应用,也可与其他麻醉方法(基础麻醉或全身麻醉)联合应用。未获得患者知情同意是周围神经阻滞的绝对禁忌证。相对禁忌证包括凝血异常、穿刺部位感染或肿瘤、神经系统疾病、患者过度焦虑、精神疾病以及麻醉医师经验不足等。

190. 进行周围神经阻滞应注意什么?

周围神经阻滞的成功率依赖于精确的神经定位。操作者必须熟悉目标神经的解剖定位,选择自己熟练的神经定位技术进行神经阻滞;根据手术要求及穿刺点有无感染灶,选择熟悉的神经阻滞入路进行穿刺;局部麻醉药杜绝逾量使用。操作者应高度警惕毒性反应的发生。操作时力求准确,动作轻柔。若阻滞失败,可考虑改为全身麻醉,避免反复多次穿刺对周围血管和组织的损伤。

191. 神经及神经丛阻滞并发症的发生率如何?

根据 ASA 内部期刊数据库报道,外周神经阻滞的严重并发症是很罕见的。1980—1999 年,与外周神经阻滞相关的文献仅占区域阻滞麻醉的 13%,并且仅有 50% 与阻滞本身相关,其中关于神经损伤 31%,其次是气胸(25%)及眼部损伤(18%)。而大多数(72%)为暂时性或非致残性并发症。研究证实,大多数神经损伤在数周或数月内即可完全消退。

192. 颈丛神经阻滞的适应证和禁忌证有哪些？

颈浅神经丛阻滞仅适用于颈部和肩部的浅表手术的麻醉、镇痛。颈深神经丛阻滞适用于甲状腺手术、颈部淋巴结活检或切除、气管造口术麻醉、镇痛等。对于难以维持上呼吸道通畅的患者、呼吸功能障碍患者、精神疾病等不配合患者应禁用颈丛神经阻滞。

193. 颈深丛神经阻滞容易出现哪些并发症？

颈丛神经阻滞的并发症有全脊麻和硬膜外麻醉、局部麻醉药毒性反应、膈神经阻滞、喉返神经阻滞、霍纳综合征和局部血肿。

194. 如何预防颈深丛神经阻滞并发症的发生？

颈深丛神经阻滞注射局部麻醉药时，应反复回抽，确认无血无脑脊液回流后，方可小剂量缓慢注药，以预防全脊麻、硬膜外麻醉、局部麻醉药误入颈动脉、椎动脉，以及避免局部麻醉药吸收过快。膈神经阻滞是颈丛神经阻滞最常见的并发症。对于肺储备功能低的患者，应慎用颈神经丛阻滞。任何患者均应避免行双侧颈深丛阻滞麻醉。

195. 臂丛神经阻滞常用入路的适应证是什么？

臂丛神经阻滞的常用阻滞入路包括肌间沟入路、锁骨上入路、锁骨下入路和腋路。肌间沟入路臂丛神经阻滞适用于肩部和肱骨近端手术，因其对尺神经阻滞不完全，所以前臂和手部手术时必须联合尺神经阻滞；锁骨上入路可为肘部、前臂和手部手术提供满意的麻醉效果。锁骨下入路主要用于上臂动脉中段以远部位的手术。经此入路放置连续导管不易移位，可提供满意的术后镇痛。腋路臂丛神经阻滞主要适用于前臂手术。

196. 臂丛神经阻滞的并发症有哪些？

臂丛神经阻滞各入路的并发症除了共同的并发症如感染、血肿、局部麻醉药毒性反应、神经损伤等，还有各自特有的并发症。肌间沟臂丛神经阻滞特有的并发症包括全脊麻、颈段硬膜外麻醉、膈神经和喉返神经麻痹、霍纳综合征；锁骨上臂丛神经阻滞还可发生气胸；锁骨下臂丛神经阻滞也可发生气胸；局部麻醉药误入腋动脉是腋路臂丛最常见的并发症。

197. "三合一"腰丛阻滞的常见并发症有哪些？

"三合一"腰丛阻滞是指通过单次注药完成腰丛三个分支，即股神经、闭孔神经以及股外侧皮神经的阻滞。事实上，该阻滞技术仅对股神经和闭孔神经有较好的阻滞效果，对股外侧皮神经阻滞效果不佳。"三合一"腰丛阻滞常见的并发症有血肿、感染、局部麻醉药中毒反应。

198. 坐骨神经阻滞常用入路有哪些？

坐骨神经阻滞常用的入路有经典的Labat入路、臀肌及臀肌下入路、前入路、股骨中段外侧入路以及腘窝入路。根据手术需求，选择不同的入路。坐骨神经阻滞联合股神经阻滞为膝关节及以下手术提供完善的手术麻醉和术后镇痛。

199. 胸部椎旁阻滞的适应证和禁忌证有哪些？

胸椎旁神经阻滞适用于胸部和上腹部手术，包括肋骨骨折、开胸手术、乳腺手术、胸腔造口等的麻醉镇痛。除区域麻醉的禁忌证外，椎旁阻滞的相对禁忌证包括既往开胸手术史、脊柱后侧凸及胸廓畸形等，所有这些均会增加气胸风险。

200. 肋间神经阻滞有哪些临床应用？

极少有手术单独应用肋间神经阻滞麻醉，硬膜外阻滞已大大取代了这些阻滞与其他技术的结合。然而，对于有硬膜外神经阻滞禁忌证的患者，肋间神经阻滞和全身麻醉联合可为腹腔内手术提供良好的镇痛条件。在术后镇痛方面，肋间神经阻滞可替代硬膜外和椎旁神经阻滞，并具有相似的安全性和有效性。

201. 肋间神经阻滞容易出现哪些并发症？

肋间神经阻滞的主要并发症是气胸，但在麻醉医师经历的所有病例中实际发生率平均仅为0.07%。重症肺部疾病患者的呼吸功能依赖肋间肌，在双侧肋间肌阻滞后可出现呼吸代偿失调。常规的术后胸部X线检查显示无症状性气胸的发生率为0.4%~1.0%。

202. 如何处理肋间神经阻滞所致的并发症？

肋间神经阻滞常见的并发症有气胸和局部麻醉药中毒反应。在肋间神经阻滞过程中，一旦发生气胸，应立即停止注药。气胸的治疗措施包括观察、给氧、针吸进入胸腔的空气，少量气体可自行吸收，一般不需要胸腔引流。由于肋间神经阻滞局部麻醉药的容量大且吸收迅速,因此,在进行多个肋间阻滞时应严格限制局部麻醉药量,注药时应反复回抽、缓慢注射。

203. 上臂周围神经阻滞时可能会出现哪些并发症?

分布在上臂的周围神经有肋间臂神经、臂内侧皮神经、桡神经、正中神经、尺神经、指神经、肌皮神经。进行上臂神经阻滞时可能会出现的并发症有局部麻醉药所致的组织毒性、神经毒性、细胞毒性;局部麻醉药所致的高敏反应、变态反应、全身毒性反应;血管神经内注药;神经损伤等。

204. 腹横肌平面阻滞有哪些临床应用?

单侧腹横肌平面阻滞对单侧腹壁皮肤、肌肉及腹膜壁层产生阻滞。腹横肌平面阻滞主要为脐下腹壁切口提供术后镇痛(开腹直肠癌根治术、阑尾切除术、耻骨后前列腺癌根治术、腹式全子宫切除术、剖宫产术、腹腔镜手术等)。中线切口需进行双侧腹横肌平面阻滞。

205. 腹横肌平面阻滞容易发生哪些并发症?

腹横肌平面阻滞的并发症除局部麻醉药所致的组织毒性、神经毒性、细胞毒性、高敏反应、变态反应、全身毒性反应外,还可能导致内脏穿孔。

206. 腹直肌鞘阻滞的并发症有哪些?

腹直肌鞘阻滞除由局部麻醉药所致的组织毒性、神经毒性、细胞毒性、高敏反应、变态反应、全身毒性反应外,特殊的并发症包括内脏穿孔和药物注入腹壁动脉。

207. 髂腹股沟神经和髂腹下神经阻滞的适应证有哪些?

髂腹股沟神经和髂腹下神经阻滞常应用于腹股沟疝修补术后和采用耻骨上横行半月状切口的下腹部手术的镇痛。尽管此阻滞无内脏镇痛作用,且不能在手术期间用作唯一的麻醉方式,但可显著减轻与疝气相关的疼痛。尽管操作相对简单,但其失败率高达10%~25%。

208. 髂腹股沟神经和髂腹下神经阻滞的并发症有哪些?

髂腹股沟神经和髂腹下神经阻滞除可以发生由局部麻醉药所致的组织毒性、神经毒性、细胞毒性、高敏反应、变态反应、全身毒性反应外,盲法注射可能会导致肠道穿孔，以及盆腔血管的意外损伤，亦可能发生因局部麻醉药扩散引起的下肢无力和继发的股神经阻滞。

209. 髂筋膜阻滞的并发症有哪些？

髂筋膜阻滞除了可以发生由局部麻醉药所致的组织毒性、神经毒性、细胞毒性、高敏反应、变态反应、全身毒性反应外，由于靠近股动脉，可能会导致误入血管和血肿。由于注射是在股骨和股外侧皮神经之间进行的，因此神经损伤很少见。

210. 膝关节上方的隐神经阻滞（包括收肌管阻滞）容易出现哪些并发症？

膝关节上方的隐神经阻滞（包括收肌管阻滞）对股四头肌肌力影响小，在膝关节手术中应用更可取。膝关节上方的隐神经阻滞（包括收肌管阻滞）的并发症风险较低。阻滞损伤血管可能导致动脉假性动脉瘤，肌肉内局部麻醉药的扩散可能导致意料之外的大腿无力，阻滞后应预防患者跌倒。

211. 膝关节下方的隐神经阻滞的适应证有哪些？

隐神经为从膝盖到内踝的下肢内侧提供神经支配。隐神经阻滞通常与腘窝和踝关节阻滞相结合。已描述过几种隐神经阻滞的方法，包括静脉旁（膝下）入路。超声引导可以用于该技术。隐神经可在踝关节水平被阻滞，也可与其他方法联合用于踝阻滞。

212. 膝关节下方的隐神经阻滞的并发症有哪些？

膝关节下方的隐神经阻滞并发症发生率很低，即神经或组织损伤和刺穿血管形成血肿。由于将大隐静脉视作区域阻滞技术的解剖标志，因而轻微的血肿形成并不少见。

213. 进行踝部神经阻滞容易出现哪些并发症？

踝部神经阻滞过程需多次注射，可能导致患者不适。可发生永久性感觉异常，但通常是自限性的。踝部阻滞引起的水肿或硬结的存在可使触诊界标变得困难。如果出现这种病理情况，通常会进行更近端的阻滞（如大腿远端的腘窝和隐神经阻滞）。在注射局部麻醉药时应注意回抽，避免血管内注射局部麻醉药。

214. 腰丛阻滞的并发症有哪些？

腰丛除可发生由局部麻醉药所致并发症外，还可发生：① 硬膜外/双侧扩散：穿刺针偏向中线，或局部麻醉药进入椎间孔。② 蛛网膜下隙内注药及全脊麻：穿刺针偏向内侧，刺入硬膜套袖或脊膜囊肿，可导致蛛网膜下隙阻滞或全脊麻。③ 腹膜后血肿：进针偏向内侧且进针过深可造成腹膜后血肿。④ 单侧/双侧交感链损伤：进针过于偏内且进针过深可导致交感链损伤。⑤ 肾损伤：如遇到低位肾，或者穿刺针偏外且进针过深，可造成肾损伤。

215. 神经阻滞时，由穿刺注射本身及穿刺针引起的并发症有哪些？

穿刺针神经内注射可引起清醒患者产生明显疼痛，在注射期间出现的异感或疼痛被认为是神经内注射的预警信号。对于已有部分神经麻醉的患者在反复穿刺注射时，更应注意。穿刺针的结构也是引起损伤的因素。一些证据表明，短斜面穿刺针可降低神经内注射的风险。短斜面结构可使神经从针尖滚离，相比长斜面针降低了刺穿神经的风险。但离体试验表明，短斜面针发生神经刺穿后的继发性损伤比长斜面针更加严重并持久。

216. 神经阻滞时导致神经损伤的原因有哪些？

各种血管性损伤导致神经缺血称为神经的血管性损伤。神经外部血肿的压迫也会导致神经缺血损伤。血管痉挛、假性动脉瘤形成及血管闭锁不全也会引起邻近血管的直接损伤。另一个潜在的加重神经损伤的因素是注入肾上腺素，应用肾上腺素也将导致麻醉下的神经恢复时间延长。不恰当地使用高浓度药物也会产生潜在的神经毒性。

217. 引起外周神经阻滞出现并发症的患者因素有哪些？

患者既往的疾病状态是引起外周神经阻滞神经损伤的一个原因。如合并糖尿病病史，有化疗、硬化症及其他神经疾病史的患者都是神经阻滞神经损伤易感人群。这类患者的神经系统对抗损伤的防御能力减低，如接受神经阻滞后可能出现"双重打击现象"，即患者既往存在微小的神经病变，当遭受二次侵害时（如穿刺针、手术创伤、局部麻醉药毒性）会产生一个超出正常或预期的损伤。

218. 哪些手术因素可导致神经损伤？

神经的损伤并不总是由不恰当的阻滞操作引起，有 37% 的损伤是与阻滞本身无关的。有调查表明,接受上肢手术行腋路神经阻滞的患者中,89%的神经损伤是由手术操作引起的。手术性创伤包括机械性损伤、手术形成血肿的压迫、手术引起的血管损伤,均可引起神经的损伤。由于不适当的固定或弯曲对神经造成压迫而引起患者肢体失去感觉,而止血带导致的缺血和(或)神经压迫也会引起神经的损伤。

219. 上肢神经阻滞引起呼吸系统并发症的概率如何?

上肢神经阻滞引起呼吸系统并发症的风险仅次于神经损伤(占25%)。其中,气胸最常见,主要取决于阻滞的部位。锁骨下、胸锁乳突肌间及腋路臂丛阻滞在理论上可以避免气胸的发生,锁骨上臂丛阻滞发生胸部并发症的风险最高(6%,仅次于肋间阻滞)。如果患者接受传统的侧路或后路肌间沟神经阻滞,100%的患者出现同侧膈神经麻痹,引起膈肌功能障碍。锁骨上神经阻滞也能引起50%的患者发生膈神经麻痹。

220. 神经阻滞引起呼吸系统并发症,如何处理?

发生气胸的大多数患者可以被观察到,如肺压缩面积超过25%,需放置胸腔引流管,在症状消失后12小时拔除,否则只需观察。膈神经麻痹使肺容量减少25%~40%,对大多数患者来说,这种功能性的改变一般无症状或症状轻微,患者正常呼吸时氧饱和度不会降至正常水平以下。对于本身患有严重慢性阻塞性肺病(COPD)或对侧膈肌功能障碍的患者,可能会出现明显的肺功能损害,此时需要控制气道,进行机械通气。

221. 连续外周神经阻滞的并发症有哪些?

连续外周神经阻滞除可发生由局部麻醉剂所致的组织毒性、神经毒性、细胞毒性、高敏反应、变态反应以及全身毒性反应外,还可发生如下并发症:导管放置不准确、导管移位、感染、神经损伤、延迟性局部麻醉药中毒反应、导管打结及滞留、导管切断、其他(如持续性肌间沟神经阻滞可导致同侧膈肌麻痹及部分肺萎陷)。

222. 如何提高连续神经阻滞导管放置位置的准确性?

为了降低导管放置不准确的发生率,操作者首先应置入导管,通过导管预先注射试验剂量的局部麻醉药,等待5~15分钟,如出现手术部位阻滞充分,说明导管位置正确;如出现手术部位阻滞不全则需调整导管位置,以保证阻滞效果。

223. 如何防治连续神经阻滞产生的感染？

为降低连续性阻滞感染的风险，在放置导管时务必采取严格的无菌技术，在留管期间加强护理。一旦怀疑出现感染，首先要拔除导管，对导管尖端进行细菌学检查，以指导下一步的抗感染治疗。超声检查有助于发现脓肿的位置进行手术引流。

224. 对于神经阻滞的患者怀疑发生神经损伤如何处理？

如果患者主诉术后肢体麻木或无力，首先要进行相关检查，确定不是由血肿压迫所致。排除血肿压迫后，首先应给予患者安慰，这些损伤大多数可在数周或数月内恢复。如果症状轻微，应充分观察。如果损伤较为严重，患者肢体功能丧失或持续存在，应要求神经内科会诊，积极进行补救措施。

225. 气道管理的重要性有哪些？

气道管理包括对正常气道和困难气道的控制和管理，前者注重无创或"可耐受"，后者注重维持通气和氧合。气道控制与管理的质量与麻醉安全和质量密切相关，30%以上的严重麻醉相关并发症（脑损伤、呼吸心搏骤停、不必要的气管切开以及气道损伤等）是由气道管理不当引起的。

226. 气道管理要点有哪些？

（1）手术前要获取患者气道管理相关的病史并查体。
（2）喉镜置入时不要过度用力。
（3）灵活、联合使用气道管理工具。
（4）拔管有一系列独立的并发症，需要与插管同等的警惕和临床注意力。
（5）术后应当时刻评估患者以获得任何与插管有关的并发症的征象，并及时处理。
声门上气道装置，不同的设计特征可能引发不同的并发症，关注其可能并发症是否出现，并及时处理。

227. 为什么应该对所有患者进行气道评估？

气道检查与评估至关重要，90%以上的困难气道患者可以通过麻醉前气道检查与评估发现。对于已知的困难气道患者，有准备、有步骤地处理将显著增加患者的安全性。因此所有患者（包括非全身麻醉者）均应在麻醉前对是否存在困难气道做出细致全面的评估，减少因评估不准确或未行评估而导致的"未预料"的困难气道发生率。

228. 如何定义"困难气道""困难喉镜显露""困难气管插管"?

《2021年困难气道管理指南》中定义:

(1) 困难气道是指经过专业训练的有5年以上临床麻醉经验的麻醉科医师发生面罩通气困难或插管困难,或两者兼具的临床情况。

(2) 困难喉镜显露是指直接喉镜经过3次以上努力仍不能看到声带的任何部分。

(3) 困难气管插管是指无论存在或不存在气道病理改变,有经验的麻醉科医师气管插管均需要3次以上努力。

229. 如何定义"困难声门上通气工具置入和通气""困难有创气道建立"?

《2021年困难气道管理指南》中定义:

(1) 困难声门上通气工具置入和通气是指无论是否存在气道病理改变,有经验的麻醉科医师SAD置入均需3次以上努力;或置入后,不能通气。

(2) 困难有创气道建立是指定位困难或颈前有创气道建立困难,包括切开技术和穿刺技术。

230. 紧急气道和非紧急气道是如何定义的?

根据有无困难面罩通气将困难气道分为非紧急气道和紧急气道。

(1) 非紧急气道:仅有困难气管插管而无困难面罩通气。

(2) 紧急气道:只要存在困难面罩通气,无论是否合并困难气管插管,均属紧急气道。患者极易缺氧,必须紧急建立气道。少数患者既不能插管也不能氧合,可导致气管切开、脑损伤和死亡等严重后果。

231. 影响解剖气道通畅的常见原因有哪些?

相对于气管导管等人工气道而言,人体自身的气道属于解剖气道。临床上凡是能够引起上至口咽部,下至支气管等部位的气道狭窄或梗阻的因素,都是影响解剖气道通畅的原因。常见原因有:分泌物、出血和异物分泌物、血液凝块以及异物阻塞、舌后坠、喉痉挛、支气管痉挛、药物残余作用所致通气障碍。

232. 如何预防未预料的困难气道的发生?

建议在麻醉前去除可纠正的面罩通气危险因素,例如刮掉胡须或者用贴膜将其覆盖,无牙患者保留义齿等。全面而准确地评估气道至关重要,气道评估结果将直接决定麻醉诱导方式的选择,切记不可未行任何气道评估即行全身麻醉诱导,同时提高气道评估水平和准确率,正确选择诱导方式,尽量减少因气道评估不准确而错误选择全身麻醉诱导的情况。

233. 处理困难气道的重要原则是什么?

困难气道处理的重要原则是工具的联合,当一种工具失败时,联合两种甚至3种工具可以发挥每种工具的优点、减少损伤并可提高成功率。

234. 面罩通气的适应证和禁忌证有哪些?

面罩通气可用于以下情况:

(1) 为无胃内容物反流、误吸危险者的短小手术施行全身麻醉通气。

(2) 气管内插管前为患者预充氧去氮。

(3) 紧急情况下进行辅助或控制呼吸,如心肺复苏的现场急救。面罩通气非必要勿用于以下情况:头颈面部手术患者、非禁食的患者、病态肥胖的患者、伴有肠梗阻的患者、头低位的患者、有食管-气管瘘的患者、有大量口咽出血的患者等。

235. 面罩通气容易出现哪些并发症?

面罩压迫可引起口、下颌骨、眼或鼻的周围软组织压伤。气道不通畅时,可引起喉痉挛或呕吐。在麻醉诱导过程中,面罩通气时上提下颌角的力量有时候足以使颞颌关节半脱位,患者会感到持续的疼痛,甚至造成慢性下颌关节脱位,导致严重的不适。正压通气可强行使气体进入胃而不是气管,之后胃膨胀,增加胃反流的倾向。

236. 容易造成困难面罩通气的患者因素有哪些?

年龄>55岁、打鼾病史、蓄络腮胡、无牙、肥胖(BMI>26 kg/m^2)是困难面罩通气(difficult mask ventilation,DMV)的五项独立危险因素。另外,分级Ⅲ或Ⅳ级、下颌前伸能力受限、甲颏距离过短(<6 cm)等也是DMV的危险因素。当具备两项以上危险因素时,提示DMV的可能性较高。

237. 置入口咽通气道和鼻咽通气道时,应注意什么?

口咽通气道应轻柔地放入嘴中以防损伤牙齿和黏膜裂伤,应将其置于正确位置,不恰当的放置使舌后坠、加重气道梗阻。鼻咽通气道置入时也应该轻柔,以防鼻出血。

238. 喉罩的禁忌证有哪些?

应用喉罩的禁忌证包括：非禁食的患者、病态肥胖症、存在上呼吸道反射的患者、肺顺应性降低或者慢性阻塞性肺疾病时需要高的吸气压（>20~25 cmH$_2$O）、预计需要长期行机械通气支持治疗的患者、急腹症、食管裂孔疝、严重的胃管道反流、Zenker 憩室、创伤、中毒、声门或声门下水平的气道问题和胸部创伤。

239. 喉罩容易引起哪些并发症?

喉罩可引起如下并发症：气道梗阻、咽喉不适（如咽喉干痛、吞咽困难、构音困难、颈/下颌痛、咽部感觉障碍等）、组织损伤（如出血、唇齿损伤、杓状软骨损伤、食管损伤等）、颈动静脉受压、舌动静脉受压、腮腺管受压、下颌下腺管和咽鼓管受压、舌神经、舌下神经、喉返神经和舌咽神经受压，以及误吸、喉痉挛、阻塞后肺水肿，张力性气腹和胃破裂等。其中咽喉疼痛是常见的并发症，张力性气腹和胃破裂鲜少发生。

240. 应用喉罩的最长安全时程是多少?

目前应用经典喉罩的最长安全时程并没有定论。有报道称，对于经验丰富的使用者来说，经典喉罩可以安全地用于手术中长达 8 小时。极少数情况下，经典喉罩曾用于重症监护病房以提供有效呼吸支持达 10~24 小时，并没有任何负面影响。但也有人建议喉罩使用限定在 2 小时之内，这项提议基于长时间应用喉罩可能增加误吸风险或咽部并发症的发病率。

241. 应用喉罩进行正压通气的基本流程是什么?

患者选择：大多数患者肺顺应性正常，可以通过经典喉罩成功地进行机械通气；型号选择：选择适合该患者的最大型号喉罩以预防对套囊的过度充气；置入技术：严格按照正确的置入技术以确保喉罩的最佳位置；固定技术：应用正确方法固定喉罩以使喉罩与食管之间的接触合适，从而预防胃充气；听诊：始终听诊腹部以确保未发生胃充气；通气参数：潮气量限定在 6~8 mL/kg 并通过调节呼吸频率控制 P$_{ET}$CO$_2$。

242. 食管-气管导管的禁忌证和并发症有哪些?

食管-气管导管是一种食管气管双腔气道，紧急应用于标准气道管理措施失败后。

(1) 禁忌证包括：完全的咽反射、咽下腐蚀性物质、明确的食管疾病、声门或声门下水平的病理气道和橡胶过敏。

(2) 并发症包括：食管损伤、上气道梗阻、皮下气肿、纵隔积气和气腹、食管裂伤和穿孔、咽喉疼痛等。

243. 气管插管的适应证和禁忌证有哪些？

(1) 适应证：气管插管适用于全身麻醉、呼吸困难的治疗以及心肺复苏等。

(2) 特殊适应证包括：保护气道、防止误吸；气管内吸引；实施正压通气；改善患者通气；保持气道通畅；面罩控制呼吸困难的患者。

(3) 禁忌证：主要有：① 喉水肿；② 急性喉炎；③ 喉头黏膜下血肿。但当气管内插管作为抢救患者生命所必须采取的抢救措施时，无绝对禁忌证。

244. 经口气管插管容易出现哪些不良反应及并发症？

插管时，由于麻醉深度不恰当，可引起呛咳、心律不齐、高血压、心肌缺血和心肌梗死、低氧血症、高碳酸血症、颅内压增加、眼内压增加、喉痉挛支气管痉挛等。还可产生组织损伤（包括唇齿损伤、出血、喉水肿、声带损伤、气管损伤、食管损伤等）、脊髓和脊柱损伤（如杓状软骨脱位）、误吸、气管导管误入食管、插管过深、支气管破裂、恶心和呕吐、橡胶过敏等。

245. 经鼻气管插管的禁忌证有哪些？

经鼻气管插管的禁忌证包括：颅底骨折，特别是筛骨骨折、鼻骨骨折、严重的颜面部创伤、鼻出血、鼻息肉、凝血疾病、计划全身应用抗凝治疗和（或）溶栓治疗（如急性心肌梗死患者）等。

246. 经鼻气管插管容易出现哪些并发症？

经鼻气管插管的即时并发症有鼻出血、黏膜下剥离、肿大的扁桃体和增值体脱落、喉上神经中间支受损、喉上血管受损。经鼻气管插管的迟发并发症包括：咽炎、鼻炎和鼻中隔与前鼻甲骨的粘连、纤毛运动变慢、菌血症、鼻中隔和咽后脓肿、急性中耳炎等。

247. 经鼻气管插管发生鼻出血，如何预防和处理？

插管引起的鼻孔变形可导致缺血、皮肤坏死或鼻粘连。鼻窦炎和菌血症很常见，插管前收缩鼻黏膜血管能降低出血风险。应用小号的气管导管、涂油，以减少鼻黏膜损伤。如果发生鼻出血，建议将气管插管套囊充气，继续放置在鼻孔内填塞止血。

248. 纤支镜辅助气管内插管的适应证和禁忌证有哪些？

纤支镜插管技术损伤小并发症少，最适合对已知或疑有困难气道的患者在自主呼吸的状态下行清醒插管，即适用于"不能插管，能自主通气"的非急症气道患者。由于纤支镜的准备和操作需时较长，所以不适合急症气道的患者。当咽部充满血或唾液、口腔内没有足够的空间或时间紧迫需优先创建外科气道时，不要尝试应用纤支镜插管。相对禁忌证包括：明显的组织水肿、口咽解剖结构变异、气道内有血、软组织牵引或者严重的颈屈畸形。

249. 支气管插管的适应证有哪些？

支气管插管的适应证包括：

（1）大咯血、肺脓肿、支气管扩张痰量过多或肺大疱有明显液面的湿肺患者，可避免大量血液、脓汁或分泌物淹没或污染健侧肺。

（2）支气管胸膜瘘、气管食管瘘。

（3）拟行肺叶或全肺切除术的患者。

（4）外伤性支气管断裂及气管或支气管成形术时，可防止患侧漏气。

（5）食管肿瘤切除或食管裂孔疝修补。

（6）分侧肺功能试验或单肺灌洗治疗。

（7）胸主动脉瘤切除术。

（8）主动脉缩窄修复术。

（9）动脉导管未闭关闭术等。

250. 支气管插管的禁忌证有哪些？

由于插管困难或危险，下列情况下双腔管是相对禁忌的：饱胃患者；双腔管行进途中气道有病灶的患者；身材矮小的患者（35F 太粗，而 28F 太细）；患者上呼吸道解剖提示插管困难，如内收的下颌、前凸的门齿以及颈短粗、喉前移；特别危重的患者，如已行单腔插管，不能耐受短时间的无通气和停止 PEEP；或者患者并存有上述情况。

251. 双腔气管插管容易带来哪些并发症？

除了单肺通气影响动脉氧合外，导管本身也可以引起一些严重的并发症：包括气管支气管树破裂、创伤性喉炎、肺血管与双腔管意外缝合。

252. 如何预防双腔气管插管所致气管支气管树破裂？

气管支气管树破裂的主要原因是支气管套囊压力过高所致。为了减少气管支气管树破裂并发症的发生，应注意：在支气管壁异常的患者中应谨慎使用双腔管；选择合适型号的塑料双腔管；保证导管位置正确；防止支气管套囊过度膨胀；转换体位时放松支气管套囊；缓慢给支气管套囊充气；吸入氧化亚氮时，选用所吸入的气体给套囊充气；转换体位过程中防止导管活动。

253. 支气管内插管，动脉血氧饱和度下降的原因有哪些？

支气管内插管时，动脉血氧饱和度下降可能原因有：① 导管位置不正确，或分泌物、血液等堵塞右上肺支气管开口。② 单肺通气继发通气/血流比失调。③ 挥发性麻醉药抑制低氧性肺血管收缩，引起未通气侧肺血管扩张，同样引起肺分流量增加。

254. 判断气管导管是否误入食管的可靠方法有哪些？

直视下看到气管导管位于声带之间以及纤维支气管镜检查可观察到气管软管环和隆突是最可靠的判断方法。需要注意的是即使肉眼、纤维支气管镜下或可视喉镜下确认气管导管位于气管内，仍有必要采用呼气末 CO_2 气体监测作双重确认。

255. 困难插管的不良结局有哪些？

困难插管和创伤插管之间有很密切的联系。困难插管时，如果声带暴露差，增加提升喉镜片的力量会损伤到口内组织和骨性结构，并可能将困难插管转化为创伤插管。除此之外，增加用力可能引起肿胀、出血和穿孔，同时插管会变得越来越困难，可能变成"无法插管"，甚至"不能通气"的情况。多次尝试后插管失败，需要依照气道管理规则选择另一种技术。

256. 留置气管导管期间的并发症有哪些？

留置气管导管期间的并发症：① 气管导管梗阻，常见原因有导管受压成角、导管斜口被阻塞、导管内附着痰栓血块等。② 导管脱出,常见原因有导管固定不牢或插入过浅,变动体位、呛咳动作等。③ 导管误插过深、误入单侧支气管,常见原因为气管导管插入过深或体位变动。④ 呛咳动作,常见原因有麻醉过浅,未用肌肉松弛药。⑤ 支气管痉挛,常见原因为气道受到导管的刺激,尤其是浅麻醉的患者气道反应性高,更容易发生支气管痉挛。

257. 气管导管留置期间出现气道梗阻的原因有哪些?

气道梗阻可由于导管打折,或者黏膜、血、异物以及润滑剂阻塞气管插管所致,气管导管的套囊也可导致气道梗阻。

当遇上这些问题时,最好的解决办法就是将吸引器或纤维光学支气管镜插入气管导管的管腔,试图清理干净。如果气管导管完全梗阻,应该尝试应用管芯。通过补救的办法不能缓解的所有梗阻都应快速拔出导管,紧接着再次插管。

258. 如何防治气管插管期间激光烧伤?

激光点燃塑料制品产生的热与烟雾可引起气道的严重损伤。推荐应用特殊的防激光或金属的气管导管,所有的易燃性物质如假牙和鼻胃管都应该去除。氧气的浓度不要超过40%。当发生的时候,要快速地将回路与气管导管分离,将燃烧的导管拔出气道。用盐水将火熄灭,患者用面罩支持通气。用支气管镜评估气道的损伤程度。

259. 困难拔管的原因及其并发症有哪些?

困难拔管的原因有:套囊无法放气、导管号码过大,导管与气管壁粘连或者不注意用缝线将导管和周围器官贯穿缝合或者在外科口咽部术野用螺钉将导管拧紧。

并发症包括气管漏气、误吸、导管梗阻和用力拔管导致声带损伤、杓状软骨脱位。

260. 什么是拔管"高危"患者?相关风险因素有哪些?

拔管"高危"患者主要是指已证实存在气道或全身危险因素的以致无法保证拔管后维持充分自主通气的患者。

相关风险因素有:气道相关风险因素包括已知的困难气道、呼吸道情况恶化(出血、水肿和创伤)、气道通路受限、肥胖或阻塞性睡眠呼吸暂停、误吸风险;全身性风险因素包括心血管疾病、呼吸系统疾病、神经肌肉疾病、代谢紊乱、特殊手术要求。

261. "高危"患者拔管,应考虑哪些问题?

应考虑的关键问题包括:拔管后患者是否安全;是否应该保持气管内插管状态;如果考虑能安全拔管,使用清醒拔管或其他技术是否可以克服绝大多数"高危"拔管的困难;任何技术都可能存在风险,熟练程度和经验至关重要;如果考虑无法安全拔管,应该延迟拔管或者实施气管切开。

262. 拔管和拔管后并发症有哪些?

拔管和拔管后并发症如下:血流动力学改变,舌后坠,声门上或声门下水肿,喉痉挛,支气管痉挛,误吸,拔管后气管萎陷,负压性肺水肿,声带麻痹,杓状软骨脱位、上颌窦炎,肺感染,喉或气管狭窄,其他:如声带溃疡或肉芽肿,会导致持续存在的声嘶。

263. 喉痉挛的原因及临床表现有哪些?

(1) 原因:喉痉挛是由于支配喉部的迷走神经兴奋性增加,使声门关闭、活动增强所致。多发生在全身麻醉插管或拔管期,在浅麻醉或低氧和 CO_2 蓄积时,进行喉部操作更易诱发喉痉挛。

(2) 临床表现:吸气性呼吸困难,可伴有咳嗽及典型的高调吸气性喉鸣音。轻度喉痉挛仅假声带挛缩,声门变窄,吸气时喉鸣音;中度喉痉挛,真假声带均挛缩,声门未完全关闭,吸气和呼气时都有喉鸣音;重度喉痉挛,声门紧闭,呼吸道完全梗阻,SPO_2 迅速下降,患者发绀。

264. 如何处理喉痉挛?

患者处于浅麻醉时,头颈部搬动、疼痛、分泌物对声带的刺激等都能引起喉痉挛。轻度的喉痉挛一般在刺激解除后可自行缓解;中度者需以面罩加压给氧,必要时以短效的麻醉药加深麻醉,并辅助通气;对于重度喉痉挛必须十分迅速地加深麻醉,甚至可加用肌肉松弛药以解除痉挛,必要时行紧急气管内插管以解除梗阻;当情况更危急或麻醉药物和器械不具备时,可用粗针头等锐器紧急行环甲膜穿刺,然后再准备行气管内插管或气管切开术。

265. 支气管痉挛的原因及临床表现有哪些？

支气管痉挛常因过敏、呕吐物反流误吸、分泌物过多，以及气管内插管或异物刺激气管黏膜而引起。临床表现以呼气性呼吸困难为特征，患者的呼气期延长且费力，听诊两肺满布哮鸣音，伴有窦性心动过速甚至更严重的心律失常。最严重的情况下，患者肺部的呼吸气流完全中断，听诊肺部哮鸣音反而消失，出现"寂静肺"。机械通气时，最显著的特征为气道压显著升高，甚至难以通气。

266. 如何处理支气管痉挛？

轻度支气管痉挛通过吸氧或以面罩加压给氧即可缓解。中重度时一般需用药物治疗，如沙丁胺醇（舒喘宁或异丙托溴铵爱全乐）气雾剂吸入、静脉注射或雾化吸入糖皮质激素等。围术期出现急性支气管痉挛者，往往为有哮喘病史或气道高反应性的患者，麻醉过浅是最常见的诱因。因此，及时加深麻醉常能起到事半功倍的效果。

267. 易于引起误吸的因素有哪些？

未禁食的急症手术患者、困难气道、肥胖、头低仰卧位时腹内充气和胃部手术史者易于发生误吸。

268. 如何处理误吸？

推荐处理方法：无气道管理工具患者，发生声门下误吸，考虑气管内插管；使用喉罩患者不要急于拔除喉罩，保留套囊对喉部的保护；患者头低偏向一侧，暂时断开呼吸回路，使反流液流出；吸除反流物，吸纯氧；小潮气量人工通气，降低反流物流向小支气管的风险；纤支镜评估气管和支气管，清除残留反流物；同时迅速制定药物治疗方案。

269. 有恶心呕吐、误吸风险的患者，如何拔管？

有恶心呕吐、误吸风险的患者，应待患者完全清醒后拔管。如拔管前即有呕吐，应待患者吐尽呕吐物以及清除口咽呕吐物后，再放开套囊拔管，必要时可在侧卧位或俯卧位下拔管。此外，拔管前应吸除患者口腔分泌物、血液等，尤其是口腔颌面手术，拔管前应将确定术野无活动性出血。通过胃管吸引减少胃内容物、侧卧位拔管、头低斜位是最安全预防误吸的办法。

270. 拔管后气管塌陷的原因是什么？如何预防？

颈部肿瘤或胸骨后甲状腺肿压迫气管过久，容易引起气管软化。切除肿瘤后气管失去周围组织的支持，拔管后吸气时即可产生气管塌陷，出现完全窒息的意外。如果有气管塌陷的风险，应术中进行气管悬吊，或拔管时应预置引导管，以便拔管后出现窒息时重新引导插管或气管造口。

271. 拔管后喉水肿的原因有哪些？如何防治？

喉水肿常发生在儿童，特别是新生儿和婴儿。引起喉水肿的原因包括：创伤插管、反复插管、导管存留期间剧烈呛咳、导管型号过大、导管套囊压迫、插管和手术过程中颈部活动过多、存在或近期上呼吸道感染。如有喉水肿的风险，可在拔管前预防性使用类固醇药物。治疗包括保暖、吸入湿化氧、雾化吸入肾上腺素、头高位、静脉注射地塞米松（0.5 mg/kg，最高 10 mg）。如果梗阻严重并持续存在，考虑再次插管。

272. 声带麻痹的原因是什么？如何预防？

很多研究者发现，插管后声带麻痹的患者没有明显的损伤原因。最可能的损伤原因是手术损伤喉返神经或导管套囊压迫引起。避免气管插管套囊过度膨胀，监测气管导管套囊压力，使其＜20 cmH$_2$O；放置气管插管时套囊至少在声带下15 mm，可降低发生率声带麻痹。

273. 经气管喷射性通气的并发症有哪些？

如喷射导管从气管内移出，可能发生皮下气肿、通气不足、纵隔积气、气胸、严重的腹部膨胀或死亡。气道梗阻的患者，使用经气管喷射性通气，气胸的风险会大大增加。供气管误入胃肠道会导致胃破裂、食管穿孔、出血、血肿和咯血等。长期应用经气管喷射性通气，气管黏膜可能受到损伤。

274. 逆行牵引气管插管可能出现的并发症有哪些？

逆行牵引气管插管可发生严重咯血导致低氧血症、心律失常和心脏骤停、皮下气肿、纵隔积气和气胸、喉痉挛以及其他并发症如食管穿孔、气管血肿、喉头水肿、感染、气管炎、气管瘘、三叉神经损伤和声带损伤。

275. 气管切开的方法有哪些？其适应证有哪些？

气管切开的方法包括传统气管切开术、环甲膜穿刺术、环甲膜切开术和经皮扩张气管切开术。当气道预先已存在某些问题而有很高风险时，如口腔颌面部严重外伤，无法行气管内插管或出现下列紧急情况时，应考虑气管切开：① 各种原因所致的急性上呼吸道梗阻。② 各种原因所致的气管内插管失败，尤其是出现非预见性的困难气道时。③ 下呼吸道分泌物潴留或阻塞，为便于及时清理气道，维持呼吸道通畅时。④ 需长时间人工气道或机械通气等。

276. 气管切开常见的并发症有哪些？

气管切开早期并发症包括出血、皮下和纵隔气肿、气胸、气道梗阻、喉部神经损伤、食管损伤甚至气管、食管、声带损伤、误吸、感染、意外拔管和死亡。长期并发症有气管切开部位肉芽肿形成、声门下狭窄、大块喉黏膜创伤、气管-食管瘘和气管皮下瘘、喉内血肿和裂伤、声带麻痹、声嘶和甲状软骨骨折伴有说话困难、伤口感染等。

（李云龙　胡宇博　贺振秋　牟敦兰）

第二节　与术中管理方法及有创技术相关的并发症

277. 气管插管即时并发症有哪些？

（1）牙齿和口腔软组织损伤。
（2）高血压和心律失常。
（3）颅内压升高。
（4）气管导管误入食管。
（5）误吸。

278. 留置气管内导管期间的并发症有哪些？

（1）气管导管梗阻。
（2）导管脱出。
（3）导管误入单侧支气管。
（4）呛咳动作。
（5）支气管痉挛。
（6）吸痰操作不当。

279. 拔管和拔管后的并发症有哪些？

（1）喉痉挛。

（2）误吸和呼吸道梗阻。

（3）拔管后气管萎陷。

（4）咽喉痛。

（5）声带麻痹。

（6）杓状软骨脱位。

（7）喉水肿。

（8）上颌窦炎。

（9）肺感染。

（10）其他如声嘶、喉或气管狭窄等。

280. 预防气管插管反应的措施有哪些？

预防措施：咽喉或气管内完善的表面麻醉；静脉注射利多卡因 1~2 mg/kg；使用阿片类药物如瑞芬太尼 3~4 μg/kg；多种血管活性药物可减轻插管引起的心血管反应，包括β受体阻滞剂、钙通道阻滞剂、酚妥拉明、可乐定、硝酸甘油、硝普钠等。

281. 预防气管导管误入食管的措施有哪些？

（1）直视下气管导管通过声门。

（2）纤维支气管镜定位。

（3）监测 $P_{ET}CO_2$。

（4）其他：听诊双肺呼吸音和观察胸廓运动、压迫胸廓时导管内有气体呼出、导管内水蒸气凝结、胃部听诊、观察贮气囊的充盈和运动以及胸片等，但这些方法并不可靠。

282. 预防气管插管诱发喉痉挛和支气管痉挛的方法有哪些？

浅麻醉下气管插管、气道内残留血液或分泌物等因素都可诱发喉痉挛和支气管痉挛，应注重预防，包括使用类固醇激素、使用 $β_2$ 受体激动剂、麻醉诱导过程中避免使用导致组胺释放的药物、保持足够的麻醉深度等。

283. 引起喉头水肿的原因有哪些？

导管型号过大、喉镜和插管引起的损伤、在插管和手术过程中颈部活动过多、导管留存期间剧烈的咳嗽、正存在的或近期的上呼吸道感染。

284. 双腔气管插管的并发症及预防措施？

通气/血流比失调、气管支气管破裂、创伤性喉炎、肺血管和双腔管意外缝合。预防措施：增加吸入氧浓度同时降低潮气量、增加通气频率；降低挥发性麻醉药浓度或停用，改用静脉麻醉药；非通气侧肺用纯氧充气并保持 5 cmH_2O CPAP；对支气管壁异常的患者应谨慎使用双腔管；选择合适型号的塑料双腔管；保证导管位置正确；防止支气管套囊过度充气；转换体位时放松支气管套囊。

285. 喉罩引起的并发症有哪些？

（1）气道梗阻。
（2）咽喉不适，如咽痛、吞咽困难等。
（3）组织损伤，如出血、软腭、腭垂和咽后壁损伤等。
（4）血管、腺管和神经压迫。
（5）反流和误吸。
（6）喉痉挛。
（7）喉罩损坏。

286. 预防喉罩相关并发症的措施有哪些？

（1）掌握喉罩适应证和禁忌证。
（2）正确选择型号。
（3）置喉罩前润滑罩囊边缘。
（4）提高喉罩置入技巧，操作轻柔，尽量避免损伤。
（5）控制喉罩囊内压（<60 cmH_2O），在满足密封要求的基础上尽量减少通气罩容积。
（6）妥当固定，避免扭曲和明显压迫。
（7）注意早期识别位置不当。
（8）维持足够麻醉深度，长时间使用宜每隔 1～2 小时放气 2 分钟。
（9）非一次性使用喉罩按制造商说明进行清洁、消毒，使用次数不得超过推荐次数。

287. 静脉局部麻醉的并发症有哪些？

静脉局部麻醉主要并发症是放松止血带后或漏气致大量局部麻醉药进入全身循环所产生的毒性反应。

288. 上述并发症如何预防？

（1）操作前仔细检查止血带和充气装置。

（2）充气时压力达到该侧收缩压的 2.5 倍或 300 mmHg，并严密监测压力计。

（3）注药后 20 分钟以内不应放松止血带，放止血带时最好采取间歇放气法，并观察患者神志状态。

289. 颈丛阻滞的并发症？

（1）全脊麻和硬膜外麻醉。

（2）局部麻醉药毒性反应。

（3）膈神经阻滞。

（4）喉返神经阻滞。

（5）Horner 综合征。

（6）局部血肿。

290. 臂丛阻滞的并发症？

（1）气胸。

（2）出血及血肿。

（3）局部麻醉药毒性反应。

（4）膈神经麻痹。

（5）声音嘶哑。

（6）高位硬膜外或全脊麻。

（7）霍纳综合征。

291. 椎管内神经阻滞相关并发症有哪些？

（1）心血管系统并发症：低血压和心动过缓。

（2）呼吸系统并发症：呼吸抑制或停止。

（3）全脊髓麻醉。

（4）异常广泛的脊神经阻滞。

(5)恶心、呕吐。

(6)尿潴留。

292. 椎管内麻醉药物毒性相关并发症有哪些？

(1)局部麻醉药的全身毒性反应。

(2)马尾综合征。

(3)短暂神经症。

(4)肾上腺素的不良反应。

293. 椎管内麻醉穿刺与置管相关并发症有哪些？

(1)椎管内血肿。

(2)出血。

(3)感染。

(4)硬脊膜穿破后头痛。

(5)神经机械性损伤。

(6)脊髓缺血性损伤和脊髓前动脉综合征。

(7)导管折断或打结。

294. 有创动脉压监测的指征？

(1)各类危重患者、循环功能不全、体外循环下心内直视手术、大血管手术和颅内手术等。

(2)严重低血压、休克和需连续测量血压的患者。

(3)术中血流动力学波动大，需大量或反复使用血管活性药物治疗时。

(4)预计有大量失血或大量液体转移的患者。

(5)需进行血液稀释或控制性降压的患者。

(6)需监测心排量或反复采集动脉血样作血气分析的患者。

295. 直接动脉内测压的并发症有哪些？

(1)远端缺血。

(2)假性动脉瘤、动静脉瘘。

(3)出血、血肿。

(4)局部感染、败血症。

（5）周围神经病变。

（6）对数据的错误解释和设备应用错误。

296. 无创血压监测的并发症有哪些？

（1）疼痛。

（2）瘀点和瘀斑。

（3）肢体水肿。

（4）静脉淤血和血栓性静脉炎。

（5）周围神经病变。

（6）骨筋膜间室综合征。

297. 中心静脉穿刺置管的指征？

（1）严重创伤、休克及急性循环功能衰竭等需监测中心静脉压的患者。

（2）需接受大量、快速输血输液的患者。

（3）心血管代偿功能不全患者，进行危险性较大的手术或手术本身会引起血流动力学显著的变化。

（4）需长期输液、静脉抗生素治疗或化疗。

（5）全胃肠外营养治疗。

（6）经导管安装心脏临时起搏器。

（7）反复血液监测的取样部位。

298. 中心静脉压监测的并发症有哪些？

（1）血肿。

（2）气胸。

（3）血胸、水胸。

（4）空气栓塞。

（5）心包填塞。

（6）感染。

（7）血栓形成。

299. 肺动脉置管监测的并发症有哪些？

（1）放置导管引起的并发症，如心律失常、导引钢丝栓塞、空气栓塞等。

（2）导管留置引起的并发症，如导管打结、血栓栓塞、肺梗死、感染、心脏瓣膜损伤、肺动脉假性动脉瘤等。

（3）数据解读错误或设备使用不当。

300. 经食管超声心动图(TEE)的并发症有哪些？

（1）一过性高血压或低血压。

（2）一过性心律失常，如室早、短阵室上速等。

（3）食管穿孔、破裂。

（4）气管导管移位。

（5）食管内壁热灼伤。

（6）探头重复使用造成的感染，消毒液造成的化学伤害。

301. 术中唤醒麻醉并发症？

（1）麻醉唤醒期躁动。

（2）呼吸抑制。

（3）高血压与心动过速。

（4）癫痫发作。

（5）颅内压增高。

（6）低温与寒战。

302. 术中知晓的危害有哪些？

术中知晓可引起严重的情感和精神（心理）健康问题，可使患者出现创伤后应激综合征（PDST）。此外，患者还常出现听觉、痛觉、麻痹、噩梦、回想、焦虑、惧怕手术甚至拒绝医疗服务等情况，也易引发医疗纠纷。

303. 术后肌肉松弛残余的危害？

（1）呼吸肌无力，肺泡有效通气量不足，导致低氧血症和高碳酸血症。

（2）咽喉部肌无力，导致上呼吸道梗阻，增加反流、误吸的风险。

（3）咳嗽无力，无法有效排出气道分泌物，引起术后肺部并发症。

（4）颈动脉体缺氧性通气反应受抑制，引发低氧血症。

（5）患者感觉乏力，增加苏醒躁动的发生率。

304. 围术期低体温的危害？

（1）围术期低体温影响呼吸系统和心血管系统，使高危患者心脏不良事件的发生率明显升高，显著增加失血量和围术期切口感染率，延长住院时间。

（2）影响多种麻醉药和肌肉松弛药的药代动力学及其作用，可能导致麻醉后苏醒延迟。

（3）可影响脉搏血氧饱和度及术中躯体感觉诱发电位、运动诱发电位等神经系统功能的监测，对外科手术患者的术后恢复和预后造成不良影响。

305. 吸入全身麻醉的并发症？

（1）术后躁动：是患者在术后清醒期发生的无意识的烦躁、易激惹伴有剧烈肢体乱动等。

（2）术后恶心、呕吐：导致术后恶心、呕吐的危险因素是多方面的，其中吸入麻醉药或笑气是导致术后恶心、呕吐的重要危险因素。

（3）恶性高热：多在全身麻醉过程中接触挥发性麻醉药和（或）琥珀胆碱等后诱发。

306. 控制性降压的并发症有哪些？

（1）脑栓塞与脑缺氧。

（2）冠状动脉供血不足、心肌梗死、心力衰竭甚至心搏骤停。

（3）肾功能不全、无尿、少尿。

（4）血管栓塞。

（5）降压后反应性出血、手术部位出血。

（6）持续性低血压、休克。

（7）嗜睡、苏醒延迟等。

307. 控制性低中心静脉压的并发症？

通过限制容量输入来降低中心静脉压可能会发生血流动力学不稳和空气栓塞，进而引发相关器官系统的并发症；通过使用血管活性药物降低中心静脉压可引起容量相对不足，造成器官灌注不足、乳酸性酸中毒等并发症。

308. 单肺通气时低氧血症的处理？

（1）首先使用纤维支气管镜检查并排除双腔支气管导管或封堵器位置不当，

吸引、清理呼吸道。

（2）提高吸入氧浓度，如使用了氧化亚氮，应立即停止。

（3）检查操作有无不当、麻醉机有无故障、纵隔是否向健侧肺移位、血流动力学状态是否稳定等，并做相应纠正。

（4）通气侧 PEEP、非通气侧 CPAP，若情况无改善则通知术者双肺通气，至情况好转后再让术侧肺萎陷。

309. 容易激发恶性高热的麻醉药有哪些？

容易激发恶性高热的麻醉药有氟烷、甲氧氟烷、安氟烷、琥珀胆碱、氯丙嗪、利多卡因及丁哌卡因等。

310. 恶性高热的临床表现是什么？

（1）体温急剧升高，可达 45～46℃，皮肤斑状潮红发热。

（2）全身肌肉强烈收缩，直至角弓反张。

（3）血钾升高。

（4）心动过速、呼吸急促、意识改变。

（5）急性循环衰竭。

（6）血清肌酸磷酸激酶极度升高，乳酸脱氢酶、天冬氨酸氨基转移酶等可上升，并有肌红蛋白尿。

（7）将离体肌肉碎片放入氟烷、琥珀胆碱、氯化钾液中，呈收缩反应。

311. 回收式自体输血的禁忌证包括哪些？

（1）血液受胃肠道内容物、消化液或尿液污染者。

（2）血液可能受肿瘤细胞污染者。

（3）有脓毒症或菌血症者。

（4）合并心、肺、肝、肾功能不全或原有贫血者。

（5）胸腔、腹腔开放性损伤超过 4 小时以上者。

（6）凝血因子缺乏者。

312. 气压止血带使用的并发症有哪些？

（1）止血带疼痛。

（2）皮肤损伤。

(3) 神经损伤。

(4) 血流动力学影响。

(5) 深静脉血栓风险。

(6) 缺血再灌注对肾损伤及内环境的影响。

(7) 缺血再灌注对呼吸系统的影响。

(8) 核心体温降低。

313. 仰卧位低血压综合征的预防措施有哪些？

(1) 预防性容量扩充，麻醉前输入晶体液 10 mL/kg。

(2) 调整手术床使之向左倾斜 15°～30°或于右臀部放置楔形垫，以减轻主动脉、下腔静脉的压迫。

(3) 预防性使用血管活性药物，如麻黄碱、去氧肾上腺素等。

314. 与手术体位相关的并发症有哪些？

(1) 呼吸系统并发症：通气不足或通气障碍、上呼吸道梗阻、气管导管脱出和肺不张。

(2) 循环系统并发症：血压急剧改变、急性循环功能代偿不全和仰卧位低血压综合征。

(3) 周围神经损伤：如臂丛神经、尺神经和坐骨神经损伤等。

(4) 其他部位损伤：失明、皮肤局部缺血坏死、下肢静脉血栓和局限性脱发。

（刘学胜　孟改革）

第三节　术中用药和输血相关不良反应

315. 什么是药物不良反应？

药物作用具有二重性。凡符合用药目的、达到防治疾病效果的称为治疗作用，凡不符合用药目的、甚或引起不利于患者的反应称为不良反应。

316. 常见的药物不良反应包括哪些？

药物不良反应分类方法不一：

(1) 主要包括：副反应、毒性作用、后遗效应、停药反应、特异质反应、变态反应、"三致"作用（致癌、致畸、致突变）等。

(2) 按其与药理作用有无关联可分 A 型和 B 型。A 型又称剂量相关不良反应，为药理作用增强所致，常与剂量有关，可预测，发生率高致死率低。B 型又称与剂量无关的不良反应，是一种与正常药理作用无关的异常反应，一般与剂量无关联，难以预测，发生率低死亡率高。

317. 常见的术中用药包括哪些？

常见的术中用药包括：麻醉及相关药物、急救药物、抗生素、抗凝及对抗药物（肝素，鱼精蛋白）、抗纤溶药物（氨甲环酸）、抗肿瘤药物（氟尿嘧啶、顺铂）、镇痛药物（哌替啶、吗啡）；局部麻醉药（利多卡因）；平喘药（氨茶碱、特布他林）；止吐药（甲氧氯普胺）；解毒药（解磷定、阿托品、山莨菪碱等）；激素类（地塞米松、氢化可的松等）；碳酸氢钠；抗过敏药（苯海拉明）等。

318. 术中用药相互作用如何分类？

(1) 药剂学相互作用。

(2) 药效学相互作用。

(3) 药代学相互作用。

由于 3 种或 3 种以上的药物合用其相互作用极其复杂，故目前研究不多，而据目前的药物研究水平，只能探讨 2 种药物间的相互作用。

319. 2 种药物合并使用后，相互作用如何表现？

(1) 各自药物效应均有所增强，临床称之为药物的协同作用。

(2) 2 种药物各自原有效应均无变化，只是接近两药分别应用所产生的效应之和，通常称为相加作用。

(3) 一种药物以直接或间接作用减弱或降低另一种药物原有的效应，称为拮抗作用。

2 种或 2 种以上的药物相互作用有利有弊，前者可提高治疗效果，后者则发生不良反应，或两者兼有。

320. 哪几类抗生素术中使用会与神经肌肉阻断剂产生协同作用？

在没有神经肌肉阻滞剂作用的情况下大多数抗生素都能引起神经肌肉阻滞作

用。氨基糖苷类抗生素例如多黏菌素、林可霉素、克林霉素主要抑制突触前膜中乙酰胆碱的释放,也能降低突触后膜 nAChR 对乙酰胆碱的敏感性,而四环素只表现为突触后活性。与神经肌肉阻滞剂联合使用时,上述抗生素能增强神经肌肉阻滞的作用。目前没有关于头孢类和青霉素能增强神经肌肉阻滞作用的报道。

321. 术中用药出现过敏反应如何处理?

(1) 围麻醉期一旦出现过敏反应,应首先立即停止所使用的麻醉药物和可能导致过敏的药物。

(2) 对发生过敏反应患者保持呼吸道通畅,改善纠正机体缺氧及低氧血症,维持呼吸功能正常。

(3) 解痉、抗过敏及糖皮质激素治疗。

(4) 输液扩容治疗。

(5) 必要时应用血管活性药,以支持和稳定循环功能,严重者应给予适宜剂量的肾上腺素逆转。

322. 术中出现局部麻醉药毒性反应如何处理?

(1) 立即停止用药,吸氧对症处理。

(2) 躁动不安,可用地西泮 0.1 mg/kg 肌内注射或静脉注射,抽搐和惊厥者静脉注射硫喷妥钠 1~2 mg/kg,若抽搐不止,可行控制呼吸,可使用短效肌肉松弛药琥珀胆碱 1 mg/kg 静脉注射辅助气管插管机械通气。

(3) 低血压者适当给予麻黄碱或间羟胺维持循环功能。

(4) 若发生难治性心搏骤停或者致死性室颤,当各种治疗手段应用后效果不佳,应尽早考虑使用脂肪乳静脉注射。

323. 术中用药出现高敏反应如何处理?

一旦发生高敏反应,异常症状常表现较为迅猛、强烈,故应针对所出现的异常症状进行处理,务必首先解决患者的呼吸危象和循环衰竭,只有控制呼吸和循环功能稳定,才能保证患者生命安全。

324. 什么是三查七对制度?

术中用药时,必须复述医生的口头医嘱,并严格三查七对。三查:取药时查、用药时查、用药后查。七对:认真、严格核对床号、姓名、药名、药物浓度、剂量、用法和时间。查对方法：二人唱名查对，二人都要看清楚并签字。

325. 输血反应的定义是什么？

输血不良反应是指受血者输入血液或血液制品过程中、输注后，受血者发生了用原来疾病不能解释的新的症状和体征。

326. 如何区分输血反应和输血并发症？

广义的输血反应包括所有的输血并发症。输血反应的简单分类：① 感染性（细菌类、病毒类、朊病毒和寄生虫类）。② 非感染性（免疫并发症、非免疫并发症）。临床上常见的输血反应包括以下几个方面：溶血反应、过敏反应、非溶血性寒战、发热反应以及电解质紊乱或者酸碱失衡，甚至感染传染性疾病等。

327. 常见的输血不良反应包括哪些？

（1）输血反应（急性溶血性输血反应、延迟性溶血性输血反应、发热性非溶血性输血反应、输血变态反应、输血相关性急性肺损伤、移植物抗宿主反应等）。

（2）输血引起的代谢并发症。

（3）输血引起的感染性并发症（肝炎、人类免疫缺陷病毒、巨细胞病毒、西尼罗河病毒、细菌性脓毒血症等）。

（4）输血引起的免疫调节。

328. 感染性输血并发症的定义是什么？

输入或接种含病原体的血液或血液制品而引起的疾病。凡能通过血液传播的疾病都有可能经输血途径由供血者传播给受血者。

329. 常见的经输血传染的病毒感染包括哪些？

人类免疫缺陷病毒、丙肝病毒、乙肝病毒、人类亲 T 细胞病毒、甲肝病毒、庚肝病毒、巨细胞病毒、人细小病毒、Epstein－Barr 病毒、西奈尔病毒、TT 病毒、SEN 病毒等。

330. 常见的经输血传染的细菌感染包括哪些？

（1）革兰阴性细菌如：小肠结肠炎耶尔森菌、假单胞菌、克雷白杆菌和黏质沙雷菌等。

（2）革兰阳性细菌较少见，包括金黄色葡萄球菌、表皮葡萄球菌、蜡样芽孢杆菌和其他皮肤表面的微生物等。

（3）梅毒（梅毒螺旋体）的传染非常罕见，伯氏疏螺旋体是引起莱姆病的病原体。

331. 溶血性输血反应的定义是什么？

溶血反应主要是红细胞膜被破坏或破裂等，致使血红蛋白溢出，大多数溶血反应是由异型输血引起，可在输血后立即发生，也可潜伏数天，溶血反应又分为急性溶血反应和迟发性溶血反应。

332. 发热性非溶血性输血反应的定义是什么？

发热性非溶血性输血反应是指输注中或输注后 1~2 小时内，体温升高 1℃ 或以上，并排除其他可能导致体温升高原因的一类输血反应。是最常见的输血不良反应，其发生率与血液制品的存放时间、白细胞的多少有关。

333. 发热性非溶血性输血反应的临床表现是什么？

该反应多发生在输血开始 15 分钟~2 小时，患者突然发热、畏寒、寒战等，20 分钟~2 小时症状逐渐缓解，7~8 小时恢复正常。治疗可以退热药物，预防应严格无菌操作，消除热原，反复发生发热反应者，给予滤白血液制品。

334. 什么是迟发性溶血性输血反应？

因为抗体浓度过高而迅速发生反应，并可观察到红细胞破坏，速发型溶血性输血反应常非常显著。在许多溶血性输血反应的情况中，输入的供血者细胞最初可很好地存活，但是不同时间后（2~21 天）将出现溶血。这种反应主要发生在曾经输血或者妊娠而被红细胞抗原致敏的受血者。

335. 迟发性溶血性输血反应有何表现？

该反应症状一般较轻，反应进程较慢，大多可自行缓解，也可发展为肾功能受损，但引起致死者较为罕见。迟发性溶血可表现为不明原因的发热或贫血，以及黄疸、血红蛋白尿等。

336. 输血过程中出现过敏反应的常见临床表现有哪些？

常见临床表现包括：急性潮红、高血压后出现低血压、心动过速、水肿、支气管痉挛和休克，通常开始输血后几分钟发生。包括单纯性荨麻疹、血管神经性水肿，严重者可出现呼吸障碍、休克甚至死亡。

337. 输血过程中出现过敏反应如何处理？

（1）**单纯荨麻疹**：立即减慢输血速度，口服或肌内注射抗组胺药；苯海拉明或盐酸异丙嗪(25 mg)。

（2）**重度过敏反应**：立即停止输血；支气管痉挛者，皮下注射肾上腺素(0.5～1.0 mg)，静脉注射或静脉滴注糖皮质激素；喉头水肿伴呼吸困难者，气管插管或切开。

（3）**过敏性休克**：积极抗休克治疗，高级生命支持，液体复苏，必要时用血管加压药物，1∶1 000 肾上腺素 0.3 mL 皮下注射和甲泼尼龙。

（4）**预防措施**：限制后续输入有 IgA 缺乏的血液（超声清洗或去甘油红细胞）。

338. 输血相关急性肺损伤的定义及发生机制是什么？

输血相关急性肺损伤可发生于红细胞、新鲜冰冻血浆、冷沉淀物或血小板输注后，造成患者严重呼吸功能不全、非心源性肺水肿。其发生机制为由于输入的血液中含有与受血者白细胞抗原相应的 HLA 抗体或粒细胞特异性抗体，发生抗原抗体反应，导致急性呼吸功能不全或肺水肿。

339. 输血相关的急性肺损伤的临床表现是什么？

多表现为急性呼吸困难、严重的双肺水肿及低氧血症，可伴有发热和低血压。是输血相关死亡的主要原因。

340. 输血中出现非溶血性寒战、发热反应的主要原因有哪些？

这是最常见的早期输血并发症。主要原因包括：致热原、免疫反应、细菌污染和溶血等。预防应严格无菌操作，消除热原，反复发生发热反应者，给予滤白血液制品。

341. 输血中出现非溶血性寒战、发热反应如何处理？

一旦发生发热反应，立即停止输血，所使用过的血液废弃不用。如病情需要另行配血输注。给予抑制发热反应的药物如阿司匹林，伴寒战者予以抗组胺药物如异丙嗪或哌替啶等；严重者予以肾上腺皮质激素对症处理，严密观察体温、脉搏、呼吸和血压生命体征的变化并记录。

342. 输血中常见的电解质紊乱或者酸碱失衡的类型有哪些？

代谢性酸中毒、代谢性碱中毒、低钙血症、高钾血症、低镁血症、低钾血症、铁过负荷等。

343. 输血导致代谢性酸碱平衡紊乱的原因有哪些？

输血导致的代谢性酸碱反应多变。大多数储存媒介的 pH 较低且红细胞代谢和糖酵解产生的乳酸和丙酮酸蓄积，保存时间越长，血浆酸性物质浓度越高。输血提供了一种柠檬酸盐的底物，大量输入可产生内源性碳酸氢盐，可导致输血后代谢性碱中毒发生率增高。大量枸橼酸盐代谢后产生碳酸氢钠，可引起代谢性碱中毒。

344. 输血导致的电解质紊乱有哪些？主要原因是什么？

库存血输注速度需要达到 120 mL/min 以上会出现临床高钾血症，可发生于严重创伤和（或）肾功能不全患者中。大量含枸橼酸钠的血制品可引起暂时性低血钙。低镁血症（常与低钙血症和枸橼酸中毒有关）和碳酸氢盐聚集引起的代谢性碱中毒，碳酸氢盐是枸橼酸盐代谢的衍生物。低钾血症，婴儿和酸中毒患者输注大量库存血后容易发生。铁过负荷是一个输血导致的反应，主要见于长期多次输血的患者。地中海贫血、镰状细胞贫血和脊髓发育不良是该并发症的高危因素。

345. 自体细胞输血是否会出现输血相关并发症？

与输注回收的自体血相关的并发症有报道，发生于膝关节置换术后从引流液中输入未洗涤的回收枸橼酸盐血液。主要症状包括僵直和发热，反应机制尚不清楚，可能与静脉内输入回收血液中的细胞因子以及血液回收系统中的来自骨水泥的丙烯酸单体有关。接受自体血回收的患者需仔细监测，不良反应处理和报告与异体输血相同。预存的自体血也不能免于输血的机械和代谢并发症的发生。在输注自体血时也可能会发生人为错误，细菌污染自体血等。

346. 输血中的免疫性并发症包括哪些？

包括急性输血反应和延迟性输血反应，可进一步分为溶血性和非溶血性。过敏反应、输血相关的急性肺损伤、输血相关的移植物抗宿主病和免疫抑制都是输血并发症。输血后紫癜是一种少见的并发症。发热、非溶血性输血反应是常见且相对良性的输血反应。

347. 什么是输血相关抗移植物宿主病？

输血相关移植物抗宿主病是通过输注血液制品使供血者淋巴细胞进入受血者体内引起的，从而引起针对受体组织的免疫反应。严重免疫抑制者为危险人群。此外，因为输入淋巴细胞携有共享的 HLA 单倍型而不能被受血者识别和清除，来自一级或二级亲属的直接供血者也是危险人群。

348. 输血相关抗移植物宿主病的主要表现是什么？

患者可出现全身皮疹、白细胞减少以及血小板减少，通常导致脓毒血症和死亡，虽然较为罕见，却是致命的输血并发症。血液辐照能预防该并发症的发生。

349. 如何防止和减少输血不良反应？

最有效的方法是避免输血，从择期手术的术前准备阶段就做好围术期血液保护和减少输血的策略。术前贫血应得到诊断和治疗，术前使血红蛋白浓度最优化，对择期手术患者应用补血药考虑到抗凝药的适应证，有计划地停止使用抗凝药。外科技术和麻醉管理能影响到失血量，抗纤溶药物能降低高危人群围术期血液需要量，但有导致血栓形成的风险。术中自体血回收的合理应用。同时做好防范不良反应的措施。

350. 小儿麻醉术中大量输血需要注意哪些问题？

（1）输注浓缩红细胞时一般以 5~10 mL/kg 为宜，速度不宜过快，以免引起心力衰竭和肺水肿；对于贫血的患儿，更易引起输血相关性肺损伤。

（2）对小儿一般不宜使用5天以上的血液，当快速输入库存血时，易导致高钾血症。

（3）小儿输入含枸橼酸盐的血液制剂时，枸橼酸与钙离子结合，可导致钙离子降低（少于 1 mmol/L），引起循环抑制。

（4）此外，还需注意凝血障碍、酸碱失衡及低体温等并发症。

（刘学胜　李珺　汪欢）

第四节　麻醉设备相关并发症

351. 麻醉回路系统包括哪些组件？

新鲜气体流入口、吸气管路、呼气管路、呼吸单向阀、CO_2 吸收剂、Y 型连接管、呼吸机/储气球囊、可调节限压阀、麻醉气体清除系统。

352. 麻醉回路常见的故障有哪些？
机械通气时呼吸回路断开、呼吸回路泄露、堵塞、呼吸回路连接错误、阀门故障、呼吸回路控制差错以及 CO_2 吸收剂失效。

353. 常用的 Drägersorb 800 Plus 二氧化碳吸收剂的成分是什么？
氢氧化钙（82％）、氢氧化钠（2％）、氢氧化钾（0.003％）、水（16％）和乙基酸指示剂。

354. 麻醉回路中二氧化碳增加时，需要考虑哪些问题？
CO_2 吸收剂耗竭、麻醉机吸、呼吸单向阀失灵、发热/脓毒症、恶性高热、腹腔镜下操作、通气不足、给予碳酸氢盐、浅麻醉等。

355. 麻醉机出现故障时，正确的第一反应是什么？
立即转换到人工复苏气囊行人工通气，并呼救帮助，保证患者安全是首要的任务。

356. 每天使用麻醉机前需要进行哪些检查项目？
确认备用的简易呼吸器功能良好；确认氧气钢瓶气量足够；确认中心供气系统与麻醉机连接无误；确认麻醉机气源和电源处于正常状态；检查流量控制系统；检查挥发罐的填充水平；麻醉机低压系统泄漏检查；麻醉回路检查；麻醉回路正压泄漏检查；麻醉废气系统检查；麻醉机模拟通气试验。

357. 麻醉机常见的使用错误有哪些？
手控通气一段时间后未打开机控呼吸、按患者体型设定的呼吸频率或潮气量不合适、对于患者体型，最大压力限制设置太高、最大压力限制设置得太低，导致潮气量低、不恰当的吸-呼比、气体流量高导致潮气量增加、在通气设备吸气期间快速充氧。

358. 麻醉机常见的故障有哪些？
风箱破损、风箱安装不正确，使风箱和套管之间不密封、电路或机械故障，机器停止运转、没有压力和呼吸暂停或 FiO_2 的故障报警。

359. 如何预防麻醉机械通气设备相关的问题？

需要麻醉科医生的警惕性、监测气道压力和呼气量，并正确设置报警参数、日常维护、在使用前进行彻底的检查；必要时关闭 APL 阀，并在患者端堵塞系统；通过适当的呼吸周期进行漏气和压力释放试验；在环路的面罩端连接储气球囊，将气体注满系统，然后让呼吸机进行周期性工作，确保球囊正常膨胀和排空。

360. 麻醉呼吸管道中压力较低的原因有哪些？

与机器连接的软管扭结、与机器连接的软管泄露、与机器连接的双软管泄露、管道阻塞、通道阀门关闭、无氧气供应、储备气体无法激活供应、调节器冻结在关闭位置。

361. 哪些不当操作会增加麻醉废气污染手术室空气？

在将呼吸回路连接到患者前，打开麻醉气体；在麻醉气体流出时，断开患者呼吸回路；使用无气囊的气管导管或气管导管的气囊未充气；在麻醉诱导或者维持过程中，麻醉气体从面罩泄露；向挥发罐内加药时，液体麻醉气体溅出。

362. 麻醉机监测装置报警需要警惕哪些情况？

能源报警：电源故障和气源故障报警；气道压报警：气道压过低报警、气道压过高报警；通气量报警：通气量或潮气量过低和过高；时相参数报警：通气频率过低和过高报警、吸呼比错误报警；吸入气体报警：吸入气体温度过高或过低报警、吸入氧浓度报警。

363. 哪些特征提示麻醉回路显著漏气？

出现低压报警；潮气量出现偏差，表现为设置的潮气量远远大于呼出潮气量；在上升式风箱呼吸机中机械通气时呼气末风箱不能上升至顶端；使用带活塞型呼吸机的麻醉机行自主通气时呼吸囊逐渐缩小；人工通气时不能达到恰当的压力；麻醉剂实际吸入浓度比预定水平低。

364. 吸入麻醉剂剂量输出不准确的原因？

（1）液体麻醉剂溢出进入麻醉机呼吸系统。

（2）挥发罐装入错误的麻醉剂。

（3）挥发罐未校准。

（4）挥发罐安装不当。

（5）呼吸系统漏气。

（6）新鲜气体流量偏高或者偏低。

365. 手术室中哪些设备可以扮演"着火三要素"？

"着火三要素"主要包括引火源、氧化剂和燃料。常见的引火源有外科电气设备、激光和电凝、热丝烧灼、光纤光源、除颤仪和高速牙钻等热源。氧化剂是有助于燃料燃烧的物质，空气、氧气和笑气是手术室内常见的氧化剂。手术室内有许多潜在的燃料，包括手术单、手术衣、海绵、气管导管、皮肤消毒液、头发和皮肤。

366. 手术室内如何预防设备相关触电？

手术室内的电气设备接地，可将故障电流安全地分流到地面，而不是传递给接触设备的人员；手术室内可以使用电源隔离以降低电击风险；可以使用线路隔离监护仪持续监测手术室电路与地面之间的阻抗；使用接地故障电流漏电保护器，断路器会提前切断电源防止事故发生。

367. 如何避免激光设备导致的手术室火灾？

在高危风险手术核查时，讨论处理火灾预防的计划；使用最低的吸入氧浓度（<0.3），避免使用笑气；在高危风险手术中使用抗激光气管导管；口咽手术（如扁桃体切除术）时，气管导管的套囊应尽量置于气管远端；在套囊注入染色盐水，可及早发现气管导管套囊破裂；在气管导管套囊上方使用湿的脱脂棉，其中不能有金属丝；使用喷射通气或间歇性呼吸暂停。

368. 激光手术有哪些常见的潜在风险及预防措施？

（1）角膜损伤、视网膜损伤，需要佩戴合适的护目镜进行预防。

（2）错误定向的激光束可导致空腔脏器意外穿孔，当不指向目标组织时，应将激光束关闭或者待机。

（3）皮肤损伤，手术部位附近的皮肤可以采用湿润的巾单保护。

（4）环境危害，可使用特殊的激光防护口罩进行预防。

（5）气道燃烧，可使用防激光气管插管。

369. 如何处理气道火灾或者爆炸？

在发生气道火灾或爆炸时,应立即从患者体内取出气管导管或其他的着火源,检查是否有东西遗留在气道内,并必须停止供氧以防氧气接触火焰。如果火灾属于从内部喷出的类型,应行支气管镜检查以评估下呼吸道的损害情况。

370. 针对手术室可燃物,如何避免手术室火灾？

尽量减少使用乙醇含量高的皮肤消毒液,不要让消毒液渗入头发或床单中,避免消毒液聚集在患者身上;在靠近激光的位置使用湿手术单和毛巾,使用洞巾将手术区域与燃料和氧化剂隔开;上呼吸道激光手术使用抗激光导管,气道激光手术中使用湿脱脂棉保护套囊;用无菌手术水凝胶涂抹手术部位附近的头发,防止其点燃;避免使用含甘露醇的肠道准备液。

371. 实施激光手术时如何避免手术室火灾？

(1) 激光输出功率降至最低可接受范围,并限制脉冲持续时间。

(2) 不使用时,将激光器置于待机模式。

(3) 只有当激光的尖端完全在外科医生的直视下方可启动。

(4) 只有使用激光的工作人员才可以操作。

(5) 在将激光从手术部位撤离前,将其停用并置于待机模式。

(6) 在进行内镜激光手术时,将激光纤维置于内镜中,然后引导进入患者体内。

(7) 在上呼吸道手术中选择合适的抗激光导管。

372. 针对二氧化碳吸收剂和卤化麻醉剂的使用如何避免手术室火灾？

在两次使用麻醉机之间应减少或消除流经吸附剂的气体,并在一天结束时关闭麻醉机;如果吸附剂的水化状态出现问题,应更换吸附剂;定期监测二氧化碳吸收罐的温度;与挥发罐的设定相比,吸入七氟烷浓度异常延迟上升或者意外下降,可能预示受热的七氟烷降解;考虑使用不含强碱化合物的替代吸附剂。

373. 静脉药物输注系统有哪些常见的故障？

(1) 静脉管路断开。

(2) 静脉管路中存在空气。

(3) 管路闭塞。

(4)注射泵电量过低。
(5)注射器或药盒脱离。
(6)管路断裂。
(7)液体滴空。

374. 静脉药物输注失败时，应该如何应对？

首先可以从以下几个方面寻找原因：输注泵是否工作？输注泵中药物是否减少？输注的液体是否通畅？连接是否紧密且无泄漏？血管通道是否通畅？如果不能迅速识别和纠正故障原因，就应改为另一种麻醉技术，以降低患者术中知晓的风险。

375. 药物输注时导致空气栓塞时有哪些表现？

体循环低血压、中心静脉或肺动脉压力升高、心律失常、低氧血症、呼气末二氧化碳分压急剧下降、肺顺应性降低、心血管衰竭。

376. 药物输注时导致空气栓塞如何处理？

(1)如果手术部位有空气进入，应立即提醒外科医师。
(2)停止快速输液装置。
(3)降低患者头部，并将患者置于左侧卧位，进行颈静脉压迫。
(4)停止氧化亚氮的使用，给患者吸入100%氧气。
(5)如果有中心静脉导管，尝试抽吸空气；必要时，予以血流动力学支持，包括血管升压药物和实施胸外按压。

377. 如何避免加温设备给患者带来的损伤？

(1)立刻停用未通过安全检测的加温设备。
(2)使用人员需要熟悉加温设备使用，不得对设备进行任何改装。
(3)确保加温设备中不能直接接触患者的部分不接触患者。
(4)在患者身体的上方而非下方使用水毯装置。
(5)不得将压力施加在与导热设备接触的身体部位。
(6)不得将加温装置放置在止血带或血管阻断远端的身体任何部位，否则可能产生较大的温度梯度。

378. 动脉内置管有哪些常见的并发症？

疼痛、血肿、出血、栓塞、神经损伤、感染。

379. 中心静脉置管常见的并发症及预防措施有哪些？

(1) 空气栓塞，置管时使用 Trendelenburg 体位以及及时堵塞导管接头进行预防。

(2) 气胸，可以使用小针"探路"以及针插入时持续抽吸进行预防。

(3) 心律失常，避免导丝插入>15 cm。

(4) 动脉穿刺，需要注意定位标志，触摸动脉搏动，使用小针"探路"以及使用超声引导进行预防。

(5) 心脏压塞，避免暴力操作导管的导丝和扩张器以及使用胸片证实导管位置进行预防。

380. 中心静脉持续测压留置期间常见的并发症及预防措施有哪些？

(1) 血管侵蚀，可以使用 X 线片确认导管尖端位置正确进行预防。

(2) 血栓形成，可以使用有肝素保护层的导管进行预防；感染，需要严格无菌操作技术或者使用抗菌导管进行预防；错误读数，宣教和培训传感器正确的"调零"。

381. 如何预防中心静脉导管相关血流感染？

只有在确实需要时才使用中心静脉导管，一旦不需要立刻拔除；对置入和管理中心静脉导管进行宣教和培训；在放置中心静脉导管时严格遵守洗手和最大限度的无菌措施；使用2%氯己定进行皮肤消毒；使用无菌的或者抗生素浸渍的中心静脉装置。

382. 肺动脉压力监测哪些常见的并发症？

心律失常或束支传导阻滞、导管尖端错位、肺血栓栓塞、球囊破裂、肺动脉穿孔或破裂、导管打结或缠绕、导管细菌定植和脓毒症、不当使用和错误数据读数。

383. 经食管超声使用时有哪些常见的并发症？

置入探头时导致的口咽部创伤水肿；极少数情况下会出现更严重的问题，如呼吸抑制、咽部穿孔、食管穿孔和胃肠道出血；心律失常和心肌缺血；伴有声带功能障碍的喉部损伤。

（刘学胜　方攀攀）

第五节　人工心肺支持相关并发症

384. 心肺转流术后常见的并发症有哪些?

心肺转流术后常见的并发症包括:① 低心排综合征。② 肺并发症。③ 脑部并发症。④ 出血。⑤ 急性肾功能不全。

385. 心肺转流术后低心排综合征临床表现及可能的发生因素有哪些?

患者心肺转流术后低心排综合征可表现为低血压、周围血管阻力升高、组织灌注不足等。原因可包括畸形矫正不满意、心功能不全、低血容量、灌注肺、心脏压塞、心肌缺血-再灌注损伤。

386. 心肺转流术后发生低心排综合征的治疗原则是什么?

心肺转流术后低心排综合征治疗原则是在纠正发病原因的基础上合理使用正性肌力药、升压药和血管扩张药,必要时可以使用机械辅助循环。

387. 心肺转流术后肺部并发症包括哪些以及发生并发症的主要原因?

心肺转流术后肺部并发症包括肺不张、肺水肿、灌注肺等,是手术后较常见的并发症。长时间肺萎陷、肺表面活性物质的破坏、肺循环中栓子的阻塞和炎症反应是导致各种肺部并发症的主要原因。

388. 如何预防心肺转流术导致的肺部并发症发生?

预防及处理措施包括使用膜式氧合器或抗炎、充分左心引流减少肺内血液滞留、心脏阻断期间静态压力膨肺可减少微小肺不张、发绀患者适当降低温度以降低灌注流量,从而减少侧支循环左心回血量、适当使用皮质类固醇和抗炎药物减轻全身炎症反应、白细胞滤器的使用、超滤技术以及体外循环管道的改进等。

389. 心肺转流术相关脑部并发症有哪些临床表现?

脑部并发症的发病率为 1%~5%,由于神经损伤的部位和程度不同,临床表现也不相同,包括术后谵妄、认知功能改变、抑郁症等神经-心理改变和脑卒中,轻者可有苏醒延迟,重者出现偏瘫、失语、阿尔茨海默病、昏迷。

390. 心肺转流术相关脑部并发症发生的危险因素有哪些？

主要由体外循环导致的脑缺血缺氧、脑栓塞及急性颅内出血引起。成人高危因素为高龄、高血压、动脉硬化、糖尿病、既往脑血管史以及无症状的颈部杂音，对于小儿患者，则与手术操作及体外循环管理密切相关，尤其是深低温停循环技术。

391. 心肺转流术后出血的主要原因有哪些？

止血不彻底、肝素化凝血机制的变化、转流中血小板的消耗和功能的降低、凝血因子稀释剂破坏、大量使用库血等。

392. 心肺转流术出血的预防及治疗措施有哪些？

术前停用抗凝剂和血小板抑制剂、尽量缩短体外循环时间、适当的血液稀释、尽量使用新鲜库血、应用抗纤溶药物和氨甲环酸等止血药物、根据监测结果合理使用血液成分治疗。

393. 上腔静脉插管过深，可能出现哪些危险情况？

上腔静脉插管过深可达头臂静脉，造成对侧静脉回流受阻，除静脉压增加外，还表现为结膜充血、水肿和颜面发绀和肿胀等。

394. 下腔静脉插管过深，可能出现哪些危险情况？

下腔静脉插管过深可达肝静脉或越过肝静脉至髂静脉，造成下肢或腹腔脏器的回流受阻，下腔静脉回流不佳时腹腔脏器淤血，严重者腹腔膨隆、氧合器液面下降。

395. 体外循环导致肾损伤的原因有哪些？

尿路通畅而尿少首先应考虑体内容量不足、灌注流量不足和低心排造成的肾血流量不足以及有效滤过压不够。下腔静脉引流不畅、静脉压过高也是导致少尿的原因之一。体外循环后期，麻醉减浅，血液中儿茶酚胺、肾素—血管紧张素—醛固酮和抗利尿激素等物质升高，均可造成少尿。

396. 体外循环导致高钾血症的原因有哪些？

体外循环导致高钾血症的原因包括假性高钾、肾排钾减少、血液破坏、酸中毒，如摄入过多（心脏停搏液灌注次数和容量过多、大量的血液预充等）。

397. 体外循环出现低钙血症的原因及临床表现有哪些？

体外循环中低钙的原因主要是血液稀释、碱中毒和预充大量库血。体外循环期间，低钙血症主要表现为心血管系统的抑制，如钙离子<0.6 mmol/L，体外循环阻力下降，心肌收缩减弱，进而出现低血压。

398. 鱼精蛋白拮抗的过敏反应有哪些临床表现？

鱼精蛋白的过敏反应临床表现为皮肤红斑、荨麻疹、黏膜水肿、体循环阻力下降、肺血管收缩及肺循环高压等，甚至出现心室纤颤。

399. 如何预防鱼精蛋白拮抗的过敏反应？

（1）鱼精蛋白拮抗时，经静脉缓慢给药，同时注入钙剂。

（2）高危患者可经升主动脉注入，以减少鱼精蛋白对肺血管的作用。

（3）给药时，根据血压，常规经升主动脉从体外循环机少量缓慢输血，以补充容量。

400. 心肺转流术导致心肌损伤的可能原因有哪些？

（1）最常见的原因为心肺转流术期间心肌没有得到最佳保护。

（2）血流动力学不稳定引起的心肌损伤是由于心肌氧供与氧耗不平衡，导致心肌细胞缺血。

（3）缺血后再灌注加重心肌损伤。

（4）其他原因还包括冠状动脉栓塞（如栓子、血小板血栓、空气、脂肪或粥样硬化斑块）、冠状动脉或移植的血管痉挛，以及心脏扭曲（引起冠状动脉受压或者扭曲等）。

401. 减轻心肺转流术期间心肌再灌注损伤的措施有哪些？

减轻心肺转流术期间心肌再灌注损伤的措施包括：

（1）自由基清除剂：可能有助于减轻再灌注损伤。

（2）主动脉开放的再灌注前，使用低钾停跳液冲走堆积的代谢产物；或采用温血停跳液冲走代谢产物并补充代谢底物。

（3）避免高钙血症。

（4）严格控制再灌注压力。

（5）为了进一步减少代谢需求，在撤离CPB之前，要保证心脏有5～10分钟的时间处于空跳状态，并纠正酸中毒和低氧血症。

402. ECMO 的并发症有哪些?

(1) 出血,ECMO 早期并发症以出血最多见,以脑出血最为严重,晚期并发症以脑缺血最常见。

(2) 脑损伤。

(3) 血栓。

(4) 心血管并发症,如高血压、心肌顿抑和心律失常等。

(5) 右侧声带麻痹,可能和结扎颈部血管有关。

(6) 胆结石,可能与溶血、营养不良、长时间 ECMO 支持有关。

(7) 长期 ECMO 治疗的患儿,头皮供血不足,加上压迫易出现脱发、秃头。

403. ECMO 出血时应该如何进行处理?

ECMO 一般采用全身肝素化,出血不可避免,严重出血将危及患者生命。ECMO 治疗过程中有很多插管,全身肝素化后易发生出血,严重时应终止 ECMO。其他常见出血的部位有胃肠道、腹膜后。如果 ACT<300 秒,血小板高于 10×10^9/L,不易发生出血。出血严重时,如果能在呼吸支持下维持生命体征,可考虑终止 ECMO。一般来说 ECMO 停止 1~2 小时后,ACT 可恢复正常。终止 ECMO 一段时间后仍出血不止,危及生命,可进行手术止血。

404. 导致 ECMO 脑损伤的因素有哪些?

导致 ECMO 脑损伤的因素包括:① 新生儿 ECMO 大多经颈部插管建立体外循环,ECMO 结束时需要结扎颈部血管。② 术后修复颈动脉易发生气栓。③ 颅内出血。④ 慢性肺部疾病。

405. ECMO 对机体凝血功能的影响有哪些?

ECMO 中凝血功能发生很大变化,表现在肝素应用、血液和异物表面接触、血小板活性物质释放、凝血因子消耗。研究表明,ECMO 15 分钟后血小板下降 26%,其聚集功能下降 46%,血小板释放的三磷腺苷也明显减少,ECMO 结束 8 小时后血小板的聚集功能和数目恢复。

406. ECMO 系统机械性相关并发症有哪些?

ECMO 系统机械性相关并发症包括:① 血栓形成:血栓形成是 ECMO 支持过程中最常见的机械性并发症之一。② 插管问题:在插管时及插管后辅助过程中,可因操作或患者的原因发生意外情况。③ 氧合器功能异常:在长时间的ECMO支持过程中,氧合器的功能异常是不可避免的并发症之一。④ 空气栓塞:操作不当或控制不当、导管系统破损及氧合器交换膜破损是空气栓塞的主要原因。⑤ ECMO系统的各种机械和人工装置及其连接均可发生意外。

407. ECMO支持过程中血栓形成的主要原因有哪些?

ECMO支持过程中血栓形成的原因包括:① 抗凝不充分及ECMO非生物表面;② 全血活化凝血时间监测不及时;③ 血流缓慢。

408. ECMO支持过程中如何预防血栓形成?

预防血栓形成的措施包括:

(1) 完善抗凝治疗方案。

(2) 定期监测。

(3) 维持ECMO系统一定的血液流量。

(4) 更换局部或整套ECMO装置。

(5) 使用肝素涂层的ECMO系统。

409. 为防止长时间ECMO支持过程中氧合器功能异常的并发症,有哪些预防和处理措施?

预防和处理氧合器功能异常的措施包括:

(1) 密切观察氧合器的工作状态。

(2) 及时更换氧合器。

(3) 选用安全工作时限长的氧合器。

410. 为避免ECMO支持过程中空气栓塞,有哪些预防措施?

预防空气栓塞的措施包括:

(1) 控制动脉血压分压水平。

(2) 避免静脉段过度负压。

(3) 及时驱除可能进入的气体。

(4) 氧合器气道压力监测。

(5) 避免空气进入体内和减轻空气栓塞损伤。

411. ECMO 患者相关并发症有哪些?

ECMO 患者相关并发症包括:

(1) 出血。

(2) 肾功能障碍。

(3) 感染。

(4) 中枢神经系统并发症。

(5) 溶血。

(6) 高胆红素血症。

(7) 循环系统并发症,如动脉血压降低、心排量降低、心肌顿抑等。

(8) 肺部并发症:如胸腔出血、气胸、肺水肿等。

(9) 末端肢体缺血,多由于插管引起局部血栓形成导致远端肢体缺血。

412. 为了避免 ECMO 支持过程中严重感染,应注意哪些问题?

为了避免 ECMO 过程中感染,应该:

(1) 严格无菌操作。

(2) 加强肺部护理,定期吸痰。

(3) 全身性预防性抗生素治疗。

(4) 改善患者营养状态。

(5) 缩短 ECMO 时间。

413. 如何预防和治疗 ECMO 支持过程中中枢神经系统并发症的发生?

预防及治疗中枢神经系统并发症的措施包括:

(1) 安全的血管插管。

(2) 维持循环及气体交换稳定。

(3) 维持凝血功能稳定。

(4) 中枢神经系统损伤的治疗。

(5) 适时终止 ECMO。

414. 如何预防和治疗 ECMO 支持过程中溶血并发症的发生?

预防及治疗溶血的措施包括:① 控制辅助流量和血细胞比容。② 控制静脉引流负压。③ 碱化尿液及维持尿量。④ 适时更换 ECMO 装置。⑤ 缩短 ECMO 时间。

415. 减轻 ECMO 支持过程中循环系统并发症发生的措施有哪些?

减轻循环系统并发症发生的措施有：① 合理控制 ECMO 辅助流量。② 控制正性肌力药物的使用。③ 及时处理心脏压塞和张力性血胸与气胸。④ 纠正电解质紊乱。⑤ 适时采用 IABP 及人工心脏。

416. 减轻 ECMO 支持过程中肺部并发症发生的措施有哪些?

主要措施包括：① 控制血流量。② 减少失血。③ 积极处理张力性血胸与气胸。④ 加强机械通气及呼吸道管理。⑤ 减轻炎性反应。⑥ 必要时开胸探查。

417. 预防或治疗 ECMO 支持过程中末端肢体缺血发生的措施有哪些?

预防或治疗 ECMO 支持过程中末端肢体缺血的措施包括：① 适当的抗凝。② 采用正确的插管技术，选择合适的外周血管插管。③ 密切观察插管肢体的末梢循环。④ 如发生远端肢体缺血或坏死，应及时切开减压或截肢。

（沈启英　刘欢）

参考文献

[1] Michael A. Gropper. 米勒麻醉学(第 9 版)[M]. 邓小明,黄宇光,李文志,等译. 北京：北京大学医学出版社,2021.
[2] 郭曲练,姚尚龙. 临床麻醉学(第 4 版)[M]. 北京：人民卫生出版社,2016.
[3] 邓小明,姚尚龙,于布为,等. 现代麻醉学(第 5 版)[M]. 北京：人民卫生出版社,2021.
[4] 李文志,姚尚龙,郭曲练,等. 麻醉学(第 4 版)[M]. 北京：人民卫生出版社,2018.
[5] 卞金俊,薄禄龙,译. 麻醉并发症(第 3 版)[M]. 北京：北京大学医学出版社,2021.
[6] 王俊科,马虹,张铁铮,译. 麻省总医院临床麻醉手册(第 9 版)[M]. 北京：科学出版社,2021.
[7] 王天龙,刘进,熊利,泽. 摩根临床麻醉学(第 6 版)[M]. 北京：北京大学医学出版社,2020.
[8] 中华医学会麻醉学分会. 困难气道管理指南 2021[C]. 北京,2021.
[9] 中华医学会麻醉学分会编. 中国麻醉学指南与专家共识[M]. 北京：人民卫生出版社,2014.
[10] 喻田,王国林,俞卫锋,等. 麻醉药理学(第 4 版)[M]. 北京：人民卫生出版社,2016.
[11] 杨宝峰,陈建国. 药理学(第 3 版)[M]. 北京：人民卫生出版社,2015.
[12] 王世泉,褚海辰. 麻醉科医师 900 问[M]. 北京：人民卫生出版社,2015.

[13] 米卫东,刘克玄,姚尚龙,等.麻省总医院术后监护管理手册-中文版[M].北京:人民卫生出版社,2020.
[14] 王俊科,马虹,张铁铮,等.麻省总医院临床麻醉手册-中文翻译版(第9版)[M].北京:科学出版社,2021.
[15] 连庆泉,贾晋太,朱涛,等.麻醉设备学(第4版)[M].北京:人民卫生出版社,2016.

第五章

与围术期麻醉诊疗相关的术后并发症

第一节 术后呼吸系统并发症

1. 术后呼吸道梗阻的分类有哪些？

术后呼吸道梗阻分类包括：① 按其发生部位可以分为上呼吸道和下呼吸道梗阻；② 按照阻塞程度可分为完全性和部分性阻塞。

2. 术后呼吸道梗阻有哪些临床表现？

术后呼吸道梗阻临床表现包括呼吸运动反常，不同程度的吸气性喘鸣；呼吸音低或无呼吸音；严重者出现胸骨上凹和锁骨下凹下陷，以及肋间隙内陷的"三凹征"；患者呼吸困难，呼吸动作强烈，但无通气或通气量很低。

3. 麻醉复苏期舌后坠的原因有哪些？

舌后坠的原因包括镇静药、镇痛药、全身麻醉药及肌肉松弛药代谢不完全导致下颌骨及舌肌松弛，使舌根坠向咽部阻塞上呼吸道；舌体过大、身体矮胖、颈短、咽后壁淋巴组织增生以及扁桃体肥大者，更易发生舌后坠。

4. 舌后坠发生的可能机制有哪些？

舌后坠发生的机制包括：① 患者因各种原因（如中枢神经性的病变、麻醉和深睡眠等）出现意识消失时，头颈部肌肉张力下降，加上松弛的下颌骨和舌肌由于受重力的作用而坠向咽后壁，从而造成气道的部分或完全性梗阻；② 自主呼吸状态下,咽腔已被后坠的舌体阻塞时,患者吸气产生了气道内负压与口、鼻腔内的大气压之间形成压力梯度,则进一步加剧咽腔的塌陷和舌体的后坠,造成上呼吸道梗阻的加重。

5. 麻醉复苏期舌后坠的临床表现有哪些?

麻醉复苏期舌后坠的临床表现包括:① 当舌后坠阻塞咽腔后,如为不完全阻塞,患者随呼吸发出强弱不等的鼾声。② 如果是完全性阻塞,即无鼾声,只见呼吸动作而无呼吸交换。SPO_2 呈进行性下降,用面罩行人工呼吸,挤压呼吸囊时阻力大。

6. 全身麻醉复苏期间患者发生舌后坠的处理措施包括哪些?

复苏期间患者发生舌后坠的处理措施包括:① 使患者头后仰同时托起下颌。② 置入口咽或鼻咽通气管。③ 置入喉罩通气管。④ 极少数需要重新气管内插管。

7. 喉痉挛的发生机制是什么?

喉痉挛指由支配声带或喉腔的运动肌肉发生反射性痉挛收缩,从而引起声带内收,导致声门部分或完全关闭,或会厌软骨松弛、塌陷而遮盖住声门,而导致患者突然出现不同程度的呼吸困难甚至完全性的呼吸道梗阻。

8. 术后复苏期喉痉挛的临床表现有哪些?

(1) 轻度患者仅假声带痉挛,使声门变窄,出现不同程度的吸气性喉鸣。

(2) 重度喉痉挛时真假声带均出现痉挛性收缩,但声门仍未完全关闭,因而吸气相和呼气相均可出现喉鸣音。

(3) 重度患者声门紧闭致完全性上呼吸道梗阻,呼吸气流中断,呼吸音消失,无喉鸣音,很快出现窒息和缺氧的症状。

9. 可减轻气管拔管后喉痉挛的拉尔森手法如何操作?

拉尔森手法首先需找到位于双侧耳垂后部、颞骨乳突和下颌骨升支之间的喉痉挛切迹,然后用手指按压双侧的喉痉挛切迹。

10. 拔管后患者发生喉痉挛如何处理?

(1) 去除引起喉痉挛的诱因:立即停止一切刺激。

(2) 立即请求他人协助处理。
(3) 轻度喉痉挛,多数面罩纯氧加压给氧可以解除。
(4) 中度喉痉挛应轻提下颌并进行面罩加压给氧。
(5) 重度喉痉挛应立即给予丙泊酚加深麻醉或琥珀胆碱进行面罩加压给氧或气管插管,紧急情况下可采用 16 号以上粗针行环甲膜穿刺给氧或行高频通气,解除梗阻,挽救生命。

11. 术后咳嗽的不良影响有哪些?

中度以上咳嗽可造成以下不良影响:① 腹内压剧增,可使胃内容物反流,已经缝合的腹壁伤口发生缝线断裂及组织撕裂。② 颅内压剧增,对原有颅内病变者可导致脑出血或脑疝。③ 血压剧增导致伤口渗血增多,心脏做功增加,甚至诱发心力衰竭。

12. 术后肺部感染的发生率是多少?

术后感染属院内感染,我国的院内感染病例中,肺感染居首位,占 23.2%~42%。院内肺部感染死亡率可达 50%。

13. 引起术后肺部感染的病原菌主要有哪些?

根据美国相关机构的统计资料,肺部感染的致病菌中革兰阴性杆菌占 68%、需氧革兰阳性球菌占 24%、真菌约占 5%。在革兰阴性杆菌中,依次为大肠埃希菌、克雷白杆菌和铜绿假单胞菌。

14. 术后肺部感染的原因有哪些?

术后肺部感染的原因包括:① 雾化器污染。② 气管插管、气管切开以及气管内麻醉导致的呼吸道净化功能明显减低。③ 反流误吸导致肺组织防御机制受损,肺部感染发生率可达 20%~25%。④ 外科手术:尤其以胸部及腹部手术后患者居多,胸部手术为其他部位手术的 14 倍,腹部手术为其他部位手术的 3.1 倍。⑤ 用药不合理:滥用广谱抗生素及较长时间使用肾上腺皮质激素,易发生肺部感染。

15. 术后中枢性呼吸抑制常见原因有哪些?

术后中枢性呼吸抑制常见原因包括:① 麻醉药、麻醉性镇痛药的使用和残留。

② 过度通气引起的 CO_2 排出过多以及过度膨肺。

16. 术后中枢性呼吸抑制的处理措施有哪些？

术后中枢性呼吸抑制处理措施如下：① 麻醉性镇痛药引起的呼吸抑制可用纳洛酮拮抗。② 过度通气以及过度膨肺引起的呼吸抑制可减少通气量，辅助呼吸使 $P_{ET}CO_2$ 恢复至正常水平。

17. 术后外周性呼吸抑制常见原因有哪些？

术后外周性呼吸抑制常见原因包括：① 肌肉松弛药。② 大量排尿引起的低血钾。③ 全身麻醉复合高位硬膜外阻滞。④ 呼吸肌麻痹。

18. 术后外周性呼吸抑制如何处理？

术后外周性呼吸抑制处理措施包括：① 肌肉松弛药引起者用新斯的明拮抗。② 低钾者补钾。③ 脊神经阻滞者须等到阻滞作用消退。

19. 术后预防性气管切开有哪些风险与并发症？

术后预防性气管切开的并发症包括：增加肺部感染的风险、不能说话、影响患者的心理康复。

20. 为减少术后留置气管导管出现呼吸系统并发症，应注意哪些事项？

减少术后留置气管导管出现呼吸系统并发症的措施包括：① 尽可能选择经鼻插管，因为患者对经鼻插管耐受较好，且容易固定和管理。② 给予适当的镇静和镇痛，避免过度吞咽增加导管和气道之间的摩擦和喉水肿的发生。③ 加强气管导管护理，避免导管部分阻塞，造成低通气。④ 对需要长期呼吸机治疗的患者，应及时气管切开。

21. 老年患者术后肺部并发症增加的危险包括？

老年患者术后肺部并发症增加的危险因素包括：① 大量吸烟史。② 咳嗽或呼吸困难。③ 70岁以上。④ 有肺部疾病。⑤ 有术后并发症史。⑥ 肥胖。⑦ 胸腔或腹腔内手术。⑧ 严重神经、肌肉或胸壁疾病。

22. 对存在呼吸系统疾病的老年人,为减少术后并发症需进行哪些麻醉前准备?

需进行的麻醉前准备包括:① 改善呼吸功能。② 提高心肺代偿功能。③ 控制呼吸道感染。④ 术前戒烟。⑤ 进行适当的呼吸功能锻炼。

23. 老年患者术后常见的呼吸系统并发症有哪些?

老年患者术后常见的呼吸系统并发症有呼吸抑制、呼吸道梗阻、反流、误吸、感染及呼吸衰竭等。

24. 老年患者术后呼吸系统并发症增加的原因有哪些?

(1) 老年患者呼吸道反射活动低下,对异物误吸的保护能力极差,容易产生反流误吸。

(2) 舌后坠、分泌物过多更易使老年患者出现严重缺氧和二氧化碳蓄积。

(3) 老年患者呼吸中枢对二氧化碳反应减弱,容易出现急性呼吸衰竭。

(4) 老年患者对镇静药的呼吸抑制比较敏感。

(5) 患者因伤口疼痛,不敢用力呼吸,造成通气不足。

(6) 电解质紊乱,特别是术中输血较多造成低血钙时,因呼吸肌力量不够导致通气不足。

(7) 老年患者免疫力低下。

25. 肥胖患者术后容易发生上呼吸道梗阻的原因是什么?

(1) 肥胖患者头颈部脂肪堆积,口咽部软组织增生,肌肉松弛等因素导致其上气道,尤其是咽腔部位的狭窄,患者发生阻塞性睡眠呼吸暂停低通气综合征以及困难气道的风险明显高于非肥胖患者。

(2) 中枢性呼吸抑制的药物均可抑制咽部扩张肌群的运动。

(3) 反复气管插管引起的喉头水肿。

26. 肥胖患者术后肺部并发症增加原因有哪些?

肥胖患者术后肺部并发症增加原因包括肥胖患者术后由于疼痛、排痰困难、呼吸不敢用力,使肺活量、潮气量及最大通气量进一步降低,术后易并发肺部感染和肺不张。

27. 肝硬化患者术后呼吸系统并发症增加的原因有哪些？

肝硬化患者术后呼吸系统并发症增加的原因包括：① 肺毛细血管前血管床舒张，导致弥散-灌注障碍。② 气道过早闭合，导致通气-血流灌注比例失调。③ 大量的胸腔积液压缩肺组织影响氧合。④ 腹水干扰膈肌运动使通气受限。

28. 为减少肝移植患者术后肺部并发症，应如何把握拔管指征？

肝移植患者术后拔管指征包括：① 血流动力学稳定。② 血气监测提示肺功能良好，动脉血二氧化碳分压小于 35 mmHg。③ 动脉血氧分压大于 80 mmHg。

29. 为减少患者肺移植术后肺部并发症，应如何进行术后管理？

肺移植患者术后管理应注意：① 严格保持监护室无菌。② 术后常规机械通气，并及早停用呼吸机，常规监测动脉血气直至患者呼吸状态平稳。③ 术后 3~5 天严格控制液体平衡，防止术后早期发生肺水肿。④ 积极进行术后镇痛。

30. 胸科手术后肺部并发症发生较高的原因有哪些？

胸科手术后肺部并发症发生较高的原因包括：① 术前肺功能异常。② 术前合并肺部疾病者均可发生低氧血症、高二氧化碳血症，且合并有感染。③ 胸科手术减少了肺泡的有效通气面积。④ 手术操作的直接创伤，也可使保留下来的肺组织出现出血、水肿等情况，而影响通气/血流比值。⑤ 术后疼痛影响患者呼吸及咳痰，从而导致分泌物坠积或肺不张。

31. 诱发术后肺部并发症的危险因素有哪些？

诱发术后肺部并发症的危险因素包括吸烟、年龄超过 60 岁、肥胖、手术范围广泛、手术时间在 3 小时以上。

32. 老年患者的呼吸系统存在哪些改变？

老年患者呼吸系统改变包括：① 老年患者第一秒用力呼气量及氧分压随年龄增长而降低。② FRC 及闭合气量增加。③ 对低氧和高二氧化碳的通气反应减弱。④ 上呼吸道的保护性咳嗽反射较迟钝。

33. 食管癌患者术后并发症的增加与哪些危险因素相关？

食管癌患者术后并发症的增加的原因包括：① 食管癌伴随的食管腔变小、吞咽困难,引起长期进食不良,从而导致代谢异常甚至器官功能改变。如可有脱水、血容量不足、电解质紊乱、低蛋白血症和缺铁性贫血。个别患者已出现肾前性氮质血症。② 食管癌患者多为老年人。③ 食管癌患者多存在梗阻部位以上食管的扩大和食物残留,极易发生误吸性肺炎和肺不张。④ 术前化疗或放疗,可引起全身毒性反应。

34. 耳鼻喉术后呼吸系统并发症增加的可能原因有哪些?

耳鼻喉术后呼吸系统并发症增加的原因包括:① 共用气道:如直接喉镜下进行的手术。② 困难气道:耳鼻喉科手术患者困难气道发生率高,如咽喉部肿瘤,小儿扁桃体、腺样体肥大,阵发性睡眠呼吸暂停的肥胖患者等。③ 通气困难:由于病变累及上呼吸道,常在术前就存在部分程度的通气困难;同时由于手术操作造成气管黏膜损伤、气道水肿、出血等加重通气困难。

35. 咽部手术术后常见的呼吸系统并发症有哪些?

咽部手术术后常见的并发症有喉痉挛、气道梗阻、误吸及呕吐;延迟并发症有出血、咽部水肿、疼痛等。

36. 小儿异物取出后发生负压性肺水肿的原因有哪些?

小儿异物取出后发生负压性肺水肿的原因包括:① 呼吸道梗阻时患儿用力吸气,胸腔负压可由正常 $-2\sim-5$ cmH_2O 增加至 -50 cmH_2O,使肺毛细血管开放的数量和流入的血流量均增多。② 低氧血症引发肺血管收缩。③ 上呼吸道梗阻解除后,肺静脉回流增加,可进一步加重肺水肿。

37. 主动脉置换术后出现呼吸系统并发症的危险因素有哪些?

术前存在呼吸功能障碍、慢性支气管炎、肺气肿、肺不张和肺部感染。

38. 引起老年患者术后呼吸系统并发症增加的生理改变有哪些?

引起老年患者术后呼吸系统并发症增加的生理改变包括:① 肺活量和用力肺活量明显下降。② 残气量和功能残气量明显增加。③ 肺换气功能减退。④ 呼吸中枢的调控能力下降。⑤ 肺功能储备减少。⑥ 肺部的防御功能减退。

39. 老年患者肺换气功能减退的原因有哪些？

老年患者肺换气功能减退的原因包括：① 呼吸膜厚度增加。② 呼吸膜交换面积减少。③ 肺泡通气/血流比值失调。

40. 老年患者哪些胸廓改变导致呼吸功能的降低？

老年患者胸廓改变包括：胸壁僵硬、呼吸肌力变弱、肺弹性回缩力下降和闭合气量增加。

41. 手术后引起通气不足的常见因素有哪些？

手术后通气不足的常见因素包括：① 麻醉药物的残余作用以及术后应用镇痛药均可使通气量减少、咳嗽反射减弱甚至呼吸明显抑制。② 椎管内麻醉阻滞平面达胸段时在麻醉作用消退前将影响通气。③ 术后因切口疼痛导致膈肌活动减弱，以及术后腹胀、胸腹部敷料包扎过紧等均可限制通气而出现低氧血症。④ 功能性残气量减少及咳嗽无力，可致肺不张，肺内分流增加。

42. 术后肺不张发生的危险因素有哪些？

术后肺不张发生的危险因素包括吸入高浓度氧、吸烟史、肥胖、COPD、麻醉药物的选择。其他，如手术部位手术切口疼痛、呼吸道感染、过量使用镇痛药等。

43. 如何预防术后肺不张的发生？

预防术后肺不张的措施包括：① 加用一定水平的 PEEP。② 间歇性行手法肺复张。③ 间歇性使用纯氧通气。④ 麻醉诱导纯氧通气过程中加用一定水平的 CPAP 和（或）PEEP。⑤ 尽量保留患者的自主呼吸，力争避免不必要的使用肌肉松弛药。

44. 食管切除术后呼吸系统并发症发生率有多少？

食管手术后呼吸系统并发症的发生率为 18%～26%。24% 的患者发生急性肺损伤，其中 14.5% 的患者会进展为急性呼吸窘迫综合征。

45. 全身麻醉术后发生肺部感染的原因有哪些？

（1）全身麻醉通常以高流速输送未湿化气体，可使分泌物干燥并且容易损伤呼吸道上皮。

(2) 气管内插管使吸入气体绕过鼻咽部。

(3) 分泌物黏稠纤毛功能减弱,使患者对肺部感染的抵抗力降低。

46. 肥胖对手术后肺功能的影响有哪些?

肥胖可导致胸廓顺应性降低、肺泡萎陷、通气储备减小和肺换气功能障碍。老年肥胖患者常并发睡眠呼吸暂停综合征(SAS)和肥胖-低通气综合征。

47. 术后发生呼吸衰竭的主要危险因素有哪些?

术后发生呼吸衰竭的主要危险因素包括:① 年龄＞70 岁。② COPD。③ 吸烟史。④ 肥胖。⑤ 胸部或上腹部手术。

48. 术后若发生呼吸衰竭该如何处理?

术后出现呼吸衰竭多由于通气不足或术后麻醉药效未完全失效所致。处理措施包括:① 使用拮抗剂,迅速改善通气情况。② 若患者术后口腔分泌物较多,应加强吸痰,减少口腔、鼻腔分泌物对气道堵塞。③ 若患者术后出现舌后坠,应打开气道或放置口咽通气管,解除梗阻。④ 若怀疑或确诊为喉头水肿引起,可用糖皮质激素或雾化进行缓解;如上述处理不能缓解,应重新气管插管或行气管切开,避免导致窒息。

49. 术后呼吸功能不全可引起哪些病变?

术后呼吸功能不全可引起如下一项或多项异常:① 氧摄取降低。② 二氧化碳排除障碍。③ 循环功能负性改变,如心率减慢、心律不齐、心排血量下降等。

50. 术后呼吸功能衰竭的临床表现有哪些?

术后呼吸功能衰竭的临床表现包括:① 上呼吸道梗阻。② 肺水肿。③ V/Q 比例失调。④ 通气不足。⑤ 喘鸣。⑥ 肺动脉栓塞。

51. 梗阻后肺水肿发生的原因有哪些?

胸膜腔内极度负压、缺氧、儿茶酚胺过度增加导致血流动力学急剧改变、肺血管通透性增加均是梗阻后肺水肿的原因。

52. 梗阻后肺水肿的治疗原则有哪些?

梗阻后肺水肿诊断成立后,最主要的是畅通呼吸道,通过氧疗,用或不用持续正压通气和呼吸末正压的通气为体内提供足够的氧。

53. 如何预防麻醉术后引起的梗阻后肺水肿的发生？

（1）应用牙垫可以防止患者因咬合而引起的气管内插管阻塞。

（2）其他需要避免的因素有：反复的气管内插管、麻醉深度不够、喉分泌物过多等。

（3）慎重选择全身麻醉后拔管的时机，避免在兴奋期给予不必要的刺激，可减少梗阻后肺水肿的危险。

（4）手术时间过长会导致广泛的血容量转移，故应保留气管内插管，直到认为上呼吸道水肿引起的气道腔减小的可能性降低时，再拔除气管插管。

54. 栓塞的类型有哪些？

栓塞的类型包括：① 血栓；② 脂肪栓塞；③ 空气栓塞；④ 羊水栓塞。

55. 急性肺栓塞的危害有哪些？

急性肺栓塞的后果主要取决于栓子的大小和栓塞部位、范围。若其主要的肺血管血流被阻断，则迅速引起肺动脉高压、缺氧、心律失常、右心衰和循环衰竭而致死；也可因神经反射引起呼吸和心搏骤停。

56. 膈神经麻痹的临床表现？

颈深丛阻滞常易累及膈神经，可出现呼吸困难及胸闷。此时立即吸氧多可缓解。双侧膈神经麻痹时呼吸困难症状往往很严重，必要时应进行人工辅助呼吸。

57. 膈神经阻滞后是否出现窒息或呼吸困难等症状与哪些因素相关？

膈神经阻滞后是否出现窒息或呼吸困难等症状取决于所用药物浓度、膈神经阻滞深度以及单侧（一般无症状）或双侧等因素。

58. 如何预防围术期膈神经麻痹？

为避免发生双侧膈神经阻滞而引起明显的呼吸困难，不宜同时进行双侧臂丛阻滞。如临床需要，可在一侧臂丛阻滞后30分钟并未出现膈神经阻滞时，再行另一侧阻滞。双侧臂丛神经阻滞时应加强呼吸监测，及时发现和处理呼吸并发症。

59. 什么是成人呼吸窘迫综合征？

为多种病因引起的急性呼吸衰竭综合征：主要症状为急性发病，气体交换障碍、严重低氧血症[急性肺损伤：动脉氧分压(PaO_2)/吸入氧分数(FiO_2)≤200]，X线胸片示双肺浸润，肺动脉楔压≤18 mmHg 或无临床左心房压力升高的证据。

60. 成人呼吸窘迫综合征的病因有哪些？

成人呼吸窘迫综合征可由感染性病变引起，如肺炎或脓毒血症。也可由非感染性病变引起，如创伤、反流误吸、烧伤或输血相关性急性肺损伤。

61. 成人呼吸窘迫综合征病理过程大致分为哪几期？

成人呼吸窘迫综合征病理过程大致分为：① 渗出期：为病变早期，表现为间质和肺泡水肿、出血、透明膜形成和微小肺不张。② 增生期：在发病后 3~7 天，肺泡Ⅱ型上皮细胞明显增生，几乎覆盖了整个肺泡表面。③ 纤维化期：在发病后 7~10 天，肺泡中性粒细胞浸润消失，出现大量单核细胞和肺泡巨噬细胞。

62. 成人呼吸窘迫综合征临床分期有哪些？

成人呼吸窘迫综合征一般可分为四期，但在临床未必可见到如此典型过程。① 第一期：损伤期。② 第二期：相对稳定期。③ 第三期：急性呼吸衰竭。④ 第四期：终末期。

63. 术后成人呼吸窘迫综合征的主要临床表现？

主要表现为呼吸频快和呼吸窘迫、顽固性低氧血症，X线胸片显示双肺弥漫性浸润影。

64. 使用呼气末正压通气应注意哪些？

一般从低水平(3~5 cmH_2O)开始，然后根据情况逐渐增加常用 PEEP 水平为 5~15 cmH_2O，但一般不超过 20 cmH_2O；吸气峰压不应太高，以免影响静脉回流及心功能，并减少气压伤的发生；如 PaO_2 达到 80 mmHg，SaO_2≥90%，FiO_2≤0.4，且稳定 12 小时以上者，可逐步降低 PEEP 至停用。

65. 什么是慢性阻塞性肺疾病？

慢性阻塞性肺疾病是一种常见的以持续性气流受限为特征的可以预防和治疗

的疾病。气流受限进行性发展,与气道和肺脏对有毒颗粒或气体的慢性炎性反应增强有关,以不完全性气流阻塞为特征。

(沈启英　刘欢　赵子豪　刘佳琦)

第二节　术后循环系统并发症

66. 心肌缺血易发生于什么部位？为什么？

冠状动脉血管总阻力由血管张力决定,而心肌灌注的透壁分布主要由血管外部受到的压力决定。心内膜下血管外压力最高,朝心包脏层方向呈直线下降,因此心肌缺血易发生于心内膜下层。

67. 引起心肌氧供下降的常见原因包括哪些？

(1) 冠状动脉血流下降：冠状动脉狭窄(冠状动脉粥样硬化性心脏病)、冠状动脉痉挛、主动脉舒张压降低(低血压、主动脉瓣关闭不全、血容量不足)。

(2) 血液携氧能力降低：血红蛋白含量减少(失血、贫血)、血氧饱和度下降(肺通气或肺换气功能下降)、氧化血红蛋白解离曲线异常(碱中毒)。

68. 引起心肌需氧量增加的常见原因包括哪些？

(1) 心率增快：麻醉过浅、发热、疼痛等。

(2) 前负荷增加：容量过多等。

(3) 后负荷增加：高血压等。

(4) 心肌收缩性增加：正性肌力药物、交感-肾上腺系统兴奋。

69. 围术期心肌缺血的流行病学现状如何？

合并冠状动脉疾病或风险的患者,其围术期心肌缺血发生率为20%～63%,术后心肌缺血发生率显著高于术前或术中。术后心肌缺血的发生有两个高峰期,早期为术后0～3天,晚期为术后4～7天。既往无心脏病史的患者,行非心脏手术时围术期心肌缺血发生率低于1%,合并心脏疾病或心脏疾病危险因素时发生率为3%～17%。其中,以小手术发生率为最低,血管手术为最高。

70. 围术期心肌缺血的常见诱因包括哪些？

（1）围术期精神紧张、疼痛、手术创伤、贫血和低体温等均可引起应激性激素增加和交感神经兴奋，致冠状动脉收缩挤压粥样斑块引起斑块破裂，血中应激性儿茶酚胺增高而持续至术后数天。

（2）围术期心动过速、高血压等可对冠脉血管产生剪力作用，致斑块结构重构而引起冠脉狭窄。

（3）术后促凝物质增加、血小板反应性增强、内皮抗凝功能下降和纤溶性下降等均是围术期心肌缺血的常见诱因。

71. 临床上是如何评估冠状动脉狭窄程度的？

对于冠状动脉粥样硬化引起冠状动脉管腔狭窄程度的评估，临床上常以造影所见狭窄部分直径比其附近未狭窄血管直径减少的百分率来表达，血管的截面积改变较血管直径改变对血流的影响更为明显。依据直径与面积为平方比关系，经计算直径减小 50% 等于其截面积减少 75%，而直径减小 80% 相当于截面积减少 96%。

72. 主动脉舒张压降低是如何影响心肌氧供的？

冠状动脉灌注压为主动脉舒张压与右房压之差。在收缩期心腔内压等于或稍大于主动脉压，由于心肌收缩张力必然压迫心肌内血管，造成收缩期心肌几乎无灌流。因此，心肌灌流主要发生在心动周期的舒张期，主动脉舒张压升高，灌流流速增快，灌流量就越大。当失血过多、麻醉过深等因素导致血压过低时，主动脉舒张压降低可引起心肌灌流不足、缺血，尤其是伴有主动脉瓣关闭不全患者。

73. 心率增快是如何影响心肌氧供的？

心肌每分钟灌流量＝流速×每分钟舒张总时间。心率加快时每个心动周期的时间缩短，舒张期的缩短远比收缩期显著，所以每分钟舒张总时间缩短，从而导致心肌灌流量减少，可出现急性心肌缺血，甚至急性心肌梗死。

74. 冠状动脉血氧含量是如何影响心肌血供的？

正常心肌要摄取冠状动脉灌流血中 65% 的氧，而其他组织一般仅从动脉血中摄取 25% 左右的氧。正常时心肌对冠状动脉血氧的摄取已接近最大限度，当心肌氧需求量增加时，则难以从血中摄取更多的氧，而几乎只能依靠冠状动脉血流量的增加来弥补。当冠状动脉因粥样硬化造成狭窄或冠状动脉痉挛而氧供减少,经调动一切扩血管因素包括建立侧支循环仍不能满足心肌氧需时,就可能发生急性心肌缺血,甚至急性心肌梗死。

75. 什么是急性冠状动脉综合征?如何进行分类?

急性冠状动脉综合征(ACS)通常是由于动脉粥样硬化处的不稳定斑块破裂或者表面糜烂,从而继发血栓形成,造成冠状动脉不同程度的狭窄乃至完全闭塞,引起不同程度的心肌缺血,导致严重不良事件的发生。ACS包括心源性猝死、ST段抬高型心肌梗死(ST segment elevation myocardial infarction,STEMI)、非ST段抬高型心肌梗死(non ST segment elevation myocardial infraction,NSTEMI)以及不稳定型心绞痛(unstable angina,UA)。

76. 如何筛选急性冠脉综合征患者?

对可疑患者,正确的初步筛选应最终将患者分为:① ACS。② 非ACS的心脏急症,如心包炎、主动脉夹层或肺动脉栓塞。③ 非心脏原因的胸痛,如胃食管反流病。④ 尚未确定的其他非心脏状况。若ECG显示新发的ST段抬高的ACS患者,应被诊断为ST段抬高心肌梗死,且应考虑给予即刻再灌注治疗;若ECG无ST段抬高,但有心肌坏死证据,则应诊断为非ST段抬高心肌梗死(NSTEMI);对无心肌坏死证据的患者,应诊断为不稳定型心绞痛。

77. ST段抬高型心肌梗死的病理生理机制?

STEMI是ACS最致命的形式,完全的堵塞性血栓导致相应冠状动脉区域血流完全停止,表现为ECG上的ST段抬高;心室壁全层或近全层坏死导致典型的新的Q波形成。不可逆的心肌损伤发生于血流完全中断至少15~20分钟后,大部分损伤发生于血流中断最初2~3小时,但在缺血4~6小时后高危区域的心肌出现最大范围不可逆损伤。因此STEMI起病4~6小时内恢复血流可挽救心肌,若在1~2小时内恢复血流,心肌挽救可能性更大。

78. ST段抬高型心肌梗死围术期常见的诱发因素有哪些?

STEMI发病诱因较多,如呼吸道感染、情绪激动、环境压力等。对冠状动脉粥样硬化损伤易感患者,任何一个突发压力或干预均可能导致STEMI的发生。已经明确,麻醉和手术也可增加这种风险。在围术期,心脏负荷过重可能由心动过速、低血压、贫血和低体温等诱发。

79. 急性冠脉综合征伴发的心律失常有何特点？

见于 3/4 以上的患者，最常见于急性心肌梗死后 24 小时内，以室性心律失常最多见，尤其是室性期前收缩。室上型心律失常较少见，多发生于心力衰竭患者。下壁心肌梗死易发生房室传导阻滞，其阻滞部位多位于房室束以上，预后较好。前壁心肌梗死伴发生房室传导阻滞时，往往是多束支同时阻滞，部位多位于房室束以下，且常伴有休克或心力衰竭，预后较差。

80. 心肌缺血心电图诊断标准是什么？

心肌缺血心电图诊断标准为：J 点下移≥1 mm 伴 S－T 段下移或 T 波低平、ST 段缓慢上斜型压低（其定义为距 J 点 80 ms 处 ST 段压低 2 mm）或 S－T 段抬高。值得注意的是，患者存在左室增大、非窦性心率时心电图诊断心肌缺血准确率下降，围手术期电解质紊乱也会干扰心电图，影响心肌缺血的识别。

81. 监测心肌缺血时心电图导联应该如何选择？

ECG 监测发现心肌缺血的敏感性与监测的导联数目有关。研究显示，V_5、V_4、Ⅱ、V_2 和 V_3 导联（敏感性逐渐降低）最有效。至少同时监测两个导联比较理想。通常Ⅱ导联用于监测下壁心肌缺血和心率失常，V_5 导联用于监测前壁心肌缺血。如果只能监测一个导联，则改良 V_5 导联敏感性最高。

82. 心肌缺血的食管超声心动图表现有哪些？

超声心动图是围术期监测心肌缺血的常用方法，超声心动图显示心肌缺血的征象包括：① 新的区域性室壁运动异常（RWMAs）。② 收缩期室壁增厚减少。③ 心室扩张，其中区域性室壁运动异常是心肌缺血和心肌梗死的特异性指标。

83. 急性冠脉综合征的急性并发症包括哪些？

ACS 的急性并发症包括心律失常、猝死、心源性休克、心肌梗死延展、纤维性心包炎、心脏破裂（包括乳头肌破裂）、心室壁血栓与栓塞等。其中尤以心律失常、猝死和心源性休克最为常见。

84. 有哪些围术期处理可降低术后急性冠脉综合征风险？

（1）完善的术后镇痛可消除应激反应，避免血流动力学相关不良事件和高凝状态，对围术期 ACS 等心脏事件的预防尤为重要。

（2）低体温是心脏不良事件的独立危险因素，维持正常体温可降低围术期患者心脏不良事件的发生风险。

（3）药物疗法。他汀类药物的降脂治疗是 ACS 患者至关重要的治疗措施；阿司匹林可减少血小板聚集，降低冠心病患者心脏事件的发生率；β 受体阻滞剂可降低心肌收缩力，减少心脏负荷来降低心肌氧需，延长舒张期增加心肌氧供。

（4）部分拟行非心脏手术的冠心病患者，可行冠状动脉血管重建术。

85. 术前如何评估稳定型心绞痛手术患者？

稳定型心绞痛可能是在冠状动脉稳定斑块的基础上发生心肌需氧量增加，患者手术的风险一般不大。但下列因素增加发生心血管事件的危险性：① 日常活动就可诱发心绞痛。② 静息心电图持续存在 ST 段下移和 T 波改变。③ 高血压未经系统治疗。④ 心胸比值＞0.55。⑤ LVEF＜0.4。⑥ 有频发室性期前收缩者。

86. 术前如何评估不稳定型心绞痛手术患者？

不稳定型心绞痛可能是冠状动脉斑块破裂导致局部栓塞与局部血管反应，冠状动脉氧供间断性严重降低。对于 4 周内新发生的心绞痛，以及发作频率增加和（或）持续时间延长的患者，围术期发生急性心肌梗死的危险性增加。一般手术应推迟施行，进行内科治疗，待心绞痛稳定后再手术。

87. 心脏传导系统的血管是如何分布的？

窦房结由窦房结支动脉供血，窦房结动脉多为一支（94.7%），发自右冠状动脉居多（58.7%），发自左冠状动脉旋支占 38.5%，左、右冠状动脉均发出窦房结支的约占 2.8%。房室交接区由三条互相吻合、侧支循环丰富的动脉供血：

（1）房室结动脉：大多发自右冠状动脉（92.3%）。

（2）左旋后支：发自旋支占 7.0%。

（3）房间隔前动脉：发自右冠状动脉或旋支。

88. 心脏传导系统的神经是如何分布的？

窦房结、房室结和房室束均接受交感神经和副交感神经的支配。支配窦房结的交感神经和副交感神经以右侧占优势,而在房室结则以左侧为主。故刺激右侧交感神经和副交感神经,对窦房结功能影响较大。而刺激左侧的交感神经和副交感神经,则主要影响房室结功能。正常生理状态下,交感神经与副交感神经对传导系统的作用是相互制约并协调地调节传导系统的活动。当两者功能失调时,可产生心律失常。

89. 围术期窦性心动过缓的常见原因有哪些?

窦性心动过缓多见于迷走神经刺激和高位交感神经阻滞、低氧、急性下壁心肌梗死等。也可见于颈动脉窦过敏、颅内高压、低温、脑垂体功能低下、阻塞性黄疸、呕吐等。药物效应包括使用β受体阻滞剂、钙通道阻滞剂、新斯的明、右美托咪定、胺碘酮等。窦性心动过缓占术中心律失常的11%。

90. 窦性心动过速的常见原因有哪些?

窦性心动过速生理状态下见于兴奋、焦虑、吸烟、饮茶等。病理因素包括发热、心力衰竭、心肌炎、心包炎、甲状腺功能亢进、肺梗塞、嗜铬细胞瘤等。术中多见于疼痛刺激、麻醉深度不足、血容量减少、低氧血症和药物不良反应等。

91. 窦性心律不齐的常见原因有哪些?

窦性心律不齐多见于健康人,亦可见于心脏病患者,小儿的发生率高于成人。根据形成机制不同分为呼吸性窦性心律不齐、非呼吸性窦性心律不齐和室相性窦性心律不齐。临床上以呼吸性窦性心律不齐最多见,表现为心率随呼吸而改变。非呼吸性窦性心律不齐较少见,主要见于洋地黄中毒。室相性窦性心律不齐可见于高度或完全性房室传导阻滞以及有完全代偿间歇的室性期前收缩患者。

92. 房性期前收缩的心电图表现有何特点?

(1) P波形态异常,并提前出现,有时呈逆行P波,甚至消失在QRS或T波中。
(2) 节律不规则。
(3) $P-P'$小于正常的$P-R$间期。
(4) QRS波群一般正常。

93. 阵发性室上性心动过速的常见原因有哪些?

正常成年人群中有5%的人可发生阵发性室上性心动过速(paroxysmal

supraventricular tachycardia，PSVT)。在病理情况下，可见于 WPW 综合征或其他预激综合征的患者。在麻醉期间，PSVT 占所有心律失常的 2.5%，并且与原有的心脏疾病、系统性疾病、甲状腺疾病、洋地黄中毒、肺动脉栓塞和妊娠有关。术中患者自主神经张力改变、药物作用、血管内血容量变化都能诱发 PSVT，可引起血流动力学剧烈波动。

94. 阵发性室上性心动过速的心电图表现有何特点？

(1) 心率 130～270 次/分。

(2) 节律规则，QRS 波呈室上性。

(3) 若为房室结折返性心动过速或房室折返性心动过速可见逆行 P 波。

(4) 房室折返性心动过速有时会出现宽大畸形的 QRS 波，酷似室性心动过速。

95. 心房扑动的常见原因有哪些？

房扑往往表示严重心脏疾病。多见于急性心肌梗死、心肌缺血、肺栓塞、酸碱平衡失调及电解质紊乱、甲状腺功能亢进、心脏创伤、心力衰竭和心脏手术中刺激发作等。

96. 心房扑动的心电图表现有何特点？

(1) P 波消失代之以 F 波，普通型心房率为 250～350 次/分，心室率约为 150 次/分(2：1 或者 3：1 房室传导阻滞)，非普通型心房率可达 340～430 次/分；典型的 F 波在 Ⅱ、Ⅲ、aVF 导联上出现。

(2) F 波之间无等电位线，普通型 F 波可见向下的锐角，而非普通型则无。

(3) 节律取决于房室传导阻滞类型，固定者则规则，否则不规则。

(4) QRS 波呈室上性。

97. 心房颤动的常用分类方法及危害是什么？

临床常用的分类是由 Sopher 和 Camm 提出的 3P 分类法：

(1) 阵发性心房颤动：此类心房颤动不需药物或电能转复，可自行转为窦性心律，通常持续时间<24 小时。

(2) 持续性心房颤动：心房颤动不能自行终止，但具有转律指征，能被药物或电能转复为窦性心律。

(3) 永久性心房颤动：无复律指征的心房颤动。其主要危害是：① 引起心悸、胸闷等症状；② 可诱发并加重心功能不全；③ 导致缺血性脑卒中。

98. 心房颤动的心电图表现有何特点？

(1) 心房率 350~500 次/分，心室率为 60~170 次/分。

(2) 节律绝对不规则。

(3) P 波消失代之以形态各异、大小不同、间隔不匀的 f 波。

(4) QRS 波群为室上性，当心室率快时，可出现室内差异性传导，导致 QRS 波群宽大畸形，需与室性期前收缩相鉴别。

99. 窦房传导阻滞有哪些特点？

窦房传导阻滞是病态窦房结综合征的主要表现之一，急性心肌炎、冠心病（尤其是急性心肌梗死）、洋地黄中毒、心肌病、迷走神经张力过高均可引起。轻型的窦房传导阻滞多为功能性，一般不引起明显症状，较重或频繁的窦房传导阻滞多为器质性，常有明显症状。由于其没有启动心房兴奋，一般在心电图上看不到 P 波。

100. 房室传导阻滞的常见原因有哪些？

房室传导阻滞（atrioventricular block，AVB）可因房室传导系统的功能性或器质性病变引起。多见于迷走神经张力增高、缺氧、药物作用、电解质紊乱以及体位改变等。器质性的原因常见为心肌炎、冠心病（下壁心肌梗死更易发生）、传导系统及心肌的退行性变、传导系统损伤（手术或外伤）等。

101. 房室传导阻滞是如何分类的？

临床上通常将房室传导阻滞分为一度、二度和三度，其中二度又分为Ⅰ型和Ⅱ型。一度房室传导阻滞时 P-R 间期延长（>0.21 秒）或超过该心率上限。二度房室传导阻滞呈间歇性房室传导，Ⅰ型的 P-R 间期呈文氏现象；Ⅱ型的 P-R 间期固定，且大多数在正常范围内。一度和二度房室传导阻滞是不完全性的，而三度房室传导阻滞是完全性的。

102. 心室内传导阻滞有哪些特点？

束支传导阻滞的发生率为 0.2%~1.0%，小部分完全性房室传导阻滞由束支传导阻滞尤其是慢性双束支传导阻滞发展而来。心室内传导阻滞分为左束支传导阻滞、右束支传导阻滞、左束支分支阻滞,在此基础上可出现双支和三支阻滞。完全性左束支传导阻滞在人群中发生率为 0.09%～0.36%。与基础疾病变密切相关。左束支的左后分支由双侧冠状动脉分支供血,不易发生传导阻滞。

103. 低钾血症对心脏电生理有哪些影响?

低钾血症时心肌的兴奋性增高和超常期延长,加以异位起搏点的自律性增高,形成各种心律失常。由于传导减慢和有效不应期缩短,利于兴奋折返,形成折返性心律失常。临床上低钾血症可引起各种类型心律失常,其中以房性和室性期前收缩、室上性和室性心动过速及不同程度的房室传导阻滞较为多见。心电图改变的主要特点是 T 波低平和 Q-T 间期延长。

104. 高钾血症对心脏电生理有哪些影响?

高钾血症时,由于传导性降低和不应期缩短有利于兴奋折返,形成折返性心律失常。在房室传导系统或浦肯野纤维末梢发生传导阻滞时,可形成不同程度的房室传导阻滞或心室停搏。其心电图具有特征性改变,随着血钾浓度升高,早期表现为 T 波高尖,Q-T 间期缩短,继而 QRS 波增宽,P 波幅度变小和 PR 间期延长,以致出现三度房室传导阻滞。

105. 血钙如何影响心脏电生理活动?

钙离子活动参与心肌动作电位 2 期(平台期)的形成,高钙血症时使动作电位平台期时程缩短,而低钙血症延长其时程,在心电图上表现为 Q-T 间期缩短或延长。严重的高钙血症(血清钙浓度>15 mg/dL)时,导致 T 波低平或者倒置,V_1 和 V_2 导联 S-T 段抬高,酷似急性心肌缺血的心电图特征。

106. 血镁如何影响心脏电生理活动?

轻到中度的血镁异常不会引起显著的心电图异常改变。但是严重的高镁血症(血镁>15 mmol/L)可引起房室传导阻滞和心室内传导阻滞,甚至心脏停搏。低镁血症往常常伴有低钙血症和低钾血症,可诱发长 Q-T 间期综合征和尖端扭转型室性心动过速。

107. 什么是再灌注心律失常?

再灌注心律失常是指冠状动脉痉挛或血管在短暂时间内闭塞,血流中断,后因自然开放或药物作用、机械性再通等使血流重新灌注心肌而发生新的生理、生化改变引起的心律失常。

108. 哪些心律失常易引起血流动力学紊乱？

心房颤动和扑动、阵发性室上性心动过速、室性心动过速、窦性停搏或心房停搏、房室传导阻滞、室性期前收缩、心室颤动和停搏以及起搏器综合征等。

109. 心律失常如何影响冠脉血供？

各种心律失常均可引起冠状动脉血流量降低，偶发房性期前收缩可使冠状动脉血流降低5％，偶发室性期前收缩降低12％，频发性的室性期前收缩可降低25％，房性心动过速时冠状动脉血流量降低35％，快速型心房颤动则可降低40％，室性心动过速时冠状动脉血流量降低60％，心室颤动时冠状动脉血流量甚至可能降低为0。

110. 心律失常如何影响脑血供？

不同的心律失常对脑血流量的影响也不同，频发性房性与室性期前收缩时脑血流量分别下降8％与12％。室上性心动过速时下降可达14％～23％，当心室率极快时甚至达40％，室性心动过速时可达40％～75％。脑血管正常者，脑血流自动调节功能正常，上述血流动力学波动尚不造成严重后果。倘若脑血管发生病变时，则足以导致脑供血不足。

111. 心律失常如何影响肾脏血供？

心律失常发生后，肾血流量也发生不同的减少。频发房性期前收缩可使肾血流量降低8％，而频发室性期前收缩使肾血流量减少10％；房性心动过速使肾血流量降低18％；快速型心房纤颤和心房扑动可降低20％；室性心动过速则可降低60％。临床表现有少尿、蛋白尿和氮质血症等。

112. 引起围术期心律失常的病因及诱因有哪些？

① 麻醉手术前已存在的心律失常；② 在麻醉手术期间出现的心律失常；③ 麻醉手术后出现的心律失常。值得强调的是，术前已存在的心律失常可因麻醉用药、麻醉处理、手术刺激、术后管理以及患者病情变化发生变化，有些患者即使术前无心律失常也可在围手术期出现心律失常。

113. 心力衰竭的基本病因是什么？

心力衰竭主要由原发性心肌损害和心脏长期容量和（或）压力负荷过重导致心肌功能由代偿最终发展为失代偿。

114. 原发性心肌损害常见于哪些情况？

（1）缺血性心肌损害：冠心病心肌缺血、心肌梗死是引起心衰最常见的原因之一。

（2）心肌炎和心肌病：以病毒性心肌炎以及原发性扩张型心肌病最常见。

（3）心肌代谢障碍性疾病：糖尿病心肌病、心肌淀粉样变性等。

115. 压力负荷过重常见于哪些情况？

压力负荷过重见于高血压、主动脉瓣狭窄、肺动脉高压、肺动脉瓣狭窄等左右心室收缩期射血阻力增加的疾病。

116. 容量负荷过重常见于哪些情况？

见于心脏瓣膜关闭不全、血液分流及左右心或动静脉分流性心血管病。此外，伴有全身循环血量增多的疾病如慢性贫血、甲状腺功能亢进症、围产期心肌病等，心脏的容量负荷增加。

117. 急性左心衰竭的常见病因有哪些？

（1）慢性心力衰竭急性加重。

（2）急性心肌损伤、心肌坏死。

（3）急性心律失常：室性心动过速、心房颤动或心房扑动伴快速心室率、室上性心动过速以及严重的心动过缓、房室传导阻滞等。

（4）急性血流动力学障碍等。

118. 急性左心衰竭的常见诱因有哪些？

（1）慢性心力衰竭药物治疗依从性差。

（2）心脏容量超负荷。

（3）严重感染：肺炎、败血症。

（4）严重颅脑损伤或剧烈的精神心理应激。

（5）麻醉及手术。

(6) 高心排血量综合征如甲状腺功能亢进危象、严重贫血、妊娠。

(7) 应用负性肌力药物，如β受体阻滞剂、维拉帕米、地尔硫䓬等。

(8) 嗜铬细胞瘤等。

119. 急性心力衰竭的治疗原则是什么？

(1) 迅速缓解呼吸困难等严重症状，纠正低氧血症。

(2) 尽快稳定血流动力学，维持收缩压≥90 mmHg，保证重要脏器的血液灌注和氧供，防止功能损害。

(3) 及早针对基础病因治疗，去除引起心力衰竭的诱因。

(4) 纠正水、电解质紊乱和酸碱失衡，维持内环境稳定。

(5) 降低死亡风险，改善预后。

120. 急性左心衰竭的药物治疗包括哪些？

(1) 吗啡抑制中枢交感神经，降低外周静脉和小动脉张力，减轻心脏负荷；中枢镇静作用消除患者的紧张、恐惧情绪。

(2) 利尿剂适用于急性心力衰竭伴肺循环和（或）体循环明显淤血以及容量负荷过重的心力衰竭患者。

(3) 氨茶碱有支气管舒张作用，可减轻呼吸困难，还可增强心肌收缩力和心排血量。

(4) 血管扩张药物用于急性心力衰竭早期阶段，适用于正常血压或高血压的急性心力衰竭患者。

(5) 正性肌力药适用于低心排血量综合征。

121. 急性左心衰竭的非药物治疗包括哪些？

(1) 主动脉内球囊反搏（IABP）通过升高舒张压来增加冠状动脉血流，从而有效改善心肌灌注，降低心肌耗氧量和增加心排血量。

(2) 机械通气通过正压通气改善患者的通气状况，减轻肺水肿；纠正缺氧和CO_2潴留，缓解呼吸衰竭。

(3) 通过血液滤过、血液透析等血液净化方法维持内环境稳态。

(4) 常规药物治疗无明显改善时可应用心室辅助装置，如体外膜式人工肺氧合器（ECMO）、心室辅助泵，短期辅助心脏功能。

(5) 外科手术。

122. 什么是术后急性高血压？

急性术后高血压（acute postoperative hypertension，APH）通常是指术后早期，尤其是全身麻醉后早期，出现动脉压显著升高，可能导致神经系统、心血管系统、肾脏和手术部位（如出血、血管吻合口破裂等）等严重并发症，需要迅速予以干预和治疗。根据美国预防、监测、评估和治疗高血压全国联合委员会第七次报告（JNC7）的高血压分类，APH通常是指2级或3级高血压，即收缩压>160 mmHg、舒张压>100 mmHg；也可将APH定义为收缩压较基础值升高20%或以上，舒张压或平均动脉压高于基础水平。

123. 术后急性高血压有哪些危害？

虽然慢性高血压治疗已取得了长足的进步，但根据手术种类和患者人群的不同，APH的发病率仍高达4%~35%，有报道其发病率甚至达65%。已经证明，APH患者与术后早期的脑卒中、心肌梗死、充血性心力衰竭、严重心律失常、急性肾功能损伤等存在显著的相关性，仍是全身麻醉后的一个重要问题。

124. 术后急性高血压常见原因有哪些？

(1) 术前有高血压病史。
(2) 疼痛及其他刺激因素。
(3) 低氧血症和（或）高碳酸血症。
(4) 高血容量或使用血管活性药物。
(5) 降压药物作用反跳。
(6) 颅内压升高。
(7) 肌松残余作用。

125. 如何预防和治疗术后急性高血压？

(1) 术前使慢性高血压的治疗达到"理想化"，以减少APH的风险、降低严重程度。
(2) 口服降压药坚持服用至手术当日清晨。
(3) 术前确定一个基础血压值，作为术后血压管理的参考。
(4) 积极预防和处理APH的常见诱因。
(5) 掌握适当的拔管时机，减少不必要的刺激。
(6) 适时使用降压药。

(7) 避免急剧降压,造成血流动力学的剧烈波动。

(8) 术后尽早恢复术前的口服降压药治疗,以防出现血压反跳。

126. 急性肺栓塞常见的栓子来源有哪些?

脱落的栓子绝大多数来自静脉系统,其中又以盆腔内静脉或下肢深静脉血栓(DVT)的脱落最常见;空气、脂肪、脱落的肿瘤细胞、羊水和肺动脉血栓也是围术期发生肺栓塞的原因。充血性心力衰竭及房颤患者的栓子可来自右心房或右心室的血栓脱落。由于血栓栓塞造成的肺栓塞又被称为肺血栓栓塞(PTE),占临床肺栓塞患者总数的约 95% 以上。

127. 急性肺栓塞对机体有哪些影响?

急性肺栓塞的后果主要取决于栓子的大小以及栓塞的部位和范围。若患者主要的肺血管血流被阻断,则迅速引起肺动脉高压、缺氧、心律失常、右心衰竭和循环衰竭而致死;也可因神经反射引起呼吸和心搏骤停。

128. 哪些情况下容易发生空气栓塞?

气体除了空气之外,还可以是医用的 CO_2、N_2O 和气体易于进入非萎陷的静脉内(如硬脑膜静脉窦),以及静脉腔处于负压状态(如坐位进行后颅窝内手术时以及自主呼吸状态下行中心静脉穿刺时),甚至在妊娠或分娩后空气亦可经子宫肌层静脉而进入。少量空气进入肺动脉可出现呛咳,或一过性胸闷或呼吸窘迫等;若空气量 $>0.5\sim1$ mL/kg,即可致患者死亡。

129. 哪些措施有助于预防急性肺栓塞?

(1) 避免术前长期卧床。

(2) 下肢静脉曲张患者应用弹力袜,以促进下肢血液循环。

(3) 治疗心律失常,纠正心力衰竭。

(4) 对血细胞比容过高患者,宜行血液稀释。

(5) 对血栓性静脉炎患者,可预防性应用抗凝药。

(6) 保持良好体位,避免影响下肢血流。

(7) 避免应用下肢静脉进行输液或输血。

(8) 一旦有下肢或盆腔血栓性静脉炎时,应考虑手术治疗。

130. 如何治疗急性肺栓塞？

（1）密切监测生命体征，为防止栓子再次脱落，患者应绝对卧床。

（2）抗凝治疗：抗凝是 PTE 的基本治疗方法，可有效防止血栓的再形成和复发。

（3）溶栓治疗是高危患者的一线治疗方案，中危患者在充分考虑出血风险的前提下可选择性地使用，对低危患者不主张使用。

（4）放置下腔静脉滤器能预防下肢大块 DVT 的再次脱落，但对已形成的血栓无作用。

（5）介入治疗和手术肺动脉取栓。

131. 围术期心脏骤停发生的常见原因有哪些？

（1）心肌缺血。

（2）气道及循环反射。

（3）缺氧。

（4）过敏反应。

（5）血气、电解质及酸碱代谢异常。

（6）误用药物。

132. 麻醉状态下如何诊断心搏骤停？

麻醉状态下诊断心搏骤停一般为心电图出现室颤波形或直线，脉搏摸不出，血压测不到或心音消失。意识、呼吸、瞳孔由于麻醉的影响不宜作为诊断麻醉期间心搏骤停的诊断依据。

133. 围术期心脏骤停患者复苏应该遵照哪些程序？

（1）停用所有麻醉药。

（2）积极寻求帮助。

（3）用100%纯氧冲刷麻醉回路，使用氧气分析仪。

（4）确保气道通畅，最好行气管插管。

（5）立即胸外心脏按压。

（6）除颤。

（7）给予急救药物。

134. 成人胸外心脏按压的要点有哪些？

(1) 按压手法：双手掌重叠。

(2) 按压部位：胸骨中下 1/3 交界处。

(3) 按压深度：5~6 cm。

(4) 按压频率：100~120 次/分。

(5) 按压与呼吸比：30∶2。

135. 儿童(1~8 岁)胸外心脏按压的要点有哪些？

(1) 按压手法：单手掌。

(2) 按压部位：胸骨中下 1/3 交界处。

(3) 按压深度：至少为胸廓前后径的 1/3，约为 5 cm。

(4) 按压频率：>100 次/分。

(5) 按压与呼吸比：5∶1。

136. 婴儿(<1 岁)胸外心脏按压要点有哪些？

(1) 按压手法：环抱法。

(2) 按压部位：胸骨中部与乳头连线下一横指。

(3) 按压深度：至少为胸廓前后径的 1/3，约 4 cm。

(4) 按压频率：>100 次/分。

(5) 按压与呼吸比：5∶1。

137. 围术期心搏骤停是如何使用肾上腺素？

近年研究显示，大剂量的肾上腺素(0.1~0.2 mg/kg)不仅可显著提高心肌灌注压，增加脑血流量，而且心脏复跳率亦明显提高。目前主张一旦证实心搏骤停，应立即静脉注射肾上腺素 0.5~1 mg，每 3~5 分钟重复 1 次。如无静脉通路，可将肾上腺素 1~2 mg 稀释于 10~20 mL 生理盐水中行气管内注射，必要时可考虑大剂量(5 mg)静脉注射。对于 6 岁以下小儿，可以考虑骨髓内注射给药，剂量同静脉。

138. 电除颤时如何选择电击能量？

目前推荐的电击能量：双相除颤器，应选除颤器显示有效治疗 VF 的能量(一般为 120~200 J)，如不了解设备的有效范围时，首次电击选用 200 J，其后选用相同或更大剂量。单相除颤器，首次电击采用360 J，随后使用相同电能。若电击后室颤终止，而后复发，选用先前成功除颤的电能再次除颤。

139. 电极应该如何安置？

除颤时电极板涂抹导电糊，充电，一电极置于右锁骨下，另一电极置于心尖部，即左乳头下，电极板与胸壁紧贴，通电除颤。立即观察心电图、视除颤效果，时间为5秒。

（陈立建　凌新养）

第三节　术后神经系统并发症

140. 常见术后神经系统并发症有哪些？

根据临床表现不同，可分为围术期脑卒中、术后认知功能障碍、术后谵妄、术中知晓、苏醒延迟、癫痫状态、抽搐和惊厥等。

141. 术后神经系统并发症的患者相关危险因素？

包括高龄、升主动脉粥样硬化、包含TIA的既往脑血管疾病病史、外周血管疾病和慢性阻塞性肺病、颈动脉疾病、心脏手术史、心房颤动、左心室功能障碍、不稳定性心绞痛、肾功不全和贫血。

142. 术后神经系统并发症的手术相关危险因素？

手术类型也会造成影响，当实施多瓣膜手术、CABG合并瓣膜手术和主动脉手术时，术后脑卒中发生的概率较高。急诊手术发生术后脑卒中的可能性较大。

143. 术后神经系统并发症的麻醉相关危险因素？

（1）长时间的麻醉和较深的麻醉深度都会增加术后认知功能障碍的发生。
（2）术中平均动脉压持续较低时，可造成脑部低灌注，增加卒中的发生率。
（3）术中输血导致卒中发病率增加可能与血液中微栓子的形成增加有关。

144. 术后神经系统损伤机制有哪些？

（1）遗传。

(2) 脑缺血,低灌注,可以造成缺血性的脑梗死。

(3) 脑栓塞是术中或术后脑损伤的主要原因,尤其是微栓子导致的栓塞。

(4) 中枢神经系统炎症、中枢神经系统神经递质传递的改变可导致术后谵妄或认知功能损害。

145. 什么是围术期脑卒中,发生率为多少?

围术期脑卒中包括出血型卒中和缺血型卒中,定义为术中或术后 30 天内发生的脑卒中,大多数为缺血性卒中。缺血性脑卒中是指脑缺血所致的脑细胞死亡,主要根据神经病理学、神经影像学和(或)永久性损伤的临床症状进行诊断。非心脏手术后脑卒中的发生率为 0.1%~1.9%。

146. 围术期脑卒中有哪些危险因素?

(1) 患者本身存在脑血管疾病。

(2) 患者本身存在心血管疾病,如:高血压、心脏瓣膜病、卵圆孔未闭、心房颤动、冠状动脉疾病、充血性心衰等。

(3) 高龄。

(4) 糖尿病。

(5) 急性肾衰竭或血液透析。

(6) 手术麻醉方法或药物引起的血栓或气栓造成的脑梗死。

(7) 围术期血压异常升高而导致脑出血。

(8) 长时间低血压引起脑血栓形成,导致脑梗死。

147. 什么是围术期隐匿性脑卒中,其发生率是多少?

隐匿性脑卒中是指未被发现、没有明显临床表现、不能被急性识别、仅仅在脑成像中发现的脑梗死。隐匿性脑卒中比显性脑卒中更加常见,研究表明,65 岁以上行择期非心脏手术的患者,通过术后磁共振成像诊断为隐匿性(临床未识别)卒中的发生率为 7%。

148. 隐匿性脑卒中的潜在危害有哪些?

与未发生围术期隐匿性卒中的患者相比,围术期隐性卒中能增加阿尔茨海默病、认知功能下降和精神运动速度下降的风险。患者术后 1 年出现围手术期谵妄、显性卒中或短暂性脑缺血发作的风险增加,术后 1 年认知功能下降。

149. 预防围术期脑卒中的策略有哪些？

（1）术前药物优化：β受体阻滞剂可以通过降低心输出量和舒张脑血管来降低大脑灌注压；围手术期继续服用他汀类药物可能有助于降低心血管疾病的发病率和死亡率。

（2）围术期抗凝：抗凝桥接治疗仅适用于使用维生素 K 拮抗剂（如华法林）的高危栓塞风险患者。口服抗凝药者，根据血栓栓塞和出血风险，这些药物应在术前 2～3 天停药，并在术后 1～3 天恢复使用。

（3）术中尽量避免低血压的发生。

150. 既往有脑梗死病史采用抗凝治疗的患者是否需要抗凝桥接？

关于围术期抗凝治疗，多数指南推荐下述三个重要原则：

（1）低出血风险手术不应中断口服抗凝药。

（2）高血栓栓塞风险且无大出血风险的患者应考虑桥接抗凝。相反，低血栓栓塞风险的患者不应给予桥接抗凝。

（3）中等风险病例需根据患者和手术特异风险（出血和血栓栓塞）进行个体化考虑。

151. 围术期脑卒中筛查工具有哪些？

理想的围术期脑卒中筛查工具应简单易用、实施迅速，并且能够在麻醉药残余、疼痛等相关混杂因素下检测神经功能缺损。推荐使用面部、肢体、麻醉、言语、时间（FAAST）脑卒中量表来识别严重脑卒中的症状和体征。

152. 围术期脑卒中如何治疗？

一旦确诊急性缺血性脑卒中，应进行多学科的评估和决策，包括神经病学、介入神经放射学和外科手术。静脉注射重组组织型纤溶酶原激活剂（rtPA）进行溶栓仍然是急性血栓栓塞性脑卒中的标准治疗方案。血管内介入治疗因无需全身溶栓治疗，对于大血管闭塞治疗具有很大潜力。使用支架装置行血管内机械取栓术的患者，其功能预后也能得到改善。

153. 什么是围术期神经认知障碍（PND），其包括的亚型有哪些？

PND 是 2018 年 11 月在各大麻醉学相关知名杂志上发表的同一篇文章中提出的一个新的专业名词，它是由原来的术后认知功能障碍更名而来。包括 5 个亚型：① 术前存在的认知功能障碍。② 术后谵妄。③ 神经认知恢复延迟。④ 术后神经认知障碍。⑤ 手术后 12 个月后出现的认知障碍。

154. 术后谵妄如何诊断？

医护人员应对任何怀疑有谵妄症状、在谵妄筛查试验中发现阳性或者在反复认知测试中有急性认知变化的患者进行全面的临床评估。公认的诊断标准有 DSM-5,ICD-10 或者 CAM 诊断算法。

155. 老年患者术后谵妄发生率为多少？

行全身麻醉手术的老年患者术后谵妄的发病率为 10%～70%。谵妄评估的方法、手术类型和患者潜在的共存疾病是导致 POD 发生率不同的原因。谵妄发生率最高的手术类型是心脏手术（12%～52%）和外伤性髋部骨折手术（13%～40%），其他类型手术后谵妄发生率也较高（13%～33%）。

156. 诊断术后谵妄时需要与哪些疾病相鉴别？

应与痴呆、精神疾病、术后其他类型的神经认知紊乱和苏醒期躁动相鉴别。

157. 术后谵妄分型，及常见临床表现有哪些？

术后谵妄可分为 3 种亚型：兴奋型（10%）、抑郁型（40%）和混合型（50%）。兴奋型谵妄通常的特点是不配合、焦躁不安、易激动和幻觉。抑郁型谵妄的特点是患者沉默寡言、安静、反应较差。该类型谵妄患者不易诊断，且通常预后较差，6 个月内的死亡率较高。混合型谵妄有兴奋型和抑郁型两者的特征，可能会出现活动水平急剧改变，也可能表现为正常的精神活动，或者表现出意识和注意力的失调。

158. 术后谵妄有哪些术前危险因素？

高龄（年龄>60 岁）；卒中、TIA、阿尔茨海默病病史；术前存在的认知受损；既往有谵妄病史；睡眠较差或者睡眠紊乱；基础疾病增加（Charlson 并发症指数增加）；术前疼痛评分较高；抑郁病史或者持续抑郁发作；物质滥用（药物滥用、酒精滥用或者吸烟史）；日常生活能力下降/术前衰弱；术前营养状态较差；脱水；体重指数（BMI）较低；术前使用苯二氮䓬类药物/抗胆碱类药物或者术前多重用药。

159. 术后谵妄有哪些术中危险因素？

急诊手术、创伤手术、大型和复杂手术；手术时间较长；使用芬太尼等阿片类药物；使用咪达唑仑；术中较大的液体负荷；术中低体温；术中失血过多、输血；术中低血压；术中较深的麻醉深度（BIS<40 与 POD 相关性大）。

160. 术后谵妄有哪些术后危险因素？

术后疼痛控制较差；使用哌替啶、苯二氮䓬类药物、曲马多；肺炎；全身炎症反应综合征（SIRS）；低心排综合征；较高的术后体温；术后输血；术后低血细胞比容；术后较低的氧饱和度；术后钠、钾或葡萄糖水平明显异常；C 反应蛋白升高；术后进入 ICU；术后较长时间的机械通气。

161. 术后谵妄有哪些术前预防策略？

（1）避免术前多药治疗。

（2）避免术前禁饮时间过长，建议不超过 6 小时。

（3）综合性老年评估。

（4）术前优化疼痛管理。

162. 术后谵妄有哪些术中预防策略？

（1）术中监测麻醉深度。

（2）使用多模式阿片类药物节俭镇痛模式。

（3）使用对乙酰氨基酚和 NSAIDs 类药物。

（4）使用右美托咪定。

（5）使用目标导向液体治疗，优化循环容量和前负荷。

（6）避免术中低体温。

（7）维持术中血流动力学平稳。

163. 术后谵妄有哪些术后预防策略？

（1）非药物术后谵妄预防策略：包括帮助患者定位熟悉周围的环境、进行认知锻炼、睡眠优化、补充营养。

（2）使用褪黑素受体激动剂。

（3）使用地塞米松。

164. 术后谵妄的非药物治疗有哪些方法？

帮助患者恢复感觉定向（使用眼镜、助听器）；增强活动（如果可能，每天至少行走 2 次）；认知定向和治疗（针对患者个体）；认知刺激（可以根据个人的兴趣和精神状态量身定做）；简单的沟通来防止谵妄行为升级；加强补充营养和液体；增强睡眠；由多学科团队进行日常观察，以加强干预措施。

165. 术后谵妄的药物干预有哪些？

基于目前证据，无法支持某种单一药物的使用可以有效治疗谵妄。只有当非药物干预无效或患者有伤害性倾向并且存在过激行为时才建议使用药物干预。建议避免使用苯二氮䓬类药物，除非患者存在乙醇或药物戒断反应，或者病情本身需要苯二氮䓬类药物治疗。推荐使用右美托咪定联合抗精神病药物用来治疗躁动型谵妄。

166. 什么是术中知晓？

术中知晓（intraoperative awareness）：确切地说应该称之为全身麻醉下的手术中知晓。在 2020 版"术中知晓预防和脑电监测专家共识"中，术中知晓定义为全身麻醉下的患者在手术过程中出现了有意识（conscious）的状态，并且在术后可以回忆起术中发生的与手术相关联的事件。

167. 术中知晓的发生率为多少？

近年来，国外报道的术中知晓发生率为 0.1%～0.4%，高危人群可高达 1% 以上，年轻女性尤为高危人群。国内单中心、小样本研究报道，术中知晓发生率高达 1.5%～2.0%。儿童术中知晓的调查比较特殊，术中知晓发生率为 0.2%～1.2%，高于成人。全身麻醉下行剖宫产的产妇术中知晓发生率约为 0.26%。

168. 术中知晓有哪些潜在危害？

发生术中知晓可引起严重的情感和精神（心理）健康问题，据报道高达 30%～71% 的术中知晓患者出现创伤后应激综合征，症状持续平均 4.7 年。此外，患者常有听觉、痛觉、麻痹、焦虑、甚至濒死、窒息等记忆。70% 经历术中知晓的患者会出现睡眠障碍、噩梦、回想、焦虑、惧怕手术甚至拒绝医疗服务等情况。

169. 哪些手术类型患者容易发生术中知晓？

接受心脏手术、剖宫产术、神经外科创伤急诊手术的患者和休克患者，耳鼻喉等短小手术患者等。

170. 哪些患者容易发生术中知晓？

既往有术中知晓发生史、大量服用或滥用药物（阿片类药、苯二氮䓬类药和可卡因）、慢性疼痛患者使用大剂量阿片类药物史、预计或已知有困难气道、ASA Ⅳ～Ⅴ级、血流动力学储备受限的患者。

171. 从预防术中知晓的角度，术前评估需要注意哪些问题？

术前访视患者时，依据术中知晓的可能危险因素，从病史、麻醉史、手术类型和麻醉管理等方面进行分析判断高危人群。如果患者具有术中知晓的危险因素：

(1) 告知患者发生术中知晓的可能性。
(2) 术前预防性使用苯二氮䓬类药物，如咪达唑仑。

172. 哪些术中麻醉管理可以降低术中知晓的发生率？

(1) 检查麻醉设备，尤其是吸入麻醉药是否有泄漏。
(2) 预防性使用苯二氮䓬类药物。
(3) 有术中知晓风险时，如发生气管插管困难时，应追加镇静药。
(4) 维持年龄校正后的吸入麻醉药呼气末浓度>0.7 MAC。
(5) 使用麻醉深度监测手段，避免麻醉过浅或过深。
(6) 使用耳塞。
(7) 所有手术室人员避免不恰当的说笑、讨论其他患者或不相关的话语。

173. 国际上推荐哪些工具诊断术中知晓？

目前，国际上推荐改良的 Brice 调查问卷用于术中知晓的术后调查：

(1) 在入睡前你所记得的最后一件事是什么？
(2) 在醒来时你所记得的第一件事是什么？
(3) 在这两者间你还记得什么？
(4) 在手术中你做过梦吗？
(5) 对你而言手术过程中发生的最坏的事情是什么？

174. 什么是术后苏醒延迟？

术后苏醒延迟是指全身麻醉停止给药后 30 分钟，排除脑血管意外，患者仍然意识不清，呼唤不能睁眼和握手、对痛觉刺激无明显反应。

175. 术后苏醒延迟常见的原因有哪些？

（1）患者因素：高龄；新生儿；术前合并有心肝肺肾等疾病；术前存在认知功能障碍；患者对麻醉药较敏感。

（2）药物因素：麻醉药物使用过量；其他药物增强麻醉药的作用。

（3）手术因素：手术时间较长；神经外科手术。

（4）代谢因素：术中低或高血糖；电解质紊乱、酸碱平衡紊乱；甲状腺功能减退症；术中低体温。

176. 术后苏醒延迟如何处理？

（1）药物过量：考虑药物过量时可以应用相应的拮抗剂。

（2）药物相互作用：减少药物应用种类。

（3）低体温：术后及时保温复温、实时监测，将患者体温升至 36～37℃。

（4）呼吸功能调整：保持患者呼吸道通畅，纠正高碳酸血症或低氧血症。

（5）肝肾心功能的保护：限制液体入量，防止心力衰竭和肺水肿，确保脑血供氧供充足。

（6）纠正代谢紊乱：测量动脉血气，纠正葡萄糖、电解质及酸碱紊乱等。

177. 癫痫的表现是什么？发病率是多少？

癫痫发作的表现形式多样，包括行为变化、意识水平的改变或强直性运动。在心脏手术后，有 0.1%～1.6% 的患者可出现癫痫发作，而在接受过氨甲环酸的患者中，这一比例甚至可达 0.7%～4.6%。由于肌肉松弛药残余的神经肌肉阻滞作用，一些患者可能未检测到惊厥性癫痫发作，但通过 EEG 可以证实癫痫波的存在。

178. 癫痫的诱因及预防措施有哪些？

患者术中低体温或心脏骤停导致的脑灌注不足均易引起癫痫发生，癫痫发作会进一步加剧脑缺血，从而形成恶性循环，因此，及时发现和治疗是十分重要的。术前可以对存在潜在癫痫病史的患者提前进行药物治疗。

（刘学胜　方攀攀）

第四节　术后消化系统并发症

179. 围术期消化系统并发症分类主要有哪些？

（1）恶心与呕吐；胃食管反流病。

（2）腹胀、腹痛。

（3）术后排便行为改变包括腹泻及便秘。

（4）胃扩张、胃潴留。

（5）肠梗阻、肠麻痹及肠壁血运障碍。

（6）消化道出血。

（7）肝功能衰竭及肝性脑病等。

180. 围术期消化系统并发症发生危险因素是什么？

围术期消化系统受损的危险因素十分复杂，主要是患者全身状况不佳或合并其他系统疾病。包括高龄（超过 60 岁）、吸烟、酗酒、消化道溃疡史、上消化道出血及穿孔史、肠道幽门螺杆菌感染、长期服用传统非甾体镇痛药物、心血管疾病史服用阿司匹林药物、风湿疾病需长期服用糖皮质激素、使用抗凝剂、肾功能不全、高血压、糖尿病等均可能使消化系统损伤概率增高。

181. 围术期消化系统方面的术前访视应注意什么问题？

胃内容物反流误吸是麻醉期间最危险的并发症之一，麻醉前对患者是否面临反流误吸危险必须做出明确的判断。其次，对肝病患者应询问输血史、肝炎史、呕血史、慢性肝病如肝硬化和低血浆白蛋白史，因为这类患者的药物药代学和药效学常发生明显改变，肝功能不全患者还有可能出现凝血功能异常。对伴肠道疾病患者来说，应全面评估血管内液体容量、电解质浓度及营养状况。

182. 围术期胃肠道术前准备有哪些？

术前准备有：

（1）除了局部麻醉下的手术，其余的择期手术胃肠道准备均需排空胃内容物，防止术中或术后反流、呕吐、避免误吸、肺部感染或窒息等意外。

（2）胃排空时间正常人为 4～6 小时，注意情绪激动、恐惧、焦虑或疼痛不适可致胃排空显著减慢。

(3) 择期腹部手术不常规放置鼻胃管减压,但如果在气管插管时有气体进入胃中,术中可留置鼻胃管。对于合并消化系统结构异常(如胃大部切除术后)、消化道梗阻,应视为饱胃处理,术前进行胃肠减压。

183. 围术期术前禁食禁饮要求是什么?

除合并胃排空延迟、胃肠蠕动异常和急诊手术外,目前提倡禁饮时间延后至术前 2 小时,之前可口服清饮料,不包括含酒精类饮品;禁食时间延后至术前 6 小时,之前可进食淀粉类固体食物(牛奶等乳制品的胃排空时间与固体食物相当),但油炸、脂肪及肉类食物则需要更长的禁食时间。术前推荐口服含糖类(碳水化合物)的饮品,术前 10 小时予患者饮用 12.5% 的糖类饮品 800 mL,术前 2 小时饮用≤400 mL。

184. 什么是术后恶心、呕吐(PONV)?

术后恶心、呕吐(postoperative nausea and vomiting,PONV)是指术后 24 小时内发生的恶心和(或)呕吐,是仅次于术后疼痛的第二大常见并发症,受手术类型、手术持续的时间、麻醉药物和方法及术前焦虑等多种因素的影响。尽管多数患者的病情并不严重,但可造成患者的明显不适和满意度下降,部分患者甚至可能出现严重的并发症,如吸入性肺炎、脱水、切口裂开、食管撕裂、皮下气肿和气胸等。

185. 术后恶心、呕吐的发生率是多少?

术后恶心、呕吐总体发生率为 20%～30%,单纯恶心的发生率可达 50%。特殊类型的手术(如腹腔镜手术)和大手术后的发病率可达 40%～50%,高危患者更高达 70%～80%。

186. 术后恶心、呕吐发生的危险因素按照证据分类有哪些?

(1) 证据明确:女性;PONV 或晕动病病史的;不吸烟;年龄较小;全身麻醉相对于区域麻醉;挥发性麻醉药和氧化亚氮;使用阿片类药物;麻醉持续时间;手术类型(胆囊切除术、腔镜手术、妇科手术)。

(2) 证据不一:ASA 分级;月经周期;麻醉科医师的经验;肌松拮抗剂的使用。

(3) 未得到证据:体重指数(BMI);焦虑;放置鼻胃管;氧疗;围术期空腹;偏头痛。

187. 如何衡量术后恶心、呕吐发生的危险程度？

判断危险程度：女性、使用阿片类镇痛药、非吸烟、有 PONV 史或运动病史是 4 种主要的危险因素。PONV 的简单计分方法为：每项因素为 1 分，0～4 分对应的 PONV 的发生率分别为 10%、20%、40%、60% 和 80%。

188. 儿童 PONV 的主要高危因素有哪些？如何衡量其危险程度？

儿童 PONV 的 4 个主要高危因素是：手术时间≥30 分钟，年龄≥3 岁，斜视手术，PONV 史，当有以上多种因素同时存在时，儿童发生 PONV 的概率也逐渐增高。评分 0～4 分对应的 PONV 的发生率分别为 10%、10%、30%、50% 和 70%。

189. 成人门诊手术出院后恶心、呕吐的危险因素有哪些？如何衡量其危险程度？

成人门诊手术出院后恶心、呕吐的危险因素有五个：女性；有 PONV 史；年龄<50 岁；在 PACU 使用过阿片类药物；在 PACU 出现恶心。评分 0～5 分对应的 PONV 的发生率分别为 10%、20%、30%、50%、60% 和 80%。

190. 恶心、呕吐的生理机制是什么？

控制恶心、呕吐的初级中枢来源于位于髓质的呕吐中枢，呕吐中枢位于延髓外侧网状结构背侧。一般认为恶心呕吐的出现与呕吐中枢的以下 5 个传入神经通路有关：① 化学感受器触发区(CRTZ)。② 胃肠道系统的迷走-黏膜途径。③ 来自前庭系统的神经元通路。④ 大脑皮质的 C_2 和 C_3 区的反射性传入通路。⑤ 中脑传入通路。能够刺激此 5 种通路的任何一种刺激都可以通过胆碱类、多巴胺或者血清素能受体激活呕吐中枢。

191. 围术期预防恶心、呕吐，术前评估准备应注意哪些方面？

(1) 应先识别中高危恶心、呕吐患者，对中危以上患者可采用 1～2 种药物预防；高危患者可采用 2～3 种药物预防。推荐组合有 5-HT_3 受体拮抗药（昂丹司琼、帕洛诺司琼）+地塞米松，5-HT_3 受体拮抗药（昂丹司琼、帕洛诺司琼）+阿瑞匹坦，阿瑞匹坦+地塞米松，5-HT_3 受体拮抗药（昂丹司琼、帕洛诺司琼）+氟哌利多，5-HT_3 受体抑制药（昂丹司琼、帕洛诺司琼）+地塞米松+氟哌利多或氟哌啶醇等。

(2) 尽可能降低 PONV 的危险因素和触发因素，如纠正脱水和电解质失常，对急性胃扩张者应持续胃肠减压 24 小时以上,术后进食少量多餐,避免油炸食物,适当抬高头部等。

192. 易发生恶心与呕吐的高危患者麻醉方案应注意什么?

(1) 麻醉选择,在高危患者采用局部或区域阻滞麻醉,避免全身麻醉或全身麻醉时避免吸入麻醉(包括氧化亚氮),采用丙泊酚全静脉麻醉,可减少 PONV 危险。

(2) 术前、麻醉诱导及术中预防性给予抗呕吐药物。目前的证据表明,尚无某一特定的药物对特定的患者或手术更有效;联合使用不同作用机制的多模式预防性药物可有效降低 PONV 的发病率,提高患者满意度,改善其恢复质量,减少单一用药的剂量和不良反应。

193. 临床上用于治疗恶心、呕吐的药物有哪些?

(1) 作用在皮质:苯二氮䓬类。

(2) 作用在化学触发带:吩噻嗪类(氯丙嗪、异丙嗪)、丁酰苯类(氟哌利多)、5-HT_3 受体拮抗药(昂丹司琼、格拉司琼、阿扎司琼、神经激肽-1(NK-1)受体拮抗剂(阿瑞匹坦)、苯甲酰胺类、大麻类。

(3) 作用在呕吐中枢:抗组胺药(赛克力嗪和羟嗪)、抗胆碱药(东莨菪碱)、抗多巴胺能药。

(4) 作用在内脏传入神经:5-HT 受体拮抗药、苯甲酰胺类(甲氧氯普胺)。

(5) 其他:皮质激素类(地塞米松和甲泼尼龙)。

194. 对于未使用过预防性药物而发生 PONV 的患者,应如何治疗纠正?

(1) 首先应进行床旁检查以除外药物刺激或机械性因素,包括用吗啡进行患者自控镇痛、沿咽喉的血液引流或腹部梗阻。

(2) 推荐首选低剂量的 5-HT_3 受体阻滞剂(如昂丹司琼 1~2 mg 静脉注射)。其他常用备选药物为甲氧氯普胺 10 mg、氟哌利多 0.625 mg、地塞米松 2 mg、异丙嗪 6.25~12.5 mg、格雷司琼 0.1 mg 或托烷司琼 0.5 mg。

(3) 保持患者水电解质平衡,及时补充营养,关注精神状态,最大可能减少患者痛苦,减少 PONV 带来其他并发症的风险。

195. 对于使用预防性药物而发生 PONV 的患者,应如何治疗纠正?

采用预防性用药后仍发生 PONV,尤其是术后早期(术后<6 小时)的患者,应

选用与预防性用药不同类型的药物进行止吐治疗。术后＞6小时后发生的PONV,可以考虑与预防性用药相同的药物治疗。

196. 临床腹痛有哪些？特点分别是什么？

腹痛可以分为三类：内脏痛、躯体痛、牵涉痛。

（1）内脏痛特点是钝痛、痉挛痛或实质痛,能够引起内脏痛的因素包括由于腹壁紧张、炎症、缺血、扭转、挤压或某种化学因素造成的牵拉和扩张。

（2）躯体痛特点为锐痛、严重且持续。躯体痛由壁腹膜激惹和对pH及温度急剧变化的反应增强所致,可见于细菌性或化学性炎症。

（3）牵涉痛的疼痛感觉区域和产生区域不同。

197. 什么是术后胃瘫？

术后胃瘫是胃手术后以胃排空障碍为主的综合征。也见于胰腺手术和其他腹部手术,包括妇科手术。胃瘫通常发生在术后2~3天,多发生在饮食由禁食改为流质或流质改为半流质时。患者出现恶心、呕吐,呕吐物多呈绿色。需放置胃管进行引流、胃减压。一般胃管需要放置1~2周,时间长者可达月余。

198. 术后腹胀的发病原因有哪些？

（1）手术对胃肠道或支配胃肠神经产生刺激,反射性引起胃肠蠕动抑制。

（2）术中或术后水、电解质平衡紊乱,特别是低钾血症,使胃肠蠕动减弱。

（3）手术后胃肠减压管堵塞导致气体不能排出。

（4）低蛋白血症导致腹水,手术吻合口渗液、渗血导致腹腔积液。

（5）术中使用的麻醉药品及术后使用镇痛泵,阿片类药物都可导致肛门排气延迟,患者清醒后麻醉药没有彻底代谢,肠胃麻木状态。

199. 术后倾倒综合征的定义是什么？

发生于任何类型的胃部手术之后,以Billroth Ⅱ式胃大部切除术后更为多见,食管手术引起迷走神经损伤也可产生倾倒症状。早期餐后症状群主要包括两组症状：一组是胃肠道症状,最常见的是上腹饱胀不适、恶心、嗳气、腹痛、腹胀及肠鸣等,有时伴有呕吐及腹泻,吐出物为碱性含胆汁；另一组是神经循环系统症状,心悸、心动过速、出汗、眩晕、苍白、发热、无力、血压降低等。

200. 术后倾倒综合征的发病原因是什么？

胃切除术后，由于失去了幽门的节制功能，大量高渗性食糜骤然倾入十二指肠或空肠。肠腔内的高渗糖和肠壁中的细胞外液迅速相互交换，以保持肠腔内容和肠壁之间渗透压的平衡，并导致血糖明显升高、血容量下降。

201. 针对腹胀术前诊断和检查有哪些？

（1）体格检查，结合患者手术史，检查有无腹部胀满、停止肛门排气，腹部鼓音区增大，肝、脾脏浊音区减少、肠鸣音减弱的症状或体征。有尿潴留者，膀胱区叩诊呈浊音。

（2）X 线检查，检查有无气液平，了解有无肠梗阻。

（3）实验室检查，检查血清 K^+、Na^+、Cl^- 浓度，有无水、电解质平衡紊乱的情况。

202. 什么是肠易激综合征？它的临床分型有哪些？

肠易激综合征(IBS)定义为腹痛/不适以及以下 3 个特征中的至少 2 个：排便可缓解疼痛或不适，疼痛的发作与排便频率异常（每天超过 3 次或每周少于 3 次）有关，疼痛的发作与大便形式的改变有关。以中青年人为主，发病年龄多见于 20~50 岁，女性较男性多见，有家族聚集倾向。按照大便的性状将 IBS 分为腹泻型、便秘型、混合型和不定型 4 种临床类型，我国主要以腹泻型为主。

203. 引起肠易激综合征的危险因素有哪些？

（1）术后肠道感染。

（2）使用止痛药。有研究发现，服用止痛药者更倾向于发生 IBS，提示 IBS 可能与大量服用止痛药有关。

（3）心理因素。IBS 发病与精神心理因素有关，这些因素包括焦虑、抑郁、睡眠障碍等。

（4）其他因素：受凉及进食寒冷食物；腹部手术和抗生素使用；胆道手术；生活压力过大；不良的生活习惯等均可引起 IBS 发病。

204. 肠易激综合征的发病机制是什么？

胃肠道动力紊乱，以腹泻为主的 IBS 患者呈肠道动力亢进的表现，便秘型 IBS 表现为肠道动力不足；内脏感觉异常，IBS 患者多数具有对管腔扩张感觉过敏的临床特征,其平均痛觉阈值下降;中枢感觉异常,腹泻型 IBS 与便秘型 IBS 之间的大脑反应区有所不同;脑-肠轴调节异常,IBS 患者存在中枢神经系统对肠道传入信号的处理及对肠神经系统的调节异常;肠道感染与炎症反应;精神心理因素,IBS 患者常有焦虑、紧张、抑郁等。

205. 肠易激综合征的诊断标准是什么?

目前国际 IBS 罗马Ⅲ诊断标准:反复发作的腹痛或不适,最近 3 个月内每个月至少有 3 天出现症状,合并以下 2 条或多条:① 排便后症状缓解。② 发作时伴有排便频率改变。③ 发作时伴有大便性状(外观)改变。诊断前症状出现至少 6 个月,近 3 个月符合以上标准。以下症状对诊断具有支持意义,包括:① 排便频率异常(每周排便少于 3 次,或每日排便多于 3 次)。② 粪便性状异常。③ 排便费力。④ 排便急迫感、排便不尽、排黏液便以及腹胀。

206. 围术期患者发生肠易激综合征,治疗方法有哪些?

(1) 去除诱发因素,指导患者建立良好的生活习惯和饮食结构。

(2) 心理和行为治疗,对患者进行耐心的解释工作,包括心理治疗,生物反馈疗法等,对于有失眠,焦虑等症状者,可适当予以镇静药。

(3) 药物治疗,选择性肠道平滑肌钙离子通道拮抗剂,抗胆碱能药如阿托品、莨菪碱类能改善腹痛症状。便秘可使用导泻药,如甲基纤维素和聚乙二醇、乳果糖。洛哌丁胺可改善腹泻,轻症者可选用八面体蒙脱石等吸附剂。

207. 围术期哪些药物可能使胃肠道蠕动减弱导致便秘?

(1) 阿片类镇痛药:包括吗啡、可待因、双氢可待因、氢吗啡酮等。

(2) 治疗精神障碍类药物:常用的药物有吩噻嗪类、氯氮平等。

(3) 抗胆碱能药:阿托品会使胃肠道平滑肌松弛,蠕动无力,无法排空。

(4) 神经节阻断剂:竞争性地阻断乙酰胆碱与受体结合,阻断神经冲动的传递,这类药主要是六甲溴铵、美卡拉明。

(5) 钙离子拮抗剂:造成胃肠道平滑肌扩张,肠蠕动功能下降而造成便秘,如硝苯地平、氨氯地平等。

208. 术后肠梗阻定义是什么? 术后最常发生的肠梗阻是什么?

术后肠梗阻的标准定义为"术后肠道运动暂时性失调,使得肠道内容物不能有效转运和(或)不能耐受摄食"。它是常见的外科急腹症之一,有时急性肠梗阻诊断困难,病情发展快,水、电解质与酸碱平衡失调,以及患者年龄大合并心肺功能不全等常为死亡原因。临床上术后发生小肠梗阻往往是粘连性肠梗阻,约占小肠梗阻的 75%。

209. 发生术后肠梗阻的诱发因素有哪些?

术后肠梗阻的主要诱发因素是肠道操作,其他因素包括制动、体液转移、隐性失液导致电解质不平衡、补液过量引起肠壁肿胀、开腹手术(肠道的手术操作会引起一定程度的创伤)、麻醉药物如挥发性药物以及阿片类药物、手术疼痛及术后疼痛。

210. 围术期按病因分类,肠梗阻的类型有哪些?

(1) 机械性肠梗阻,临床上最常见,是由于肠内、肠壁和肠外各种不同机械性因素引起的肠内容通过障碍。

(2) 动力性肠梗阻,是由于肠壁肌肉运动功能失调所致,并无肠腔狭窄,又可分为麻痹性和痉挛性两种。前者是因交感神经反射性兴奋或毒素刺激肠管而失去蠕动能力,以致肠内容物不能运行;后者系肠管副交感神经过度兴奋,肠壁肌肉过度收缩。

(3) 血运性肠梗阻是由于肠管血液循环障碍,导致肠蠕动功能丧失。

211. 术后发生肠梗阻的原因有哪些?

(1) 最常见原因是手术治疗造成的术后粘连。

(2) 代谢性原因如低血钾、低血钠、低镁。

(3) 药物如麻醉药、抗酸药、抗凝药、吩噻嗪类药、神经节阻断剂。

(4) 腹腔内感染(例如:急性阑尾炎或急性胰腺炎)、脓毒症、血肿、伤口感染、输尿管绞痛、脊柱或肋骨骨折、基底部肺炎。

212. 术后发生肠梗阻的患者特征及临床表现是什么?

特征是以往有慢性梗阻症状和多次反复急性发作的病史。多数患者有腹腔手术、创伤、出血、异物或炎性疾病史。肠梗阻的 4 个主要症状和体征为腹部痉挛性疼痛、恶心呕吐、顽固性便秘和腹胀。其他症状包括局部压痛、发热、心动过速和白细胞增多。

213. 绞窄性肠梗阻定义是什么？

绞窄性肠梗阻是肠壁血运发生障碍的肠梗阻，可因肠系膜血管受压、血栓形成或栓塞等引起。肠管血液循环障碍可导致肠壁坏死、穿孔，继发弥漫性腹膜炎和严重的脓毒血症，病情危重且进展较快，预后不好。

214. 术后患者发生绞窄性肠梗阻的临床表现是什么？

腹痛为持续性剧烈腹痛，阵发性加剧，呕吐不能使症状缓解；呕吐出现早而且较频繁，呕吐物为血性或肛门排出血性液体；早期即出现全身性变化，如脉率增快，体温升高，白细胞计数增高，或早期即有休克倾向；低位小肠梗阻腹胀明显，闭襻性小肠梗阻呈不对称腹胀，可触及膨胀的孤立大肠襻；明显的腹膜刺激征；腹腔穿刺为血性液体。

215. 术后若发生粘连性肠梗阻临床检查有哪些？

粘连性肠梗阻的实验室检查早期一般无异常发现。应常规检查白细胞计数、血红蛋白、血细胞比容、二氧化碳结合力、血清钾、钠、氯及尿便常规。X线立位腹平片检查：梗阻发生后的4～6小时，腹平片上即可见胀气的肠袢及多数气液平面。如立位腹平片表现为一位置固定的咖啡豆样积气影，应警惕有肠绞窄的存在。

216. 术后若发生绞窄性肠梗阻，临床检查有哪些？

绞窄性肠梗阻的实验室检查：白细胞计数增多，中性粒细胞核左移，血液浓缩；代谢性酸中毒及水电解质平衡紊乱；血清肌酸激酶升高。X线立位腹平片表现为固定孤立的肠襻，呈咖啡豆状，假肿瘤状及花瓣状，且肠间隙增宽。

217. 围术期如何预防肠梗阻的发生？

依据肠梗阻发生的原因，有针对性采取某些预防措施，可有效地防止、减少肠梗阻的发生。加强卫生宣传、教育，养成良好的卫生习惯。预防和治疗肠蛔虫病。腹部大手术后及腹膜炎患者应进行有效的胃肠减压，手术操作要轻柔，尽量减轻或避免腹腔感染。早期发现和治疗肠道肿瘤。腹部手术后早期活动。

218. 围术期发生肠梗阻的治疗方法是什么？

对于单纯性、不完全性肠梗阻，特别是广泛粘连者，一般选用非手术治疗。基础疗法包括禁食及胃肠减压，纠正水、电解质紊乱及酸碱平衡失调，防治感染及毒血症。粘连性肠梗阻经非手术治疗病情不见好转或病情加重;或怀疑为绞窄性肠梗阻,特别是闭襻性肠梗阻;或粘连性肠梗阻反复频繁发作,严重影响患者生活质量时,均应考虑手术治疗。

219. 术后发生肠梗阻的病理生理机制是什么?

机制是神经免疫的相互作用,建立在胃肠道内外免疫系统与自主神经系统基础上。手术操作引起应激反应,然后产生多方面神经体液反应,包括全身炎症反应,肾上腺素和去甲肾上腺素的释放。这种交感神经过度活动会抑制胃肠道的活动,并通过激活α和β受体直接抑制肠平滑肌,从而导致术后肠梗阻。

220. 肠梗阻患者导致的全身生理病理改变是什么?

肠梗阻患者病情轻重不一,全身性的变化可以分为以下几类:血流动力学的改变、电解质紊乱及酸碱平衡紊乱。

(1) 肠管静脉回流受阻,静脉和微循环淤血、水肿,大量的液体淤积在毛细血管,有效循环血量明显减少。

(2) 频繁呕吐可引起患者体液严重不足和电解质紊乱,病情危重者如腹膜炎患者可因毒素吸收而出现休克症状。

(3) 钠和氯的浓度降低,由于脱水、饥饿、酮症及碱性分泌物丢失还会导致代谢性酸中毒。

221. 针对肠梗阻手术,麻醉前访视要注意什么?

此类手术发病急,病情重,准确评估困难,饱胃比例大,感染休克多,术前准备时间有限。麻醉前访视重点询问病史,尤其对有无心、肺、肝、肾等重要脏器疾患的既往史做必要的追问,对麻醉手术史和药物过敏史进行了解。了解患者最后一次进食时间,只要病情允许,也应作适当的禁食、禁饮。

222. 肠梗阻手术的麻醉选择应注意什么?

(1) 实施椎管内麻醉时应避免阻滞平面过广,以免广泛交感神经阻滞导致血压严重下降。硬膜外给药前加速补充平衡液,有益于维持循环稳定。

(2) 麻醉辅助用药也有潜在呼吸循环抑制的可能。

(3) 饱胃患者实施全身麻醉时应谨防反流误吸。

(4) 气管插管全身麻醉时避免使用氧化亚氮,因其可使已增加的肠内压进一步增加影响肠壁的血液供应甚至导致肠穿孔。

（5）高钾血症患者禁用肌肉松弛药琥珀胆碱。

223. 肠梗阻全身麻醉手术下麻醉过程应如何保持平稳安全？

（1）全身麻醉诱导原则：维持血流动力学稳定，用药酌情减少，预防反流误吸，插管后套囊务必充气良好避免使用氧化亚氮，不应使用琥珀胆碱麻醉维持。

（2）术中维持有效循环血容量：计算失液量，补充血容量，以维持生命体征平稳为目标。

（3）维护心、肺、脑、肾功能基本正常，预防 ARDS、心力衰竭和肾衰竭。

（4）纠正电解质和酸碱失衡。

224. 围术期消化道出血的定义是什么？

消化道出血是临床常见并发症。消化道是指从食管到肛门的管道，包括食管、胃、十二指肠、空肠、回肠、盲肠、结肠及直肠。上消化道出血是指十二指肠悬韧带（Treitz 韧带，译为屈氏韧带）以上的食管、胃、十二指肠、上段空肠以及胰管和胆管的出血。十二指肠悬韧带以下的肠道出血统称为下消化道出血。

225. 围术期消化道出血的临床表现是什么？

小量（400 mL 以下）、慢性出血多无明显自觉症状。急性、大量出血时出现头晕、心慌、冷汗、乏力、口干等症状，甚或晕厥、四肢冰凉、尿少、烦躁不安、休克等症状。脉搏和血压改变是失血程度的重要指标。根据原发疾病的不同，可以伴有其他相应的临床表现，如腹痛、发热、肠梗阻、呕血、便血、柏油便、腹部包块、蜘蛛痣、腹壁静脉曲张、黄疸等。

226. 上消化道出血的相关检查有哪些？

（1）常规实验室检查包括血尿便常规、粪隐血（便潜血）、肝肾功能、凝血功能等。

（2）内镜检查依据原发病及出血部位不同，选择胃镜（食管镜）、十二指肠镜、小肠镜、胶囊内镜、结肠镜以明确病因及出血部位。

（3）X 线钡剂，仅适用于慢性出血且出血部位不明确；或急性大量出血已停止且病情稳定的患者的病因诊断。

（4）血管内注入造影剂观察造影剂外溢的部位。

（5）放射性核素显像。

227. 术后消化道出血的治疗方法有哪些？

（1）对症治疗主要是针对病因治疗。

（2）急性大量出血时卧床休息、禁食；保持静脉通路通畅并测定中心静脉压，维持血容量。

（3）保持患者呼吸道通畅，避免呕血时引起窒息。

（4）下列情况时可考虑剖腹探查术：① 活动性大出血并且血流动力学不稳定，不允许做动脉造影等检查；② 检查未发现出血部位，但出血仍持续；③ 反复严重出血。麻醉前应根据血红蛋白、尿量、血压、心率、脉压、中心静脉压等指标补充血容量，并做好大量输血准备。

228. 哪些患者发生消化道出血后死亡率较高？

（1）高龄患者，>65 岁。

（2）合并严重疾病，如心、肺、肝、肾功能不全、脑血管意外等。

（3）无肝肾疾患者的血尿素氮、肌酐或血清氨基转移酶升高时。

（4）本次出血量大或短期内反复出血。

（5）食管胃底静脉曲张出血伴肝衰竭。

（6）消化性溃疡基底血管裸露。

229. 为预防术后消化道出血术前访视及准备应注意哪些方面？

询问最近是否出现呕血、黑便、便血、腹痛等症状，呕血的颜色、量；询问是否有诱因，如进食坚硬食物、大量饮酒史；关注既往是否有乙肝、肝硬化、消化性溃疡等病史；评估患者全身状况、营养、精神状态、是否合并严重疾病，肝肾功能是否能代偿。麻醉前应根据血红蛋白、血细胞比容、尿量、尿比重、血压、心率、脉压、中心静脉压等指标补充血容量和细胞外液量，并做好大量输血的准备。

230. 消化道出血程度如何评估？

（1）出血量少（5~50 mL），肉眼不能观察到粪便颜色异常，仅有粪便隐血试验阳性及（或）存在缺铁性贫血。

（2）胃内积血>250 mL 可引起呕血。

（3）短时间出血量>400 mL 可出现头晕、乏力、心悸等症状。

（4）出血量>1 000 mL 可出现血压降低、心率加快、面色苍白、四肢湿冷、烦躁不安、神志不清等休克表现。

231. 消化道出血应与哪些疾病鉴别？

(1) 咯血，咯血是指喉部以下的呼吸器官（即气管、支气管或肺组织）出血，并经咳嗽动作从口腔排出的过程。

(2) 口、鼻、咽喉部出血，一般出血颜色鲜红，不伴有消化道症状。

(3) 食物及药物引起的黑便，动物血、碳粉、铁剂、铋剂等可引起黑便，但详细询问病史可以鉴别。

232. 上消化道出血导致哪些情况需要将患者送进重症监护室（ICU）或抢救室治疗？

(1) 意识障碍。

(2) 脉搏增快，超过 100 次/分，脉搏细弱或不能触及。

(3) 收缩压＜90 mmHg（或在未使用药物降压的情况下收缩压较平时水平下降＞30 mmHg）。

(4) 四肢湿冷，皮肤花纹，黏膜苍白或发绀。

(5) 尿量小于 30 mL/h 或无尿。

(6) 以及持续的呕血或便血。

233. 应激性溃疡的定义是什么？

应激性溃疡是机体在严重创伤、烧伤、感染、休克、大手术、严重颅脑外伤、颅内神经外科手术、严重的急慢性系统疾病、脓毒血症以及心肺功能不全等多种危重情况下，胃、十二指肠产生的以黏膜糜烂、溃疡形成、出血为主要特征的急性应激性病变。

234. 围术期突发应激性溃疡的原因是什么？

将应激性溃疡的病因分为：

(1) 严重的创伤、休克、败血症、大手术、器官功能衰竭。

(2) 面积＞35%，深二度以上的严重烧伤。

(3) 严重颅脑外伤、脑肿瘤、颅内手术，以及其他中枢神经系统疾病。

(4) 严重心理应激，如精神创伤、过度紧张等。

(5) 抗癌药物和类固醇激素治疗后，阿司匹林、消炎痛等的长时间使用。

235. 围术期发生应激性溃疡应如何诊断以及它的鉴别诊断是什么？

在严重外伤、烧伤、大手术后或严重疾病过程中突然发生的上消化道出血，或出现急性绞痛和腹膜炎症状等应考虑本病。它应与急性糜烂性胃炎、消化性溃疡、肝硬化、食管静脉曲张破裂出血等疾病鉴别。一般依靠病史及胃镜检查可作出鉴别。

236. 围术期应激性溃疡发生的药物治疗有哪些种类？

（1）抗酸药：常用的抗酸药为氢氧化铝和氢氧化镁混合剂，使胃内 pH 保持在3.5以上。

（2）H_2 受体拮抗药：西咪替丁可用于应激性溃疡的治疗。

（3）硫糖铝在胃内酸性环境中形成保护膜，从而防止酸的侵袭。

（4）质子泵抑制药：奥美拉唑抑制壁细胞上的 H^+，K^+-ATP 酶，使 H^+ 不能与 K^+ 交换进入胃腔。

（5）前列腺素制剂，米索前列醇能有效地预防和治疗非甾体抗炎药（NSAIDs）引起的黏膜损害。

237. 什么是术后肝功能衰竭？

术后尤其是肝脏手术后肝细胞大量坏死，导致肝功能发生严重障碍或失代偿，进而出现以凝血机制障碍和黄疸、肝性脑病、腹水等为主要表现的一组临床综合征，称为术后肝衰竭。临床以极度乏力、食欲下降、腹胀、恶心、呕吐、神志改变等为主要症状，由于病情进展迅速、治疗难度高、医疗费用昂贵，总体预后较差。

238. 术后肝功能衰竭的病因有哪些？

（1）手术中和手术后肝血流受阻、低氧状态，如心脏手术、肝切除术中阻断肝血流时间过长等。

（2）围术期药物性肝损害，包括吸入麻醉剂、抗生素、抗肿瘤药物、造影剂、循环用药和抗溃疡药物等均可引起肝损害。

（3）已有肝炎或肝功能不全的病情加重。

（4）肝切除过多。

（5）手术后感染，术后的重症感染可诱发多脏器衰竭，内毒素引起巨噬细胞活化，释放氧自由基，肝实质内中性粒细胞浸润，引起肝损害。

239. 围术期肝衰竭会引起哪些严重的并发症？

（1）肝性脑病：肝衰竭时由于肝脏功能的全面障碍，可引起不同程度的神经系统失调综合征。

(2) 水、电解质酸碱平衡失调：出现低钠、低钾、高钾血症以及酸碱失调。

(3) 功能性肾功能不全。

(4) 严重院内感染。

(5) 凝血功能障碍所致各种出血：如鼻出血、黏膜瘀斑甚至内出血等。

(6) 血糖代谢异常：由于对葡萄糖的代谢障碍，可出现严重低血糖。

240. 肝脏手术的术前准备有哪些？

(1) 对肝脏疾病患者麻醉耐受力进行评估。

(2) 肝功能检查。

(3) 根据术前检查结果和对患者全身情况及肝功能检查所做的全面评估。

(4) 对血浆蛋白低者，应补充适量血浆或白蛋白。

(5) 术前1~2天内给予抗生素治疗。

(6) 术前1天备好皮肤，术晨置胃管。

(7) 根据肝切除范围备好全血。

241. 肝功能 Child 的分级包括哪些内容？

Child 分级一般包括5个指标，分别为是否有肝性脑病、是否有腹水、血清胆红素的水平、血清白蛋白的浓度、凝血酶原时间。根据这5个指标不同的状态，分为3个层次，分别记作1分、2分和3分，并将这5个指标的分数进行相加，1~6分者为A级（轻度肝功能不全）；7~9分为B级（中度不全）；10分以上为C级（重度不全），其中分数越高，表明肝脏储备功能越差。A级、B级、C级分别预示肝功能的从好到坏。

242. 麻醉管理中哪些药物对肝功能有损害作用？

(1) 吸入麻醉药：氟烷；安氟烷。

(2) 静脉麻醉药：氯丙嗪、氯胺酮；间接损害的药物：吗啡使 Oddi 括约肌痉挛，胆压增高。

(3) 局部麻醉药：对肝无直接损害，酯类局部麻醉药被假性胆碱酯酶分解，酰胺类药物在肝微粒体内氧化代谢，故局部麻醉药在肝硬化患者易引起中毒。

(4) 肌肉松弛药：去极化肌肉松弛药分解减慢，作用延长用量宜小。非去极化肌肉松弛药用量较大，因胆碱酯酶减少，酶活性受抑制，使运动终板的乙酰胆碱存在时间延长。

243. 如何预防术后肝功能衰竭？

（1）手术前应详细调查病史、全面查体和检查，对慢性肝炎患者，术前要注意营养、护肝，判断肝脏的功能和贮备功能，决定安全的手术方式。

（2）减少术中出血。

（3）术中和术后仔细控制输液量，避免过量。保证电解质、营养平衡，注意有无腹水、黄疸等肝衰竭表现。

（4）及时处理术后感染。

244. 肝功能衰竭的检查有哪些方法？

（1）实验室检查，血清胆红素上升，凝血酶原时间延长，白蛋白降低。

（2）肝贮备功能检测，吲哚菁绿滞留率和吲哚菁绿清除率是能较好反映肝贮备功能的指标，可用于术前评价肝贮备能力和估计肝切除量。通常以注射吲哚菁绿15分钟后血吲哚菁绿滞留率或清除率作为衡量指标。吲哚菁绿滞留率越高，术后肝功能代偿不全或肝衰竭的发生率越高。

245. 术后肝功能衰竭的治疗方法有哪些？

针对肝衰竭采用综合支持和治疗，恢复肝功能。

（1）胰高血糖素-胰岛素，支链氨基酸静脉输液。

（2）给予乳果糖。

（3）予以抗生素控制感染。

（4）给予肾上腺皮质激素制剂。

（5）进行血浆置换、人工肝是最有效的治疗。

246. 肝性脑病的定义是什么？

肝性脑病（hepatic encephalopathy，HE）又称肝性昏迷，是指严重肝病引起的、以代谢紊乱为基础的中枢神经系统功能失调的综合征，其临床表现为既有原发肝脏基础疾病的表现，又有其特有的临床表现，一般表现为性格、行为、智能改变和意识障碍。

247. 围术期肝性脑病的临床表现是什么？

（1）性格改变常是本病最早出现的症状；行为发生改变；睡眠习惯改变，常表现为睡眠倒错，常预示肝性脑病即将来临。

(2)肝臭,是由于肝衰竭,机体内含硫氨基酸代谢中间产物经肺呼出或经皮肤散发出的一种特征性气味。

(3)扑翼样震颤,是肝性脑病最具特征性的神经系统体征,具有早期诊断意义。

(4)视力障碍;智能障碍;意识障碍,由嗜睡、昏睡逐渐进入昏迷状态,各种反应、反射均消失。

248. 临床上肝性脑病的分期是什么?

(1)0期(前驱期),没有行为或者性格方面的异常,仅进行智力测试可以发现轻微异常。又被称为轻微肝性脑病。

(2)1期(前驱期),轻度性格改变和精神异常,可出现扑翼样震颤。

(3)2期(昏迷前期),出现了明显的行为异常,体格检查可发现有腱反射亢进、肌张力增高,脑电图也有特征性的异常。

(4)3期(昏睡期),患者已经开始昏睡,但是还可以唤醒,也可发现扑翼样震颤以及脑电图异常。

(5)4期(昏迷期),患者已经陷入了昏迷,呼之不应,无法引出扑翼样震颤,脑电图出现明显的异常。

249. 肝性脑病的发病机制有哪些?

神经毒素学说,各种原因导致体内血氨增高,干扰脑的能量代谢,致使高能磷酸化合物浓度降低;神经递质变化学说,大脑中 GABA 受体与 BZ 受体及巴比妥受体组成 GABA/BZ 复合物,复合物中任何一个受体被激活均可使神经传导被抑制;假性神经递质学说,肝功能衰竭时,肝脏清除酪胺和苯乙胺的能力降低,进入脑组织后的两者转化成为正常神经递质相似的物质;色氨酸学说,游离色氨酸增多并可通过血脑屏障,在脑内代谢生成 5-羟色胺等抑制性神经递质。

250. 围术期肝性脑病的诱因有哪些?

(1)消化道出血。

(2)感染。

(3)水电解质紊乱。

(4)便秘。

(5)用肥皂水灌肠。

(6) 麻醉药品、镇静剂的使用,低血糖等也会诱发。

(7) 摄入过多含氮的食物,比如高蛋白质饮食。

(8) 利尿剂使用不当。

(9) 腹水感染或短时间释放腹水过多。

251. 围术期发生肝性脑病,应如何治疗?

有肝性脑病患者应该限制蛋白质摄入,并保证热能供给;慎用镇静药,巴比妥类、苯二氮䓬类镇静药可激活 GABA/BZ(γ氨基丁酸/苯二氮䓬类)复合受体,使用这些药物会诱发或加重肝性脑病;纠正电解质和酸碱平衡紊乱;止血和清除肠道积血,口服乳果糖或 25% 硫酸镁,用生理盐水或弱酸液进行灌肠;药物治疗:乳果糖等减少肠道氨的生成和吸收;L-鸟氨酸-L-门冬氨酸、谷氨酸、精氨酸等促进体内氨的代谢;GABA/BZ 复合受体拮抗剂氟马西尼可拮抗神经抑制。

(陆姚 孙月)

第五节 术后内分泌系统并发症

252. 在内分泌腺中,最常接受手术治疗的器官及注意事项是什么?

甲状腺是所有内分泌腺中最常接受手术治疗者。对甲状腺功能亢进患者应了解其使用哪些药物来控制甲亢,是否使用了 β 受体阻滞剂。应注意目前对甲亢的控制,是否已经到可以接受手术治疗的水平,包括甲状腺素(T_4)和三碘甲状腺原氨酸(T_3)在血液中的浓度是否达到要求。患者情绪是否趋于稳定,心动过速、多汗、体重等是否明显改善,基础代谢率是否正常或接近正常等。

253. 在术前访视和评估中,合并常见内分泌系统疾病的患者应注意什么?

主要包括甲状腺功能亢进患者,应注意甲状腺危象,其巨大甲状腺肿、游离及结节性甲状腺肿大,可能影响呼吸道的通畅;糖尿病患者应注意其对心血管系统的影响;胰岛素瘤患者,应了解其低血糖的发作和控制情况;肾上腺皮质醇增多症患者;嗜铬细胞瘤患者;肾上腺皮质功能不全的患者;以及女性患者是否在月经期,一般认为不宜于此时行择期手术。

254. 内分泌系统疾病患者术前呼吸功能评估的注意事项及处理方法是什么？

甲状腺功能减退患者常合并进行性黏液水肿，呼吸通气量明显减少，手术应推迟进行，须先用甲状腺素治疗。内分泌病合并过度肥胖者，呼吸通气量也明显减少，术前应行肺功能检查，术中与术后必须给予全面的呼吸支持治疗，以保证围术期安全。

255. 肾上腺皮质功能不全疾病患者，麻醉耐受性评估有哪些注意事项？

对于未经治疗的肾上腺皮质功能不全、脑垂体功能不全或垂体促肾上腺皮质激素分泌不足的患者，机体的应急反应已消失或接近消失，对麻醉期间的任何血管扩张都容易发生循环虚脱，有生命危险。由于对这类意外事先难以预料，估计有可能发生者，可预防性肌内注射磷酸氢化可的松 100 mg。

256. 对常见的内分泌疾病患者，麻醉药及麻醉性镇痛药耐受情况如何评估？

对 Cushing 综合征患者常处于警醒和焦虑状态，因此需用较大剂量镇静药。未经治疗的 Addison 患者，对镇静药特别敏感，故需慎用。甲亢患者因基础代谢率高，患者因神经肌肉应急性增高，故镇静药和镇痛药均需加量。甲状腺功能低下患者，对镇静药和镇痛药特别敏感，均需减量。

257. 围术期常见内分泌系统疾病的损伤机制是什么？

每一种内分泌系统疾病的损伤机制不同。一般情况下，由一个或多个内分泌激素分泌异常引起。常见的围术期内分泌系统疾病机制有：胰岛素分泌相对或绝对不足引起糖尿病。不同原因引起的甲状腺激素分泌过多引起甲状腺功能亢进。内源性儿茶酚胺分泌过多是嗜铬细胞瘤的基本病理生理变化。体内醛固酮异常增多可引起原发性醛固酮增多症。Cushing 综合征是由糖皮质激素分泌异常生成过多而形成。糖皮质激素生成不足引起 Addison 病。

258. 下丘脑-垂体-内分泌腺轴异常引起的围术期常见内分泌系统疾病有哪些？

与甲状腺相关的疾病包括：甲状腺功能亢进和甲状腺功能减退；与肾上腺相关的疾病包括：库欣综合征和肾上腺皮质功能减退。

259. 围术期内分泌系统疾病危象的发生和损伤机制是什么？

腺垂体功能危象是围术期常见的术后并发症，系因腺垂体激素分泌异常引起。

甲状腺危象是由于应激使甲亢病情突然加重,危及生命的状态,是甲亢患者最严重的并发症之一。肾上腺皮质危象是指肾上腺皮质功能低下的患者,如遇感染、创伤手术刺激和严重的精神创伤时,导致肾上腺皮质功能减退症加重或由于急性肾上腺皮质损坏,导致肾上腺皮质功能的急性衰竭所致,长期使用皮质激素治疗,突然停药也可出现肾上腺皮质功能减退危象。

260. 常见的内分泌系统疾病的危险因素有哪些?

甲状腺系统疾病的主要危险因素是甲亢危象、呼吸道梗阻、双侧喉返神经麻痹及出血等。嗜铬细胞瘤患者的主要危险因素是高血压危象、低血压及低血糖。糖尿病患者的主要危险因素包括低血糖、酮症酸中毒及高渗性高血糖非酮症昏迷等。甲状旁腺功能亢进患者常合并有骨质疏松,应注意围术期发生骨折的可能。

261. 除内分泌疾病本身因素外,麻醉和手术对内分泌疾病造成的危险因素有哪些?

麻醉相关的危险因素主要包括麻醉药的影响和机械通气的损伤,例如,氟烷和甲氧氟烷及长期使用依托咪酯对肾上腺皮质功能的抑制作用。手术的影响因素主要是应激反应、创伤及具体手术操作的影响。此外,体温、血压和氧合情况均可造成内分泌系统的紊乱从而引起内分泌系统并发症的发生。

262. 什么是肾上腺皮质功能减退? 有哪些常见的临床类型及其病因?

肾上腺皮质功能减退又称为肾上腺皮质功能不全,临床上分为原发性肾上腺皮质功能不全和继发性肾上腺皮质功能不全。原发性肾上腺皮质功能不全常见于自身免疫性疾病、肾上腺占位、肾上腺切除以及罕见遗传病等。继发性肾上腺皮质功能不全常见于颅内肿瘤、垂体缺血等影响下丘脑分泌 CRH 和垂体分泌 ACTH 的疾病,长期应用糖皮质激素治疗是临床上继发性肾上腺皮质功能不全的最常见的原因之一。

263. 依托咪酯对肾上腺皮质功能有何影响?

目前已知全身麻醉药物依托咪酯对肾上腺皮质功能具有抑制作用,依托咪酯通过影响 $11-\beta$-羟化酶和 $17-\alpha$-羟化酶的活性,降低 11-脱氧皮质醇转化成皮质醇效率,从而发挥对肾上腺皮质功能的抑制作用。这种抑制作用是短暂的,绝大部分患者可在 24~48 小时内恢复,无严重不良反应。

264. 围术期肾上腺皮质功能减退机制是什么？

围术期手术创伤、炎症反应、长期口服糖皮质激素等会引起皮质类固醇结合球蛋白和白蛋白的血浆浓度降低，使生理活性形式的游离皮质醇含量增加、半衰期延长和分解减少，高浓度的皮质醇负反馈抑制下丘脑—垂体—肾上腺轴（The hypothalamic-pituitary-adrenal axis，HPA），导致肾上腺皮质萎缩、功能减退，进而导致患者对急性应激的反应能力减弱，甚至可能发生肾上腺皮质危象。

265. 什么是肾上腺皮质危象？有哪些临床表现？

肾上腺皮质危象指由各种原因导致肾上腺皮质功能减退，激素分泌不足或缺如而引起的一系列临床症状，轻者可表现为恶心、纳差、乏力等，严重者可出现不明原因的低血压且不能被补液和升压药治疗所逆转，低血糖，电解质紊乱（高血钾症、高钙血症、酸中毒）、低钠血症且补钠治疗效果不佳，循环衰竭等危及患者生命。肾上腺皮质危象在儿童中更为常见，可能与先天性肾上腺发育不全和下丘脑—垂体—肾上腺轴在一段时间内仍未发育成熟有关。

266. 如何诊断围术期急性肾上腺皮质功能减退危象？

患者围术期发生顽固性低血压、低血糖、电解质紊乱、低钠血症且补钠治疗效果不佳、循环衰竭等临床症状，结合患者病史，应考虑急性肾上腺皮质功能减退危象。由于急性肾上腺皮质功能减退危象临床表现缺乏特异性，需结合患者病史、临床表现及实验室检查做出诊断。目前临床常采用小剂量 ACTH 刺激试验后血清皮质醇峰值<18 μg/dL 或血清皮质醇增加<9 μg/dL 作为最佳诊断标准。

267. 如何治疗围术期急性肾上腺皮质功能减退危象？

主要包括糖皮质激素替代治疗、纠正低血容量和电解质紊乱等对症支持治疗，以及尽快去除诱因。一旦确诊肾上腺皮质功能减退危象，应快速静脉滴注 100～300 mg 氢化可的松，若效果不佳，可重复使用，最大用量不宜超过 1 g，同时快速静脉滴注晶体和胶体补充循环容量，第一个 24 小时可补充 2 000～3 000 mL，根据病情适当增减，同时维持电解质平衡，多数患者可在 24 小时内得到控制，循环稳定后推荐继续静脉滴注氢化可的松 200 mg/d，根据患者病情逐步减量。

268. 如何预防围术期急性肾上腺皮质功能减退危象？

对于长期口服糖皮质激素治疗的患者，建议手术当天口服剂量加倍。麻醉诱导及维持不建议使用依托咪酯。麻醉诱导前可静脉注射氢化可的松 25~50 mg，术中可再追加 25~50 mg，术后第一个 24 小时静脉滴注 150 mg/d，第二个 24 小时静脉滴注 75 mg/d，根据病情逐步降低氢化可的松使用量。

对于急诊创伤、感染性休克等患者，在麻醉诱导前静脉注射氢化可的松 100~200 mg 或者甲泼尼松 20~40 mg，可有效预防肾上腺皮质功能危象。

269. 什么是原发性甲减？

原发性甲减由于甲状腺本身病变引起的甲减，90％以上原发性甲减是由自身免疫病（如桥本甲状腺炎）、甲状腺手术、放射性碘和抗甲状腺药物治疗所致。

270. 什么是中枢性甲减？

中枢性甲减由下丘脑和垂体病变引起的促甲状腺激素释放激素（TRH）或者促甲状腺激素（TSH）产生和分泌减少所致的甲减，垂体外照射、垂体大腺瘤、颅咽管瘤和产后大出血是常见原因。

271. 什么是甲状腺激素抵抗综合征？

甲状腺激素抵抗综合征是由于甲状腺激素与受体结合产生障碍，导致器官组织对甲状腺激素的敏感性降低。可分为全身型、重体型和外周选择型，根据分型的科类和病情的程度不同，可能表现为甲亢、甲减或甲状腺功能正常。

272. 甲状腺功能减退一般临床表现有哪些？

主要包括易疲劳、怕冷、体重增加、肌无力、嗜睡、便秘、不育、反应迟钝、记忆力减退、表情呆板和精神抑郁，通常不易察觉。

273. 甲减对心血管系统的影响有哪些？

主要表现为心率、心肌收缩力、每搏量和心输出量下降，ECG 显示低电压。心肌间质水肿、非特异性心肌纤维肿胀、左心室扩张和心包积液导致心脏增大，也称甲减性心脏病。

274. 甲减对血液系统的影响？

甲减患者常合并有贫血症状，主要是因为甲状腺激素缺乏导致血红蛋白合成障碍，肠道吸收铁和叶酸障碍引起铁和叶酸缺乏。另外，恶性贫血是由于自身免疫性甲状腺炎伴发的器官特异性自身免疫病。

275. 甲减对内分泌系统的影响？

女性常有月经过多或闭经；原发性甲减伴特发性肾上腺皮质功能减退和 1 型糖尿病者属于自身免疫性多内分泌腺体综合征的一种，为 Schmidt 综合征。

276. 什么是黏液性水肿昏迷及其临床表现？

极重度的甲状腺功能减退可导致黏液性水肿昏迷，表现为意识障碍、通气不足、对低氧血症/高碳酸血症反应降低、体温过低、低钠血症（抗利尿激素不适当分泌引起）和充血性心力衰竭。黏液性水肿昏迷在老年人中更常见，可由感染、甲状腺激素替代治疗中断、手术和创伤等诱发。

277. 甲状腺功能减退的治疗方法有哪些？

诊断为甲减或亚临床甲减，使用甲状腺素口服替代治疗数天症状可得到改善，但最理想的改善需要数周治疗后。当发生威胁生命的黏液性水肿时，可静脉给予 T_3 治疗（因 T_4 还需再外周转换为 T_3，因此不应使用 T_4 治疗），常规给予类固醇激素替代治疗，其他对症支持治疗（如体温保护及呼吸支持），治疗过程中需全程心电监护，及时发现心肌缺血或心律失常等。

278. 甲状腺功能减退患者术前评估注意事项有哪些？

术前应了解甲减的病因、替代治疗情况以及甲状腺功能状态：轻度甲减患者术前常不需要特别处理，一般均可耐受手术而不增加并发症；中度的甲状腺功能减退并非手术（如紧急冠状动脉旁路移植术）的绝对禁忌证，术前给予甲状腺激素替代药物治疗数天改善患者症状，最理想的改善需要数周治疗后，没必要等到最佳的改善状态；严重的甲状腺功能减退或黏液性水肿昏迷的患者不应进行择期手术，如需要进行急诊手术，术前应静脉给予 T_3 进行治疗。

279. 甲减患者术前药物应用注意事项有哪些？

对于镇静药物：因甲减患者易发生药物诱导的呼吸抑制，术前应尽量避免镇静药物的应用。对于甲状腺素：经治疗甲状腺功能恢复的患者，可在术晨服用平时剂量的药物，常用的术前药物都有非常长的半衰期（T_4 半衰期约为 8 天），因此术晨未服用或者某单次剂量未服用并不具有重要的临床意义。

280. 甲减患者存在困难气道的原因是什么？

甲状腺功能减退常常合并淀粉样变性，导致舌体肥大，导致气管插管困难。黏液性水肿昏迷患者可存在严重的咽后部水肿，潜在的困难气道。

281. 甲减患者术中是否更容易发生低血压？

甲减患者心输出量降低、压力感受器反射迟钝以及血容量减少，且对麻醉药物更敏感，术中容易发生低血压。术中如发生难治性低血压，应考虑是否并存原发性肾上腺皮质功能不全。考虑到此原因，推荐使用氯胺酮或依托咪酯作为麻醉诱导药。

282. 甲减患者容易发生低体温的原因是什么？

甲状腺激素加速体内细胞氧化反应，释放能量，具有显著的产热效应，可提高机体大多数组织的耗氧量和产热量。甲状腺功能减退患者，产热量减少，基础代谢率降低，使得甲状腺功能低下患者特别容易在术中和术后发生低体温，因此对此类患者围术期体温保护尤为重要。

283. 甲减患者与低血糖的发生有什么关系？

甲减患者胰岛素降解速度减慢，长期甲状腺功能降低的患者对胰岛素敏感性将显著增加，胰岛素功能活动增强，易发生低血糖倾向。另外，低体温时可进一步加重糖代谢障碍。因此甲减患者围术期可能会伴有低血糖的发生，当甲减患者发生苏醒延迟时，需谨慎鉴别诊断，及时对症处理。

284. 甲状腺素如何影响药物代谢？

甲状腺功能低下患者对麻醉药非常敏感，清除率下降，对 α 和 β 受体药物的反应可能会减弱。可能出现呼吸肌无力、呼吸抑制，麻醉恢复期延长，甚至循环不稳定。

285. 甲减患者术后是否容易发生苏醒延迟？

由于甲减患者易发生低体温、药物代谢率降低、电解质紊乱、呼吸抑制以及少见但可导致严重并发症的低血糖，术后易发生苏醒延迟，且可能需要持续机械通气。

286. 什么是甲状腺功能亢进？

甲状腺功能亢进（hyperthyroidism，简称甲亢）是指由多种病因导致甲状腺激素（thyroid hormone，TH）分泌过多，引起以神经、循环、消化等系统兴奋性增高和代谢亢进为主要表现的一种临床综合征。

287. 什么是甲亢危象？

甲亢危象：也称甲状腺危象，是甲状腺毒症急性加重致多系统损伤的一组综合征。通常发生于未经治疗或治疗不当的 Graves 病患者中，多数有一定的诱因，例如感染、创伤、精神应激、手术、妊娠等。典型症状为高热、大汗、烦躁、面部潮红、心动过速、呕吐、腹泻，部分患者可发生心律失常、肺水肿、充血性心力衰竭、黄疸等，病情进一步加重可出现休克、谵妄、昏迷，甚至危及生命。

288. 甲亢对心血管系统的影响主要有哪些？

代谢率增加可影响心血管系统，影响程度和甲状腺功能异常程度有关。由于氧耗增加，心血管系统处于高动力状态。可发生心动过速和心排量增加，可能发展为快速性心律失常、房颤、左心室肥厚及充血性心力衰竭。突眼的患者可能存在眼睑闭合困难，术中易发生眼球损伤。

289. 甲亢患者有哪些手术方式选择？

常用的手术方式有：双侧甲状腺次全切除术、一侧腺叶切除＋对侧次全切除术、双侧甲状腺近全切除术、全甲状腺切除术。GD 及毒性多结节性甲状腺肿（TMNG）患者的手术方式首选甲状腺近全或全切除术。甲状腺自主性高功能腺瘤（TA）患者应根据腺瘤的部位首选同侧腺叶切除术或峡部切除术。甲亢合并甲状腺癌患者手术方式首选甲状腺近全或全切除术加同侧中央区淋巴结清扫术。

290. 甲亢患者围术期需要做哪些术前准备？

一般准备：对精神紧张患者，可以适当应用镇静剂，消除恐惧心理。药物准备：甲亢患者的术前准备是关系到甲亢外科治疗安全和有效的关键。常用方案：ATD＋碘剂＋β受体阻滞剂；甲亢患者 ATD 不耐受或需短时间内接受手术时，可联合碘剂＋糖皮质激素＋β受体阻滞剂进行术前准备；随着 ATD 的临床应用，碘剂在术前准备中的权重正在降低，对部分甲亢患者，可以采用 ATD＋β受体阻滞剂＋糖皮质激素的方法进行术前准备。

291. 甲亢患者什么时候可以行择期手术？

甲亢患者的治疗重点放在缓解症状上。患者应恢复到正常的心率、脉压和窦性心律。最近新出现的心脏杂音消失。震颤、焦虑、呼吸困难和热耐受不良应得到缓解。

292. 甲亢患者如何给予术前用药？

甲亢患者术前用药目的是减少焦虑，防止交感神经系统兴奋。术前用药常采用苯二氮䓬类药物，如地西泮（5～10 mg 口服）；或者中枢肾上腺能抑制剂可乐定（3～5 μg/kg 口服）。抗毒胆碱类药物如阿托品和东莨菪碱可以引起心率增快，干扰体温调节，不推荐使用。

293. 甲亢对 MAC（最低肺泡有效浓度）有何影响？

在临床实践中，甲状腺功能亢进的患者似乎对麻醉药有耐受性，但甲状腺功能亢进与甲状腺功能减退一样不影响 MAC。由于心排量增加，吸入麻醉诱导起效较慢。对药物的耐受性是由于药物代谢增加引起的。

294. 甲亢患者术中用药有什么特别注意的吗？

甲亢患者术中尽量避免使用交感神经系统兴奋的药物，比如氯胺酮、泮库溴铵避免使用。由于循环中内源性儿茶酚胺含量较高，使用拟交感药物处理低血压时必须考虑到可能出现的高反应性。升压药可以首选 α 受体激动剂如去氧肾上腺素或者甲氧明；如果必须使用拟交感药物，直接作用的拟交感药物如（肾上腺素、去甲肾上腺素等）比间接作用的拟交感药物（如麻黄碱）更为合适。

295. 甲亢患者如何进行麻醉诱导？

如果预测没有气道梗阻，常规诱导。如果术前评估有气道梗阻时，如有端坐呼吸、喘鸣、声嘶时，需要清醒状态下纤支镜引导气管插管或者保留自主呼吸下吸入麻醉诱导插管。加强型气管导管要越过气管最狭窄部位。此外，应备好硬质支气管镜以处理气道塌陷，还应该备好小号的加强型气管导管。

296. 甲亢患者如何进行术中监测？

甲亢患者术中行有创血压、呼气末二氧化碳、脉搏血氧饱和度、心电图和核心体温监测，以便及时处理心脏失代偿状态并及时发现甲状腺能活性的增强。如果术前合并充血性心力衰竭,建议行中心静脉导管、肺动脉导管测压。有条件的医院还可以行经食道超声检测,指导输液和血管活性药物的应用。

297. 如何拔除甲亢患者的气管导管？

如果没有气道狭窄、气管软化,可以正常拔管。如果怀疑有气管软化,将气管导管和纤支镜一起缓慢的退出气道,纤支镜可以评估气道塌陷和声带的运动。如果发现气管塌陷,立刻重新插入纤支镜和气管导管。如果患者自我气道保护能力可疑,就不应该拔除气管导管,术后转入 ICU。

298. 甲亢患者拔管后出现了哮鸣音和呼吸困难,考虑是哪些原因及如何处理？

（1）出血,气管受压,应立刻去除缝线,清除血块。

（2）黏膜水肿引起的梗阻。45°角坐位、雾化吸入激素可减轻喉部水肿;或者重新气管插管。

（3）双侧喉返神经损伤会导致呼吸道梗阻。需要紧急行气管插管或者气管切开。

（4）低钙血症口周麻木和手脚麻刺感,会继发肌肉无力而出现喘鸣和气道梗阻,进行补钙对症处理。

（5）气管软化:长期甲状腺肿会引起气管塌陷,应再次气管插管并行气管造口术。

299. 甲状腺切除术后可能发生哪些并发症？

气管和咽喉部紧邻甲状腺,颈部血肿可导致气道梗阻,气管长期受压可导致软化,防治气管塌陷可能。误切甲状旁腺可导致低钙血症,并可导致喉痉挛。双侧喉返神经损伤可影响声带功能,导致气道梗阻。罕见情况下可导致完全性气道梗阻。

300. 什么是甲状旁腺功能减退症？有哪些临床类型？

甲状旁腺功能减退症(hypoparathyroidism,HP)简称甲旁减,是由于甲状旁腺(PTH)分泌过少和(或)效应不足而引起的一组临床综合征,主要表现为低钙血症、高磷血症、血清免疫活性 PTH(iPTH)减少和神经肌肉兴奋性增高。临床上常分为手术后甲状旁腺功能减退症,特发性甲状旁腺功能减退症和功能性甲状旁腺功能减退症 3 种。

301. 甲状旁腺切除术的并发症有哪些？

继发的低钙血症可引起喉痉挛；血肿可压迫气道；可能损伤喉返神经，影响声带功能，导致气道梗阻。与其他激素不同，目前没有可以替代甲状旁腺激素的类似物。

302. 甲状旁腺功能减退症在心血管系统有哪些临床表现？

心电图改变，表现为 QT 间期延长；低血压；充血性心力衰竭；对洋地黄药物和 β 受体药物不敏感。

303. 甲状旁腺功能减退症在神经肌肉系统有哪些临床表现？

神经肌肉兴奋性增高（手足抽搐、痉挛、癫痫）；肌肉无力、视神经盘水肿、口周麻木，（趾）指尖麻木及针刺感；神志改变（如焦虑、阿尔茨海默病、抑郁、精神错乱）。

304. 甲状旁腺功能减退症在呼吸系统有哪些临床表现？

主要临床表现为：窒息、支气管痉挛、喉痉挛、吸气性喘鸣。

305. 甲状旁腺功能减退症的患者在术中摆放体位或手术床搬运程中需要注意什么？

此类患者会伴有骨质疏松，在 65 岁以上女性中，50% 遭受过骨质疏松引起的骨折。所以在术中摆放体位或在手术床搬运过程中，应加倍小心，避免骨折的发生。

306. 甲状旁腺功能减退症的患者在复苏室需要注意什么？

该疾病可导致神经系统、呼吸系统、循环系统、凝血功能、神经肌肉接头等的广泛功能改变。在自主呼吸时可因通气不足，引起缺氧及二氧化碳的蓄积；肌肉松弛药的残余作用可能导致转出延迟。拔管后出现无力、颜面四肢麻木、肌肉震颤，甚至手足抽搐、呼吸困难、精神障碍等症状，要及时复查钙离子，及时对症治疗，保证围术期的安全。

307. 什么是低血糖？

低血糖是指成年人空腹血糖浓度低于 2.8 mmol/L，糖尿病患者血糖值低于 3.9 mmol/L 即可诊断为低血糖。严重低血糖（血糖浓度低于 1.4～1.7 mmol/L）

患者可出现昏迷甚至死亡。

308. 低血糖发作的表现？

低血糖患者一般显示出交感神经过度兴奋的结果，首要症状常是心动过速和出汗。在麻醉状态下这些症状可以完全被掩盖或抑制。

309. 低血糖的严重程度如何判断？

一般情况下，血糖≤50 mg/dL(2.8 mmol/L)即可出现认知功能障碍，进行性低血糖可导致脑损伤、癫痫发作和昏迷；严重低血糖≤40 mg/dL(2.2 mmol/L)即使短时间也可诱发心律失常或其他心脏事件，长时间的严重低血糖甚至可造成脑死亡。

310. 非糖尿病患者围术期为什么会发生低血糖？

非糖尿病患者发生围术期低血糖多见于老年患者，由于肝肾功能不全，肾糖阈升高，胰岛素灭活及降解能力下降。术前禁食水，手术创伤及术后分解代谢增加，导致蛋白质，脂肪迅速分解利用，引起患者围麻醉期发生低血糖。

311. 糖尿病患者围术期为什么会发生低血糖？

主要原因包括术前长时间禁食、禁水；术前口服降糖药或者胰岛素应用不当；静脉输液过程中，液体中胰岛素浓度偏高，输注速度过快等原因。

312. 术前如何进行患者的低血糖预防？

糖尿病患者须进行术前血糖个体化的血糖管理。一般择期手术患者，血糖控制在 7.13～8.34 mmol/L，不可强求血糖控制在正常范围。对于既往通过口服降糖药控制良好的患者，进行小型手术可维持原治疗方案。术前血糖控制不佳或合并急慢性并发症的患者，术前 3 天改为胰岛素治疗，禁食期间停止应用餐前胰岛素。

313. 术中如何进行患者的低血糖预防？

术前禁食患者每 4～6 小时监测一次血糖。术中血糖波动风险高，低血糖表现难以发现应 1～2 小时监测一次血糖。危重患者、大手术或持续静脉输注胰岛素的患者，每 0.5～1 小时监测一次。体外循环手术中，降温复温期间血糖波动大，每 15

分钟监测一次。疑似胰岛素细胞瘤等特殊患者,围术期发生严重低血糖风险大,加强术中监测,术中应每 0.5～1 小时监测一次血糖。

314. 术后如何进行患者的低血糖预防?

重点在于及时监测血糖,及时发现低血糖的发生。术后不明原因的苏醒延迟,须及时监测血糖水平,警惕严重低血糖的发生。

315. 如何处理已发生的低血糖?

可进食的清醒患者立即口服 10～25 g 可快速吸收的碳水化合物(如含糖饮料),不能口服的静脉推注 50% 葡萄糖溶液 20～50 mL,之后持续静脉输注 5% 或 10% 葡萄糖溶液维持血糖,每 5～15 分钟监测一次直至血糖 ≥ 100 mg/dL (5.6 mmol/L)。仔细筛查引起低血糖的原因。

316. 糖尿病酮症酸中毒和高渗性非酮症酸中毒发生的诱因有哪些?

主要包括急性感染、胰岛素不适当减量或突然中断治疗、脑卒中、心肌梗死、创伤、妊娠、精神刺激等。另外,手术也是常见的诱因之一。

317. 合并糖尿病酮症酸中毒和高渗性非酮症酸中毒患者的手术时机选择?

糖尿病酮症酸中毒和高渗性非酮症酸中毒都是可能危及生命的急性并发症。若出现上述征象,应该推迟非急诊手术,积极治疗。急诊手术患者如果病情允许,也应尽量纠正代谢紊乱,待 pH 值和渗透压恢复正常后手术,并充分向患者告知风险。

318. 围术期如何处理糖尿病酮症酸中毒和高渗性非酮症酸中毒?

两者均可造成严重脱水及低钾血症。围术期应当充分补液,短效胰岛素起始剂量 0.1 U/kg/h 静脉输注,尽快降低血糖,并请内分泌科会诊指导诊治。

319. 糖尿病酮症酸中毒和高渗性非酮症酸中毒治疗期间血糖控制的目标?

通过静脉泵注短效胰岛素,尽快将血糖控制在 ≤ 11.1 mmol/L(糖尿病酮症酸中毒)或者 ≤ 16.7 mmol/L(高渗性非酮症酸中毒),使每小时血糖下降速度控制在 3.9～6.1 mmol/L。

320. 糖尿病酮症酸中毒和高渗性非酮症酸中毒患者的术后处理？

建议重症患者术后转入 ICU，术后需要继续胰岛素静脉泵注防止血糖的波动。术后积极防治恶心呕吐，尽早恢复肠内营养。病情平稳的患者可以过渡到皮下注射胰岛素控制血糖。

321. 糖尿病酮症酸中毒和高渗性非酮症酸中毒有哪些并发症及处理方法？

脑水肿：病死率高，是最严重的并发症。若患者治疗后血糖有所下降，酸中毒改善但持续处于昏迷状态或稍有好转又陷入昏迷提示可能发生脑水肿。给予地塞米松、白蛋白、呋塞米等。心力衰竭及心律失常：老年人或者基础心肺功能不全的患者，补液过多可导致心衰和肺水肿。

（王胜　马骏　高玮）

第六节　术后泌尿系统并发症

322. 什么是尿潴留？

尿潴留是指膀胱内充满尿液而不能排出，常由排尿困难发展到一定程度引起。分为急性与慢性两种，前者发病迅速，膀胱内胀满尿液不能排出，常需急诊处理；后者起病缓慢，病程较长，下腹部可触及充满尿液的膀胱，但患者可无明显症状。

323. 术后尿潴留的病因？

盆腔手术损伤副交感神经丛；下腹部手术刺激、疼痛及患者不适应卧位排尿；椎管内麻醉导致膀胱麻痹而过度膨胀；麻醉时应用如阿托品、山莨菪碱等松弛平滑肌药物，导致膀胱逼尿肌收缩无力而引起尿潴留；术后未放置导尿管。

324. 椎管内麻醉导致术后尿潴留的处理措施有哪些？

去除手术刺激，改变排尿体位；手术时间较长时应术前留置导尿管，以避免发生膀胱无力；针灸治疗；发生膀胱无力时，可留置尿管进行潮式引流，约 1 周后待膀胱收缩功能恢复再拔除尿管。

325. 椎管内麻醉导致术后尿潴留的防治原则？

对于未放置导尿管的患者,在满足手术需要的前提下,尽可能使用最短效及最小有效剂量的局部麻醉药;在椎管内阻滞消退前控制静脉液入量,如术后 6~8 h 患者不能排尿或排尿后残余尿量大于 400 mL,则需放置导尿管。

326. 术后急性肾损伤的危险因素有哪些？

术前肾功能不全、高龄、高 BMI、心脏疾病、吸烟、糖尿病、ASA Ⅳ 或 Ⅴ 级;急诊手术、血管外科手术、输血、输液过多、肾动脉阻断时间、呋塞米的使用;术后输血、血管活性药物、利尿剂及抗心律失常药物的使用。

327. 导致术后急性肾衰竭的危险因素？

术前并存肾脏疾病、高龄、充血性心力衰竭、重大手术(心肺转流术、腹主动脉瘤切除术);败血症和多器官系统功能障碍;术中液体容量不足、败血症的延迟治疗、造影剂及肾毒性药物的应用。

328. 肾功能衰竭如何影响芬太尼的药理学特性？

芬太尼由肝脏代谢,只有 7% 以原型经尿液排出。手术中短时间使用是安全的。肾功能衰竭时可引起前体复合物蓄积,但并没有不良反应,肾功能衰竭患者如长时间使用必须监测药物的药代动力学效应。

329. 术前肾功能不佳并且术后有肾功能不全风险的患者应避免应用哪些麻醉药物？

应尽量避免使用哌替啶和吗啡,因为两者的代谢产物经肾排泄,可在体内聚集。此外,抑制前列腺素合成的 NSAIDS 可减少易感患者的肾血流,使用这些药物时必须谨慎。

330. 原发性醛固酮增多症术后急性肾功能不全的病因有哪些？

有效循环血量减少或细胞外液大量丢失;肾上腺皮质功能不全;心输出量减少;血管床容积扩张;肾血流动力学改变;醛固酮瘤体切除术后血醛固酮浓度短期内快速下降,导致肾小球滤过率出现明显的下降。

331. 尿崩症的定义是什么？

尿崩症指抗利尿激素（ADH）严重缺乏或部分缺乏，或肾脏对 ADH 不敏感，致肾小管重吸收水的功能障碍，从而引起多尿、烦渴、多饮与低比重尿和低渗尿为特征的一组综合征。

332. 尿崩症的诊断依据是什么？

尿量多，可达到 4～10 L/d；低渗尿，一般低于 200 mOsm/kg，尿比重多在 1.005 以下；禁水试验不能使尿渗透压和尿比重增加，而注射加压素后尿量减少、尿比重增加、尿渗透压较注射前增加 9% 以上；血管加压素或去氨加压素治疗有明显效果。

333. 颅内手术后尿崩症如何处理？

多尿通常合并高钠血症、血高渗、尿低渗。清醒患者可通过增加饮水量代偿；否则，需经静脉强制补充。可给予水溶性血管加压素皮下注射或静脉输注；作为替代，可给予去氨加压素治疗。

334. 体外冲击波碎石术的定义是什么？

体外冲击波碎石术是一种无创技术，是将声振动波集中在尿路结石部位。并在不同密度物质（如软组织和结石）的界面上反射这些声波从而形成复杂的内部回波并最终产生压力而导致结石碎裂。

335. 体外冲击波碎石术术后易出现哪些泌尿系统并发症？

输尿管绞痛，表现为恶心、呕吐或心动过缓；血尿，较常见，可进行补液和利尿；肾被膜下血肿，由于同侧肾脉管系统损伤所致，尤其是高血压患者。

336. 输尿管镜碎石取石术后并发症有哪些？

感染、黏膜下损伤、假道、穿孔、撕裂等。输尿管撕脱或断裂是最严重并发症，与术中采用高压灌注、进镜出镜时操作不当有关，应注意防范。如发生该并发症应马上中转开放手术。远期并发症主要是输尿管狭窄或闭塞等。

337. TURP 综合征定义及对心肺、肾和中枢神经系统有何影响？

经尿道前列腺电切术（TURP）综合征是术中灌洗液经手术创面大量吸收，引起稀释性低钠血症及血容量过多为主要特征的临床综合征。可引起血容量升高、高血压、心绞痛、肺水肿和术后尿量降低。

338. 为什么区域麻醉是 TURP 术的最佳麻醉方法？

区域麻醉时患者保持清醒，可早期发现 TURP 综合征的体征；可引起外周血管扩张，减轻循环超负荷；可降低血压而减少术中失血；提供术后镇痛，降低全身麻醉术后高血压和心动过速的发生概率。

339. TURP 手术过程中体位对于麻醉的影响有哪些？

此类型手术通常在截石位和轻度头低体位下完成。这种体位可导致肺血容量的改变、肺顺应性降低、膈肌向头部移位，以及肺容量参数降低（如残气量、功能残气量、潮气量和肺活量）、心脏前负荷增加。

340. 从麻醉医生角度看，TURP 综合征的防治措施？

保持患者清醒，有利于术中观察；对于心肺功能障碍、凝血功能差者，应定时检测血钠值；有需要进行有创动静脉压监测；对于手术耗时长、出血较多的患者，适当应用呋塞米、高渗氯化钠等进行预防。

341. 一旦发生 TURP 综合征，可采取哪些措施？

静脉注射呋塞米 20~40 mg；静脉注射 3%~5% 氯化钠溶液 2~3 mL/kg 纠正血钠水平；呼吸循环不稳定患者可行机械通气；纠正心衰；酌情应用洋地黄类药物，如静脉注射毛花苷 C 0.2~0.4 mg；脑水肿：20% 甘露醇 3~5 mL/kg 脱水治疗并静脉滴注地塞米松 0.2 mg/kg。

342. TURP 术后发生菌血症的病源是什么？

前列腺中常含有多种大量细菌，TURP 术易使这些细菌进入血流，导致术后菌血症；且术前置入的导尿管也可促进尿道中细菌生长，接受 TURP 术的患者约有 30% 术前即已存在尿液感染，患者中半数术后可出现菌血症。

343. 急腹症在麻醉过程中哪些细节未处理好会导致术后肾衰竭？

麻醉过程中应时刻关注患者状态，多做动脉血气分析，密切关注尿量、及时纠正脱水、血浓缩和代谢性酸中毒，防止肾衰竭以及中毒性休克，均可有效预防术后肾衰竭。

344. 术后泌尿系统阻塞性疾病的表现有哪些？

严重的痉挛性腰痛,输尿管上 1/3 的疼痛反射至下腹部和腰部,中 1/3 的疼痛反射至髂窝,下 1/3 的疼痛反射至耻骨上和腹股沟区域。肾绞痛、血尿和 X 线上不透射线的结石或普通 CT 可以明确诊断。

345. 术后由于泌尿系统阻塞所致的疼痛应如何处理？

阿片类镇痛药和 NSAIDs 是缓解严重肾绞痛症状的首选。如果不能口服,可以选择肌内注射或者静脉注射酮咯酸。虽然静脉输液被广泛地应用,但是在肾绞痛时未被证实有益。

346. 腹腔镜手术对于泌尿系统有哪些直接或间接影响？

尽管充分扩容,但仍常出现少尿,多认为与高碳酸血症及气腹后腹内压增加引起神经体液的变化有关;儿茶酚胺释放增加,使血液分流进入肾髓质,肾皮质血流减少,入球小动脉收缩,肾小球滤过率降低。

347. 腹腔镜手术腹内压的变化对肾脏灌注有哪些影响？

当腹内压为 15 mmHg 时,肾皮质血流减少约 60%,尿量可逆性减少 50%;腹膜后气腹可使腹内压逐渐升高,亦会造成肾灌注逐渐减少。若腹内压不升高,一侧腹膜后充气仅会造成同侧肾皮质灌注减少。

348. 依赖肾清除的药物有哪些？

完全依赖肾清除:加拉明、地高辛、强心剂、氨基糖苷类、万古霉素、头孢菌素、青霉素;部分依赖肾清除:巴比妥类、泮库溴铵、维库溴铵、新斯的明、阿托品、格隆溴铵、米力农、肼屈嗪、磺胺类药物。

349. 老年患者过量、过快补液的危害有哪些？老年患者如何补液？

随着年龄增长,肾脏调节功能减退,术中过量、过快补液,有诱发术中或术后急性肾衰竭、急性心力衰竭、肺水肿的可能。在保证老年患者组织灌注和血流动力学稳定的前提下,应防止液体输注过多,同时要密切监测尿量。

350. 泌尿外科手术在麻醉恢复期,应特别注意的细节有哪些?

腹腔镜术后拔管前应常规吸痰和手法膨肺,皮下气肿显著者,在拔管前后应进行血气分析;术中长时间低钠、高碳酸血症等可导致患者轻微脑水肿甚至影响苏醒,应及时纠正诱因和适当利尿脱水。

351. 泌尿生殖系统疼痛的管理原则有哪些?

急性疼痛首选非麻醉性镇痛药物如阿司匹林,辅以三环类抗抑郁药和抗惊厥药;阿片类药物适合用于短期急性疼痛;控制恶性肿瘤疼痛时需要大剂量的阿片类药物。当口服无效时,可使用肠道外方法给予。

(徐龙河　刘永哲)

第七节　围术期免疫系统并发症

352. 什么是免疫?免疫系统的构成有哪些?

免疫(Immunity)是指机体识别"自身"与"非己"抗原,对自身抗原形成天然免疫耐受,对"非己"抗原产生排斥、消除的一种生理功能。免疫系统由免疫器官和组织、免疫细胞(如造血干细胞、淋巴细胞、抗原提呈细胞、粒细胞、肥大细胞、红细胞等)以及免疫分子(如免疫球蛋白、补体、各种细胞因子和膜分子等)组成。

353. 免疫系统的主要功能有哪些?

免疫系统主要的功能包括:免疫防御功能(immunologic defence)、免疫监视功能(immunological surveillance)、免疫耐受(immunological tolerance)、免疫调节功能(immunologic regulation)。

354. 什么是免疫应答?

免疫应答(immune response)是指机体免疫系统受到抗原刺激后,淋巴细胞特异性识别抗原分子,发生活化、增殖、分化或者无能、凋亡,进而表现出一定生物学效应的过程。它分为固有性免疫应答和适应性免疫应答。

355. 什么是免疫调节？

免疫调节(immuno regulation)是机体本身对免疫应答过程作出的生理性反馈。针对病原体入侵，机体一方面动员免疫系统启动足够强的应答，清除病原体；另一方面，高强度的应答可导致内环境的稳定的偏移，甚至诱发程度不同的病变和组织损伤。机体在病原体清除后必须作出相应的反馈调节。

356. 围术期免疫系统并发症如何分类？

围术期免疫系统并发症主要包括免疫功能下降和免疫功能过度增强两大部分。其中，免疫功能下降包括：免疫防御功能的下降、免疫监视功能下降、免疫调节功能的下降。免疫功能的过度增强包括：Ⅰ～Ⅳ型超敏反应以及类过敏反应等。

357. 什么是超敏反应？

超敏反应(hypersensitivity)，又称为变态反应(allergy)，即异常的、过高的免疫应答，是机体收到某些抗原刺激时，出现生理功能紊乱或组织细胞损伤的异常适应性免疫应答所致。它分为4种类型，即Ⅰ～Ⅳ型超敏反应。

358. 什么是Ⅰ型超敏反应，特征有哪些？

Ⅰ型超敏反应即速发型超敏反应，又称过敏反应(anaphylaxis)，主要由特异性IgE抗体介导产生，可发生于局部或全身。特征是：超敏反应发生快，消退也快。常引起生理功能紊乱，几乎不发生严重组织细胞损伤。具有明显个体差异和遗传背景。

359. 临床上常见的Ⅰ型超敏反应有哪些？

常见的Ⅰ型超敏反应有：
(1) 药物过敏性休克：青霉素、头孢菌素、链霉素、麻醉药物等。
(2) 血清过敏性休克：破伤风抗毒素、白喉抗毒素等。
(3) 呼吸道过敏反应：过敏性鼻炎和过敏性哮喘。
(4) 消化道过敏反应，进食鱼虾、蟹、蛋、奶等食物引起。
(5) 皮肤过敏反应，荨麻疹、特应性皮炎和血管神经水肿等。

360. 什么是Ⅱ型超敏反应？

Ⅱ型超敏反应又称为溶细胞或者细胞毒型超敏反应，它是由IgG或者IgM类抗体与自身组织细胞表面相应的抗原结合后,在补体、吞噬细胞和 NK 细胞参与下,引起以细胞溶解或组织损伤为主的病理性免疫反应。

361. 临床上常见的Ⅱ型超敏反应有哪些?

常见的Ⅱ型超敏反应有:输血反应、新生儿溶血症、自身免疫性溶血性贫血、药物过敏性溶血、肺出血-肾炎综合征、毒性弥漫性甲状腺肿。

362. 什么是Ⅲ型超敏反应?

Ⅲ型超敏反应又称为免疫复合物型或血管炎型超敏反应。它是由可溶性自身或者外来抗原与相应的 IgG 或 IgM 类抗体结合,形成可溶性抗原-抗体复合物,并通过激活补体和炎症细胞,引起以充血水肿、局部坏死和中性粒细胞浸润为主要特征的炎症反应和组织损伤。

363. 什么是Ⅳ型超敏反应?

Ⅳ型超敏反应,又称迟发性超敏反应。为免疫细胞介导的一种病理表现。它是由 T 细胞介导的。见于结核病、梅毒、器官移植的排斥反应、接种疫苗后的脑脊髓炎、某些自身免疫病等都属于此型。

364. 什么是类过敏反应?

类过敏反应(anaphylactoid reaction)是由药物直接刺激肥大细胞和嗜碱性粒细胞释放组胺所致,其症状与过敏反应相似,但无免疫系统参与,首次用药即可出现。

365. 围术期肿瘤扩散的危险因素有哪些?

(1) 患者因素:患者自身存在免疫缺陷或者免疫抑制。
(2) 手术因素:切除肿瘤不彻底、气腹压力过高、不当操作引起的种植转移,手术时间过长、手术创伤对免疫功能的抑制等。
(3) 麻醉因素:麻醉药物(挥发性麻醉药、阿片类药物等)对免疫功能的抑制。
(4) 围术期输血、低体温等。

366. 围术期发生超敏反应的危险因素有哪些?

(1) 药物类:局部麻醉药、静脉麻醉药和镇痛药、肌肉松弛药、皮质激素(地塞米松、泼尼松、甲泼尼龙)、鱼精蛋白、抗生素、非甾体抗炎药、抑肽酶、木瓜凝乳蛋白酶。

(2) 血液制品、血浆扩容剂、造影剂、血管移植物。

(3) 乳胶制品：手套、面罩、引流管等。

367. 吸入麻醉药影响免疫系统的可能机制有哪些？

(1) 氟烷能够可逆性抑制中性粒细胞的杀菌功能,进一步研究证明,氟烷、安氟烷、异氟烷、七氟烷均可抑制活化的中性粒细胞活性氧的产生,从而抑制中性粒细胞的氧化杀菌活性,减少中性粒细胞与内皮细胞的黏附,抑制炎症反应。

(2) 氟烷和安氟烷可以可逆性抑制自然杀伤细胞的活性。

(3) 吸入麻醉药可以抑制淋巴细胞的增殖。

368. 丙泊酚影响免疫系统的可能机制有哪些？

(1) 丙泊酚可以剂量依赖性抑制中性粒细胞的趋化活性和活性氧的产生,使单核细胞和巨噬细胞的化学趋化、呼吸爆发和吞噬功能受损。

(2) 丙泊酚可以降低巨噬细胞线粒体膜电位和 ATP 的合成。

(3) 丙泊酚可以抑制危重患者的 B 淋巴细胞的增殖。

369. 阿片类药物影响免疫系统的可能机制有哪些？

阿片类镇痛药具有免疫抑制效应,通过活化自主神经系统,诱导儿茶酚胺类激素的释放,从而抑制淋巴细胞、NK 细胞和巨噬细胞的功能。吗啡可以使单核细胞和中性粒细胞功能受损,抑制 NK 细胞介导的细胞毒性作用和淋巴细胞增殖,诱导巨噬细胞和淋巴细胞凋亡。

370. 严重创伤损伤免疫系统的机制有哪些？

(1) 创伤后机体的主要反应是免疫功能下降,也存在免疫功能紊乱。特别是细胞免疫功能受到抑制。

(2) 手术创伤后,红细胞免疫功能下降,血浆 β 内啡肽增高,可使红细胞出现变形,影响了红细胞免疫黏附的能力。

(3) 创伤后免疫功能紊乱,容易出现全身炎症反应的发生,导致粒细胞趋化和吞噬功能下降。

371. 手术损伤免疫系统的机制有哪些？

手术对免疫系统的抑制作用是由血清因子、应激激素、抑制性细胞激活、细胞因子 IFN-γ 和 IL-2 分泌降低及 Th1/Th2 平衡的改变所致。手术创伤越大，免疫抑制越明显。

372. 围术期致敏性麻醉药如何监测？

因为麻醉中药物的多样性，确定致敏药物很困难，通过皮肤试验和免疫化学分析检验显示特异性 IgE 可能为致敏原提供信息。常规实验室检查包括在反应发生后 72 小时内连续测定 IgE 抗体总量和补体蛋白 C3 和 C4 的血浆浓度。

373. 鉴定过敏原的方法有哪些？

如不良反应在第一次接触药物时即发生，而血浆 IgE 抗体和补体蛋白 C3 和 C4 均无改变，提示为类过敏反应。可用血浆组胺浓度测定、皮内试验、细胞试验和血浆特异蛋白分析进行检验。放射免疫法测定血浆组胺浓度很敏感，可能成为常规检查之一。

374. 围术期患者免疫功能检测的内容有哪些？

免疫功能监测包括固有免疫和获得性免疫功能，可反映患者免疫功能变化的性质和程度，判断病情严重程度，评估免疫调节治疗效果和预测患者预后。

375. 固有免疫包括哪些？

固有免疫主要包括中性粒细胞、单核巨噬细胞、树突细胞、自然杀伤细胞等免疫细胞和补体、细胞因子等固有免疫分子。

376. 获得性免疫包括哪些？

获得性免疫包括 T 细胞介导的细胞免疫和 B 细胞及其终末分化浆细胞分泌的免疫球蛋白介导的体液免疫。外周血淋巴细胞包括 T 细胞、B 细胞和 NK 细胞等。

377. 免疫功能抑制的病理生理特征是什么？

抗原递呈细胞人白细胞抗原-DR（HLA-DR）表达下调、髓系来源抑制细胞增加、淋巴细胞凋亡增加、辅助性 T 细胞增殖能力下降、调节性 T 细胞增加、抑制性分子如程序性死亡受体-1和程序性死亡受体配体1等表达增加、Th1转为Th2极化、抗炎因子分泌上调说明免疫抑制的发生。

378. 中性粒细胞检查的临床意义有哪些？

中性粒细胞是人外周血数量最多的固有免疫细胞。外周血中性粒细胞数量和比例是传统的判断感染、炎症反应指标，但影响因素较多，特异性不高。外周血中性粒细胞分化程度与预后有关，不成熟的中性粒细胞越多，预后越差。

379. 单核巨噬细胞的检测临床意义是什么？

通过检测单核细胞表面抗原提呈分子HLA-DR表达变化和合成分泌细胞因子水平，可动态评估患者免疫功能。由于单核细胞在外周血中数量较多，细胞寿命较长，表面HLA-DR表达呈现相对稳定状态，应用流式细胞仪能被快速定量可靠地检测，目前动态检测$CD14^+$单核细胞HLA-DR表达水平已作为临床诊断免疫功能抑制比较可靠的指标。

380. 树突细胞的检测临床意义是什么？

树突细胞是机体功能最强大的专职抗原提呈细胞。依据来源不同，组织树突细胞可分为髓样树突细胞和浆细胞样树突细胞。动态分析患者树突细胞数量、功能状态改变具有重要临床意义。检测外周血树突细胞及亚群可预测病情严重程度和评估预后。

381. 补体的检测临床意义是什么？

补体是固有免疫防御体系的重要组分，参与抗体介导获得性免疫应答的启动和调节。患者血清补体异常可能反映病情严重度和预后；补体水平降低提示与预后不良。

382. 淋巴细胞数目检测的临床意义是什么？

淋巴细胞数量减少和功能改变可导致获得性免疫功能抑制。病情严重患者外周血淋巴细胞数量下降明显，感染性并发症显著增加且提示预后不良。

383. HIV患者的免疫监测是什么？

$CD4^+$ T细胞计数是HIV感染患者免疫系统损害状况最明确的指标。若

CD4$^+$T 细胞计数＞350 个/μL,营养情况尚可,可以耐受各种大手术的打击。如 CD4$^+$T 细胞计数 200～350 个/μL 在加强营养及免疫支持的前提下,可进行各种大中手术。HIV 患者如 CD4$^+$T 细胞计数＜200 个/μL 易出现由病毒、真菌、结核菌、卡氏肺囊虫等引起的一系列机会性感染。

384. 创伤对特异性免疫功能改变有哪些影响?

特异性免疫功能改变:淋巴细胞减少、CD4/CD8 比值＜1、T 细胞和 B 细胞增殖抑制、B 细胞分化抑制、NK 细胞活性降低、淋巴细胞因子(IL-2、IL-3、IFN-γ)生成减少、IL-2 受体表达下降、IL-4 和 IL-10 生成增加、HLA-DR 表达降低和 DTH 皮肤试验反应减弱。

385. 创伤对非特异性免疫功能改变有哪些影响?

非特异性免疫功能改变:单核细胞增生、IL-6 血浆水平上升、急性期蛋白合成增加、IL-1 减少、PGE2 增加,后者血浆水平上升、粒细胞功能下降、新蝶呤血浆水平上升。

386. 常见的自身免疫病有哪些?

重症肌无力、糖尿病、系统性红斑狼疮、类风湿关节炎、白塞综合征、干燥综合征、多发性动脉炎、特发性阿狄森病、慢性甲状腺炎、特发性上皮小体功能降低、主动脉炎综合征、自身免疫性心脏病、肺肾综合征、类狼疮性肝炎、溃疡性结肠炎、多发性肌炎等。

387. 抗风湿药物围术期使用方法是什么?

见表 5-1。

表 5-1 抗风湿药物围术期使用方法

制 剂	给药间隔	维持或停用
甲氨蝶呤	每周 1 次	维持
柳氮磺胺嘧啶	每日 1 次或 2 次	维持
羟氯喹	每日 1 次或 2 次	维持

续 表

制　剂	给 药 间 隔	维持或停用
多氟米特	每天	维持
多西环素	每天	维持

388. 糖皮质激素如何在围术期使用？

建议继续应用术前每日用量，而不建议使用超生理剂量的应激剂量。围术期糖皮质激素维持用药有助于维持血流动力学稳定，有利于降低感染的风险。对于泼尼龙剂量<16 mg/d 或等效应量的患者，维持用药有助于维持血流动力学稳定，但该建议不适用于自幼儿发育阶段即应用糖皮质激素治疗的幼年特发性关节炎患者、原发性肾上腺功能不全者及原发性下丘脑疾患者。

（王胜　刘琳　李俊）

第八节　感染和失血

389. 什么是菌血症？

菌血症指致病菌由局部侵入血流，但未在血流中生长繁殖，只是短暂的一过性通过血液循环到达体内适宜部位后再进行繁殖而致病。一般来说，导尿管或者是体表的手术造口容易导致发生菌血症。出现菌血症的患者往往发生急性的多个器官的转移性感染，并出现各种急性感染症状。一旦怀疑，应立即采血检验，确诊后应立即针对感染菌治疗。

390. 菌血症常见病因是什么？

感染的口腔组织的外科手术或常规的牙科操作，感染的下尿路插管，脓肿切开引流和内置器的细菌生长，特别是静脉注射和心内导管，导尿管和造口术内置器及导管均可引起短暂的菌血症。随着内镜下治疗的增多，消化道、胆道内镜治疗过程中，也可出现菌血症。

391. 革兰阴性菌感染常见于哪些患者？

典型的革兰阴性菌血症是间歇性和机会性的，虽然这种菌血症可能不影响健康人，但对免疫受损并伴有重病的患者、化疗后的患者以及严重营养不良者，则可产生严重后果。慢性病和免疫受损患者发生革兰阴性菌血症较常见，但这些患者的血流也可被需氧菌、厌氧菌和真菌感染。

392. 革兰阳性菌感染常见于哪些患者？

静脉吸毒者，葡萄球菌性菌血症常见，葡萄球菌也是可累及三尖瓣的革兰阳性菌心内膜炎的主要致病菌。

393. 感染的初发部位通常在哪里？

感染的初发部位通常在肺部、泌尿生殖道、胃肠道或软组织，包括患有压疮溃疡的皮肤，也可发生于危险人群，特别是有心脏瓣膜病、人工心脏瓣膜或其他血管内假体患者的牙科手术后。脑膜或心包或大关节等浆膜腔的转移性感染可由短暂的或持续存在的菌血症所致，特别是当致病菌为肠球菌、葡萄球菌或真菌时，还可发生心内膜炎。但革兰阴性菌菌血症很少发生心内膜炎。

394. 如何检查病原菌？

应从所有感染部位，包括感染的体腔、关节间隙、软组织和病损的皮肤获取脓液或体液作革兰染色和培养。血液培养应包括需氧菌和厌氧菌培养，应间隔1小时作2次血培养，每次应从不同部位静脉取血。此外，还可对痰液、导管插入部位和伤口的标本进行培养。

395. 手术中出现菌血症，应如何处理？

外科手术或内置性静脉插管或导尿管相关性短暂的菌血症常不易测知，一般不必治疗。但若患者有瓣膜性心脏病，血管内假体或接受免疫抑制剂，则应预防性应用抗生素以预防发生心内膜炎。术中若出现生命体征不稳，对症处理，维持循环的稳定，尽快结束手术操作。

396. 导管相关的感染的临床表现是什么？

患者有导管或导管拔除48 h内出现发热（＞38℃）、寒战或低血压等感染表现，除导管外没有其他明确感染源。特别提及一种感染是中心静脉导管相关的血液感染（central line-associated blood stream infection，CLABSIs），CLABSI 是 ICU 发病率和死亡率增加的一个重要原因。如果留置导管的部位出现硬结或化脓，更应该考虑导管相关感染。

397. 如何减少导管相关的感染？

CLABSI 逐渐被认为是一个标志性事件。虽然拔除导管是防止感染的有效办法，但常规更换导管的方法并不能降低感染率，还增加并发症的发生率，如血栓和气胸。在导管使用过程中，要使用可减少细菌黏附和生长的导管材料和涂层材料，优选锁骨下静脉置管，保持良好的手部卫生，在不需要的情况下及时拔除导管。

398. 易发生菌血症手术术后注意事项有哪些？

对于易出现菌血症的手术，加强体温监测。合理的使用抗菌药物。创伤性内置物，特别是静脉内和尿路内插管应及时清除，外周留置针最长留置时间 7 天，深静脉导管可保留 2~4 周，考虑导管源性感染，立即拔除并做培养。

399. 什么是脓毒血症？

脓毒血症是化脓性病原菌进入血流，在血中大量繁殖，并可随血流到达其他组织或器官，引起新的化脓性病灶。例如金黄色葡萄球菌所致的脓毒血症，可导致多发性肝脓肿、皮下脓肿、肾脓肿等。多年来，已被公认为一个临床症状。

400. 脓毒症的定义？

宿主对感染的反应失调而致的危及生命的器官功能障碍，也就是说当机体对感染的反应损伤了自身组织和器官进而危及生命就称为脓毒症（sepsis）。

401. 脓毒症与全身炎症反应综合征的关系是什么？

全身炎症反应综合征（systemic inflammatory response syndrome，SIRS）与脓毒症被视为涉及具有相同病理生理机制疾病的连续发展的一部分。SIRS 有四个炎症指标来定义（心率、通气指标、体温、WBC）。

402. SIRS 常见病因是什么？

SIRS 通常和感染有关，但它也可以由许多非感染因素诱发，例如胰腺炎、外伤、外科手术、心肺转流术、烧伤、过敏反应、药物或者主动脉夹层。如果SIRS与血液培养阳性有关或者与其他明确的感染指标相关，那么它就被认为是脓毒症。

403. 脓毒血症主要的鉴别诊断是什么？

脓毒血症要与非感染性因素导致的器官功能障碍相鉴别，如严重创伤、大面积烧伤、大手术后、嗜血细胞综合征、SLE活动期、热射病、急性中毒等。

404. 什么是严重的脓毒症？

严重的脓毒症是指继发于败血症且已发展为器官功能障碍的情况。

405. 什么是脓毒性休克？

感染性休克即脓毒性休克，指在严重感染基础上的低血压持续存在，经充分的液体复苏无法纠正。

406. 什么是多器官功能障碍综合征（multiple organ dysfunction syndrome，MODS）？

MODS指2个或2个以上器官或系统同时或序贯发生功能障碍，需要干预来维持内环境稳态。MODS可以由脓毒症引发，也可以有其他情况引起，例如非感染性SIRS或心源性休克。

407. 脓毒症的病理生理机制是什么？

目前普遍理论认为，脓毒症是有最初的感染性损伤引起的结果。感染导致了免疫系统的激活，随之而来的是免疫系统的过度活跃造成的损害。最初的损害是常见的局部或者血液为基础的细菌感染。革兰阴性菌的细胞膜包含着可以触发强免疫反应的多个元素，如脂多糖，被认为是革兰阴性菌脓毒症的主要因素。革兰阳性菌不包含脂多糖，大部分致病性被认为是由外毒素引起的，这是一种由细菌分泌的具有免疫源性的毒素。

408. 脓毒症相关的心肌功能障碍的表现是怎样的？

器官功能障碍可呈现多种形式。其中最常见的是心肌功能障碍，尤其是在最初的细胞因子风暴后。它可能是有循环中的心肌抑制因子而不是局部心肌缺血引起。在脓毒症初期，全身血管阻力降低和静脉扩张，产生了高动力性、高心排的状态。在脓毒症的最初几天，这种高动力状态会引起心脏收缩和舒张功能障碍。继发于肺损伤的肺动脉高压可加重右心衰竭。

409. 脓毒症对血管活性药的药效学特点是什么？

大多数脓毒症的特点为血管舒张和对收缩血管药物不敏感。原因很多，包括平滑肌内对腺苷三磷酸敏感的钾通道激活、NO 产生增加和精氨酸升压素（arginine vasopressin，AVP）缺乏。这提示在脓毒症休克时可给予外源性 AVP，酸中毒可减弱脉管系统对血管收缩药物的反应，使情况恶化。

410. 脓毒症常见受累器官是什么？

肺、肾、肝、血液系统、中枢系统在脓毒血症中都易受到损害。

411. 脓毒症是如何影响肺部功能的？

肺是脓毒症中最容易受损的器官之一。在细胞因子的影响下，导致炎症反应，损伤肺泡壁，导致液体渗出和蛋白质进入肺泡腔，并使残余的肺表面活性物质失活，引起气体弥散障碍、肺不张和通气血流比例失调，这个过程称为急性肺损伤（ALT）或更严重的急性呼吸窘迫综合征（ARDS），较高吸氧浓度和通气压力对维持氧合作用很重要，但这可能会使炎症状态持续。这种损伤会影响血管，引起肺动脉高压，在缺氧问题解决后这种情况可能会持续存在。

412. 脓毒症是如何影响肾脏功能的？

继发于脓毒症的肾损伤也很常见。全身血管舒张和低血压可导致间接肾缺血。在因血管扩张造成的血容量不足的情况下，肾试图通过释放递质刺激肾内血管收缩，维持肾小球滤过率（glomerular filtration rate，GFR），最终，这些代偿机制会失效，导致 GFR 降低。内皮损伤也可能导致肾内微血管功能障碍和血栓形成。脓毒症患者的肾功能可表现为正常的尿量、少尿甚至无尿，并可能有不同程度的溶质过滤障碍。

413. 脓毒症是如何影响肝脏功能的？

肝巨噬细胞，称为 Kupffer 细胞，它可以参与炎症刺激后细胞因子的反应。肝内皮细胞也容易受到整体生理状态的影响。低血压可导致"休克肝"，以转氨酶的升高和合成功能下降为特征，最终导致低蛋白血症和凝血病，即使没有这种休克状态,脓毒症也可导致胆汁瘀滞,这可能是胆道淤泥和非结石性胆囊炎随之而来。

414. 脓毒症是如何影响血液系统的?

脓毒血症引起血液系统紊乱包括直接的骨髓抑制,以及微血管血栓形成和耗性凝血功能障碍,以及最严重的形式弥散性血管内凝血(disseminated intravascular coagulation, DIC)。白细胞减少被认为是不良预后的标志。

415. 脓毒症是如何影响神经系统的?

脓毒症会引起中枢神经系统和外周神经系统功能失调。脓毒性脑病可表现为谵妄或昏迷,这是很常见的,是预后不良的独立预测因子。由于低灌注、细胞因子和去适应影响,外周神经系统会出现局部去神经支配和肌神经病变,这会导致长时间肌无力、呼吸机依赖和脓毒症幸存者中—重度认知功能障碍的发病率增加。

416. 脓毒症的治疗原则是什么?

主要包括控制最初的感染,适当的复苏和维持器官灌注,预防并发症的措施,器官功能的支持和置换。

417. 脓毒症时如何控制最初的感染?

感染控制包括源头控制和抗菌治疗。源头控制包括脓肿引流、感染组织清创,或者清除感染的植入物或金属件。最好是尽早地进行手术。除了源头控制,适当的抗菌疗法是控制发病率和死亡率的关键。

418. 脓毒症时如何确定适当的复苏?

特定目标导向的早期复苏,包括中心静脉氧饱和度、输血、强心、镇静和机械通气,可显著降低脓毒症的早期死亡率。但这个方法没有被普遍接受,大部分重症监护临床医生认为早期采用目标导向复苏来维持器官灌注是一个有用的方法。目前大多数争论集中在使用哪一种监测和目标导向。

419. 脓毒症时如何维持器官的灌注?

若容量不足,第一步通常是液体复苏。若灌注仍不足,但不再是容量不足,可以使用强心药物,传统上使用多巴胺和多巴酚丁胺。在循环容量和心排量恢复后,感染性休克患者可能会持续低血压，此时需要血管升压药，首选去甲肾上腺素。最近加压素的使用成为流行，其可能改善少数脓毒症患者预后。尽管多巴胺被认为在休克患者中有肾保护作用，但仍有大量文献反对这一观点。

420. 脓毒症时如何预防并发症？

使用 H2 受体阻滞药和质子泵抑制药来预防消化道溃疡和上消化道出血。脓毒症患者血液呈高凝状态，易形成血栓，皮下注射普通或低分子肝素可预防血栓形成。警惕呼吸机相关性肺炎（VAP），半卧位能减少误吸和 VAP 的发生率，常规的试验性的自主呼吸和间断性镇静可减少机械通气时间。需要注射胰岛素的严重高血糖患者需要预防感染和神经肌肉的并发症。然而，目前还不清楚血糖需要控制到何种程度才能使患者受益。

421. 脓毒症时如何进行器官功能的支持和置换？

可以行机械通气或肾替代治疗（renal replacement therapy，RRT），在发展为 ALT/ARDS 的患者中，采用小潮气量（6 mL/kg 理想体重）通气策略可降低死亡率。高水平的呼气末正压和肺复张策略对预防肺不张是有益的。RRT 可纠正难治性高钾以及其他电解质紊乱，还可以治疗严重的酸中毒、容量超负荷、尿毒症和药物中毒。其他的脏器替代治疗如输血制品、肝替代治疗、激素治疗等，都存在不足和争议。

422. 脓毒症时伴并存疾病的特殊患者该如何处理？

（1）心力衰竭，尤其是右心衰竭伴或不伴有肺动脉高压的患者，目标导向的液体复苏可能是不利的。这类患者需要更加平衡的方法，包括早期使用强心药和肺血管扩张药。心力衰竭的患者可短期使用主动脉球囊反搏。

（2）肾衰竭患者需及早进行透析，但这不意味着不需要液体复苏。

（3）免疫受损、长期接受激素治疗的患者，他们的感染指标不明显，可能需要更广谱的抗菌药。

（4）对于预后很差的患者，过多的有创操作是否恰当，还要考虑患者的意愿和家属的意见等。

423. 感染性休克的定义是什么？

感染性休克（septic shock）是脓毒症的一种亚型，即指脓毒症发生了严重的循环、细胞和代谢异常，并足以使病死率显著增加。也可以理解为在脓毒症的基础上,出现持续性低血压,在充分容量复苏后仍需血管活性药来维持平均动脉压(mean arterial pressure,MAP)≥65 mmHg(1 mmHg=0.133 kPa)且血清乳酸浓度>2 mmol/L。

424. 感染性休克的临床诊断标准是什么?

脓毒症患者经充分容量复苏后仍存在持续性低血压,需缩血管药物维持MAP≥65 mmHg且血清乳酸浓度>2 mmol/L,根据这一组合标准,感染性休克的住院病死率超过40%。

425. 感染性休克可操作的诊断程序是什么?

见图5-1。

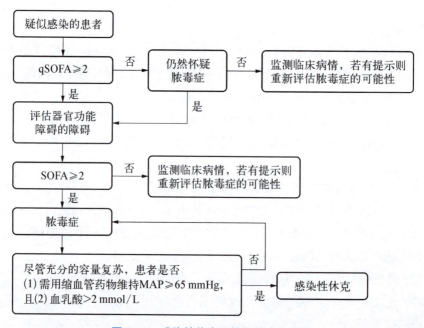

图5-1 感染性休克可操作的诊断程序

426. 什么是序贯器官衰竭评分?

序贯器官衰竭评分(SOFA)是1994年欧洲重症医学会European Society of Intensive Care Medicine(ESICM)提出的,目的是描述多器官功能障碍的发生、发展并评价发病率。每日评估时应采取每日最差值,6个器官,各0~4分,分数越高,预后越差。

427. 什么是快速 SOFA 评分(qSOFA)？

qSOFA 作为院外、急诊室和普通病房的床旁脓毒症筛查工具，以鉴别出预后不良的疑似感染患者。由意识状态改变(Glasgow<15)、收缩压≤100 mmHg 和呼吸频率≥22 次/分共 3 项组成,符合 2 项或以上,即 qSOFA 评分≥2 则为疑似脓毒症。

428. 感染性休克的病理生理学特点是什么？

(1) 微循环障碍,有效血容量减少：① 毛细血管通透性增加,血浆外渗,血容量减少；② 血管扩张,有效循环血量相对不足；③ 毒素直接损伤心肌致心泵功能障碍。

(2) 炎症及免疫功能障碍：病原体刺激炎症细胞,导致全身炎症反应综合征(SIRS),抑制天然免疫与特异性免疫,导致代偿性抗炎反应综合征(CARS)。

(3) 凝血功能紊乱：启动外源性凝血系统、血小板活化、促进凝血反应,导致弥散性血管内凝血。

429. 感染性休克的血流动力学特点是什么？

(1) 高动力型：高排低阻型休克、暖休克(warm shock),为感染性休克常见类型,表现为心排量(CO)增加,外周血管阻力降低,脉搏缓慢有力,脉压较高(>30 mmHg),皮肤淡红或潮红,温暖干燥。

(2) 低动力型：低排高阻型休克、冷休克(cold shock),较少见,见于感染性休克晚期,表现为心排量下降,外周血管阻力增高,脉搏细速,脉压较低(<30 mmHg),皮肤苍白或发绀,湿冷。

430. 感染性休克的防治原则？

(1) 早期复苏：立即液体复苏。MAP 的初始目标为 65 mmHg。

(2) 控制感染：尽快启动静脉抗菌药物治疗。非感染性因素应立刻停止抗菌药物使用。

(3) 血管活性药物的使用：推荐早期使用。去甲肾上腺素为首选一线用药。

(4) 其他支持治疗：① ARDS 患者采用小潮气量机械通气；② 2 次血糖>180 mg/dL 者启用胰岛素治疗；③ 急性肾损伤采用肾脏替代治疗；④ 有消化道出血危险因素者可采用质子泵抑制剂。

431. 对于感染性休克的液体复苏应该注意什么？

液体复苏应逐步实施如下措施：

（1）复苏期：最初几分钟到几小时内，需要液体（1～2 L 晶体液）逆转低灌注和休克。

（2）优化期：在第 2 阶段，权衡额外液体改善心输出量和组织灌注的利与潜在的弊。

（3）稳定期：在第 3 阶段，通常是脓毒性休克开始后 24～48 小时，应尝试达到液体出入平衡或略负。

（4）去复苏期：第 4 阶段，以休克消退和器官恢复为标志，应启动积极的液体清除策略。

432. 感染性休克时评估容量需要用什么指标？如何评估？

静态指标是中心静脉压。动态指标是能够反映 CO 随容量变化的肺动脉漂浮导管。动态评估有两种方法：弹丸式和被动抬腿，可直接测量 CO 变化（如热稀释法、超声心动图或脉搏轮廓分析）或使用替代指标（如 PPV）。后者迅速增加 200～300 mL 回心血量，半卧位—放平身体—同时抬起双腿。在自主呼吸、心律失常和低潮气量通气患者中，被动抬腿试验是准确的，且具有良好的敏感性和特异性。

433. 感染性休克时复苏有效的指标是什么？

监测乳酸水平是评估复苏反应的客观方法，是评价终末器官低灌注的主要依据。乳酸引导复苏，可以显著降低与乳酸增加（>4 mmol/L）相关的高死亡率。乳酸升高可能与组织缺氧、高肾上腺素状态加速糖酵解、药物（肾上腺素、β_2 受体激动剂）或肝功能衰竭有关。与乳酸指导复苏相比，中心静脉氧饱和度指导复苏（需要中心血管通路）没有任何优势。微血管评估装置虽有前途，但仍局限于临床研究。

434. 指导感染性休克复苏的关键内容有哪些？

虽然最优复苏终点未知，但指导复苏的关键内容包括体格检查、末梢灌注、乳酸清除率和动态前负荷反应。

435. 感染性休克液体复苏时应选择什么液体？

推荐晶体液（等渗盐水或平衡晶体），但平衡液开始受到重视。越来越多证据表明，平衡晶体（乳酸林格液）与肾损伤发生率下降、连续肾脏替代疗法（CRRT）需求减少和危重患者死亡率下降相关。此外,等渗盐水可减少肾皮质血流,与高氯血症和代谢性酸中毒有关。

436. 感染性休克液体复苏时可以使用胶体液吗?

使用胶体的基本原理是增加血管内胶体渗透压,减少毛细血管泄漏,从而减少复苏所需液量。但体内研究未能证明这种益处。如果需要大量液体恢复血管内容积,可以考虑白蛋白。但白蛋白不能改变发病率或死亡率。羟乙基淀粉与脓毒症患者死亡率和肾衰竭发生率增高有关,应避免应用。

437. 感染性休克时可以使用糖皮质激素吗?

如果液体复苏和血管升压药足以恢复血流动力学稳定性,则不推荐使用糖皮质激素。相反,对于需要更高剂量血管升压药的患者,可以作为辅助治疗。如果使用糖皮质激素,目前指南建议氢化可的松 200 mg/d 持续静脉滴注或 50 mg,每天 4 次,至少 3 天疗程,长疗程低剂量激素与低死亡率相关。应该逐渐减量还是突然停用,目前尚无明确共识。大多数情况下,糖皮质激素与血管活性药同时停用。

438. 依托咪酯可以作为感染性休克患者的诱导药物使用吗?

依托咪酯作为麻醉诱导药物,与抑制皮质醇合成和降低对外源性类固醇的反应有关。是否会影响预后还不清楚,但对循环抑制轻微是其突出的特点,且对呼吸影响较小,有降低脑代谢率和降颅压的作用,可升高 IL-10 水平,抑制 TNF-α 生成,改善血管内皮细胞损伤,可以作为一线诱导药物使用。

439. 感染性休克患者麻醉中出现低血压需使用什么升压药物?

(1) 一线用药:去甲肾上腺素:收缩静脉血管,提高前负荷,增加回心血量,增加 CO;增加心肌收缩力。

(2) 二线用药:① 血管加压素:动静脉收缩,在初始复苏时,与去甲肾上腺素联合使用能够能快达到复苏目标;② 肾上腺素:增加心肌收缩力、动静脉收缩增加前负荷、加快心率;③ 多巴胺:增加心肌收缩力、动静脉收缩、心率增快;④ 血管紧张素Ⅱ:动静脉收缩,ACTH、ADH、醛固酮增加。

440. 感染性休克血管活性药物治疗时，去甲肾上腺素什么剂量称为大剂量？若剂量过大怎么办？

大剂量是指去甲肾上腺素剂量≥1 μg/(kg·min)。剂量过大，免疫功能会受到影响，病原体滋生增加，并有可能会导致心肌损伤。当剂量过大的时候，可使用氢化可的松。有研究显示，早期使用去甲肾上腺素能够减少去甲肾上腺素的总量，说明早期足够的组织灌注是可以改善病情的。同时，如果单独使用去甲肾上腺素无法保证组织灌注，可以加用血管加压素或 AT-Ⅱ。

441. 感染性休克的初始复苏目标是什么？

初始复苏目标为 MAP≥65 mmHg，MAP≥85 mmHg 会导致血管加压药物剂量的增加，加剧组织缺血。高血压者 MAP 可适当提高。充血性心力衰竭者 CVP 会增加，组织灌注会受到静脉压力的影响，需考虑 MAP 和 CVP 的差值。一般来讲，MAP 和 CVP 差值 60 mmHg 可以接受。高 CVP 者有必要提高 MAP 目标。同时，如腹内压较高，为了满足腹腔器官灌注，也应当提高 MAP 目标。

442. 感染性休克患者的麻醉前处理应注意什么？

(1) 麻醉前快速充分评估，对危及生命的病变或创伤应急救处理。
(2) 控制气道，保持呼吸道通畅，按饱胃处理，预防呕吐误吸。
(3) 开放静脉，快速容量复苏，纠正水电解质紊乱和酸碱平衡。
(4) 术前监测血压、心电、CVP、脉氧饱和度、血气分析等，有条件可监测肺动脉楔压，留置导尿管并准备其他急救药品及用具，快速抗休克治疗。
(5) 尽早使用去甲肾上腺素或联合使用血管加压素等血管活性药，维持 MAP≥65 mmHg。

443. 感染性休克患者应选择什么麻醉？

(1) 原则上应全身麻醉，尤其以下情况必须全身麻醉：① 高热，意识模糊，合作欠佳；② 低血压、休克，扩容治疗和正性肌力药效果不佳；③ 饱胃患者。
(2) 局部麻醉仅限手术范围小的手术。
(3) 椎管内麻醉可减少静脉回流和降低外周阻力，导致心脏前、后负荷骤然降低而导致难治性低血压，因而属于禁忌。

444. 感染性休克患者麻醉诱导应注意什么？

（1）任何麻醉药均应采用较小剂量及较低浓度，休克状态下一般能取得较快较深及较长时间的效果。

（2）尽量选用对心肌抑制较少的麻醉药，采用复合麻醉。

（3）麻醉诱导可采用芬太尼联合咪达唑仑、依托咪酯或氯胺酮，可采用吸入麻醉、肌肉松弛药诱导。

445. 感染性休克麻醉可以使用氯胺酮吗？

氯胺酮能兴奋循环系统，因此，氯胺酮可较安全的用于感染性休克麻醉。但大剂量可引起心肌抑制。

446. 感染性休克患者麻醉的循环管理应该注意什么？

（1）建立有创监测，麻醉期间动态监测患者对药物的循环反应。

（2）感染性休克的患者有时很难耐受足够的麻醉深度，麻醉医生需迅速补充血容量和使用血管活性药物的同时加深麻醉。

（3）不能被动的通过减浅麻醉来维持循环，这样反而会导致循环波动，也可能会导致术中知晓的发生。

（4）麻醉期间易出现心律失常，不要急于应用特异性抗心律失常药物，应首先去除病因。

447. 感染性休克患者的麻醉，气道如何管理？

（1）气管内插管：首选。均应按饱胃处理，诱导前应评估患者插管条件，备好药物设备及负压吸引装置。

（2）气管切开：存在插管困难、插管禁忌或需长时间控制或辅助呼吸者。

（3）有微循环障碍，诱导前充分氧合。

（4）机械通气策略：潮气量 6 mL/kg 预计体重，限制平台压≤30 cmH_2O，高呼气末正压，手法肺复张。

448. 临床上需手术治疗的感染性休克患者常见的病因是什么？

常见的病因有肠穿孔、胃穿孔、化脓性胆管炎、阑尾炎、肠梗阻等。

449. 感染性休克患者麻醉中肌肉松弛药物如何选择？

（1）琥珀胆碱：目前起效速度最快的肌肉松弛药，是感染性休克患者快速诱导插管的常用药物。琥珀胆碱重复用药或与氟烷合用时易致心律失常，大面积软组织损伤、严重烧伤和截瘫患者因高钾血症可导致心搏骤停，应禁忌使用。

（2）顺式苯磺酸阿曲库铵在保留阿曲库铵代谢优点的同时避免了组胺释放作用，但起效时间长，不适合用于快速诱导插管。

（3）罗库溴铵和哌库溴铵临床用量不阻断交感神经节，无组胺释放作用，都可用于感染性休克患者。

450. 什么是术后出血？

术后出血是术后常见的并发症之一，包括机械性出血和非机械性出血。机械性出血主要与手术操作有关，非机械性出血主要是由凝血机制异常、术前应用抗凝药物或患者本身存在先天性出血性疾病等。

451. 术后出血的原因有哪些？

术后出血点原因分为：

（1）与手术有关的出血，包括：手术操作不当，如手术时止血不完善，血管结扎不牢或术后结扎线松脱等；肝部分切除术后，残留肝脏需 3～5 天后才能增加凝血因子的合成。

（2）先天性出血性疾病，多见于先天性的凝血因子缺乏或异常导致的出血，如血友病。

（3）其他，包括：使用抗凝血药物；肝脏外伤、肝硬化等影响凝血因子的生成；药物、输库存血等导致的血小板生成减少、破坏过多或血小板分布异常；某些疾病如恶性肿瘤可引起凝血机制障碍。

452. 如何诊断术后出血？

若胸腔引流管如引流出血液 $>100 \text{ mL/h}$，持续数小时，X 线胸片显示有胸腔积液，提示出血。或者尿量 $<25 \text{ mL/h}$，中心静脉压低于 $5 \text{ cmH}_2\text{O}$，输血后症状不好转或加重，提示出血。再者，有休克临床表现，且血红蛋白和红细胞压积持续下降，经输血后不能提高，也提示有手术后出血的可能。

453. 什么是术后失血性休克？

术后大量失血引起的休克称为术后失血性休克。失血后是否发生休克不仅取决于失血的量，还取决于失血的速度，休克往往是在快速、大量（超过总血量的 30%～35%）失血而又得不到及时补充的情况下发生的。当血容量不足超越代偿功能时，就会呈现休克综合征。表现为心排出血量减少，组织灌注减少，促使发生无氧代谢，导致血液乳酸含量增高和代谢性酸中毒。

454. 失血性休克临床表现有哪些？

典型的临床表现为皮肤苍白、冰凉、湿冷（常常有花斑），心动过速（或严重心动过缓），呼吸急促，外周静脉不充盈，颈静脉搏动减弱，尿量减少，神志改变，血压下降等。

455. 失血性休克基本治疗措施有哪些？

包括控制出血、保持呼吸道通畅、液体复苏、止痛以及其他对症治疗，同时重视救治过程中的损伤控制复苏策略。

456. 损伤控制复苏原则有哪些？

(1) 避免或纠正低体温。
(2) 在肢体出血部位按压或应用止血带。
(3) 对合适的患者延迟给予液体直到确切止血。
(4) 最小化晶体液的输注。
(5) 应用大量输血方案来确保足够的血制品可用。
(6) 尽早按比例成分输血，以使得止血效果最佳。
(7) 获取实验室凝血功能检查结果来指导从经验性输注转为目标导向治疗。
(8) 选择性的给予辅助药物来逆转任一抗凝药的作用和解决持久的凝血障碍。

457. 允许性低压复苏具体控制目标是什么？

建议复苏目标血压控制在收缩压 80～90 mmHg（平均动脉压在 50～60 mmHg）为宜，低压复苏时间不宜过长，最好不超过 120 min，若允许性低压复苏时间过长，可利用短时间低体温（局部）辅助措施，以降低机体代谢，保护重要器官功能。

458. 失血性休克时如何使用血管活性药物？

血管活性药物的应用一般应建立在液体复苏基础上，配合允许性低压复苏，减少活动性出血量，维持更好的血流动力学参数，延长黄金救治时间窗，为确定性治疗赢得时间。首选去甲肾上腺素，常用起始剂量为 0.1～2.0 μg/(kg·min)。正性肌力药物可考虑在前负荷良好而心输出量仍不足时应用，首选多巴酚丁胺，起始剂量 2～3 μg/(kg·min)。

（王胜　谢莉　王肖肖）

第九节　离子紊乱

459. 人体液体总量约占体重多少？

成人的体液约占体重的 60%。年龄、性别及组织不同，体液所占的比例也有所不同。例如，肌肉组织中的体液占 75%，脂肪组织中只占 10%。胎儿体液含量较高，但在妊娠后期和出生后 3～5 岁内逐渐降低。出生 0～1 个月的婴儿体液约为体重的 76%，1～2 个月时约为 65%。1～10 岁小儿的体液则约为体重的 62%。男性成人体液含量比女性多，约占体重的 61%，女性成人为 50%；60 岁以上男性为 52%，女性为 46%。

460. 体液分为哪几部分？

体液分为细胞内液（intracellular fluid，ICF）及细胞外液（extracellular fluid，ECF）两大部分。ICF 是细胞进行生命活动的基质，约占体重的 40%。ECF 是细胞进行新陈代谢的周围环境。ECF 可分为血浆和组织间液两部分，其中血浆约占体重的 5%，为 30～35 mL/kg。组织间液则随年龄增长而变化较大：婴儿约占体重的 40%，1 岁小儿为 25%，2～14 岁为 20%，成人为 15%。

461. 什么是第三间隙？

第一间隙是指组织间液，第二间隙是指快速循环的血浆。手术创伤、局部炎症可使细胞外液转移分布到损伤区域或感染组织中，引起局部水肿；或因疾病、麻醉、手术影响致内脏血管床扩张淤血；或体液淤滞于腔体内（如肠麻痹、肠梗阻时大量体液积聚于胃肠道内），这部分液体均衍生于细胞外液，故称这部分被隔绝的体液所在的区域或部位为第三间隙。

462. 体液有哪些物质组成？

组织间液与血浆的电解质浓度类似，区别在于前者的蛋白质含量明显少于血浆。由于血浆富含蛋白，故血浆胶体渗透浓度明显高于组织间液。细胞外液的电解质浓度与ICF的差异很大。细胞外液中主要阳离子为高浓度的Na^+，阴离子为Cl^-、HCO_3^-。ICF中主要阳离子为K^+，其次为Mg^{2+}，阴离子以磷酸根和蛋白质为主。

463. 什么是渗透压，其与哪些因素有关？

渗透指半透膜两侧因为不可自由穿透半透膜移动的溶质浓度的差别而造成水在半透膜两侧的净移动。渗透压指溶质浓度高的一侧产生的促进水跨膜移动以稀释溶质的压力。渗透压仅取决于溶剂中所含溶质分子颗粒的数量，而与其分子重量、体积、原子（或分子）价等无关。

464. 水钠代谢的调节有哪些因素参与？

心房钠尿肽（ANP）、抗利尿激素（ADH）又称血管加压素（AVP）、醛固酮（肾素—血管紧张素—醛固酮系统）、前列腺素、口渴机制、交感神经和多巴胺受体途径参与水钠代谢调节。

465. Na^+生理作用有哪些？

Na^+是细胞外液中含量最多的阳离子，在维持细胞外液的渗透浓度中起主要作用。Na^+在维持细胞外液容积，神经肌肉和心肌的应激性及动作电位中也起重要作用。

466. Na^+摄入和排出通过哪些途径？

正常情况下，机体钠的来源为食物中所含的钠盐。钠主要在空肠被吸收。摄入多余的NaCl主要通过肾脏从尿液排出。消化液中含钠量较高，腹泻、呕吐或胃肠引流时可从胃肠道丢失大量的钠。人体失钠的另一个途径是出汗。在一般情况下，每天皮肤的不显性出汗为100～400 mL，高温下可达1 400 mL，长时间重体力劳动可高达5 000 mL，故有较多的钠丢失。

467. 抗利尿激素（ADH）如何调节水钠代谢？

抗利尿激素是下丘脑的视上核及室旁核神经元分泌的一种激素，能提高远曲小管和集合管上皮细胞对水的通透性，从而增加水的重吸收，使尿液浓缩，尿量减少。ADH 还增加髓袢升支粗段对 NaCl 的主动重吸收和提高内髓部集合管对尿素的通透性，利于浓缩尿液。血浆渗透浓度升高可刺激 ADH 的释放。非渗透性刺激因素是指血管内容量的变化，在血容量相对不足时，可刺激 ADH 释放。

468. 肾素-血管紧张素-醛固酮系统（RAAS）如何调节水钠代谢？

血浆中的血管紧张素原在肾素作用下水解为血管紧张素Ⅰ。血管紧张素Ⅰ降解生成血管紧张素Ⅱ。血管紧张素Ⅱ刺激肾上腺皮质合成和分泌醛固酮。醛固酮可调节远曲小管和集合管上皮细胞的 Na^+ 和 K^+ 的转运；并直接刺激近球小管对 Na^+ 重吸收，使尿中排出的 Na^+ 减少。血管紧张素Ⅱ还具有刺激中枢产生渴感、促使 ADH 释放增加和兴奋交感神经轴作用，从而增加远曲小管和集合管对水的重吸收。

469. 哪些因素影响肾素-血管紧张素-醛固酮系统（RAAS）的激活？

RAAS 在应激情况下起到调节钠的内稳态和肾功能的重要作用。RAAS 系统的激活由以下几种因素促发：肾动脉内血压的降低，流经肾致密斑的 Na^+ 减少以及交感神经活性的增强。

470. 低钠血症常见原因有哪些？

血清钠低于 135 mmol/L 视为低钠血症。因为 Na^+ 是人体血浆渗透浓度的主要决定因素，故低钠血症经常表现为低渗状态。导致低钠血症的机制有两方面：① 钠丢失过多，如过度出汗、呕吐、腹泻、大面积烧伤和利尿药的应用等；② 水潴留过多，如肾衰竭、ADH 分泌不当综合征。须注意的是，低钠血症有时并不代表总体钠的不足，而因全身水分相对增多引起稀释性血清钠浓度的降低。

471. 低钠血症临床表现有哪些？

低钠血症的临床表现依据其发病的缓急，可分为急性低钠血症及慢性低钠血症。由于血钠降低后，水从细胞外液转移到细胞内，可引起脑细胞水肿，导致一系列的中枢神经系统症状及体征，临床症状及体征较显著。低钠血症时消化系统的症状为食欲下降、恶心、呕吐并伴乏力和木僵等。急性低钠血症的临床表现主要为头痛、恶心、呕吐、无力、木僵、惊厥、昏迷。

472. 急性低钠血症如何治疗？

治疗目标在于使已经肿胀的脑细胞回缩，以控制抽搐和昏迷等神经症状，可首先应用高张 NaCl 溶液，用以上溶液静脉滴注，一旦抽搐停止，即减慢滴速，在严密监测血浆 Na^+ 的条件下，使血浆 Na^+ 每小时增高 1～2 mmol/L，直至达到 130 mmol/L。维持血浆 Na^+ 在 130 mmol/L 水平。

473. 慢性低钠血症如何治疗？

若患者存在昏迷、抽搐等严重症状，静脉输入高张盐水，至症状消退为度。为免发生渗透性脱髓鞘综合征，不容许使其快速改变。若静脉输入高张盐水，原则是血浆 Na^+ 增高的速率（每 24 小时）不能快于 8 mmol/L；若患者还伴有低钾血症、营养不良等，补钠速度应更减慢。输用高张盐水时，在使用时注意血钠浓度不要超过 155 mmol/L 或不能超过原血钠值 10 mmol/(L·d)。

474. 什么是渗透性脱髓鞘综合征(osmotic demyelination syndrome, ODS)？

如果血浆渗透浓度提高过快，对低渗状态已经适应的脑细胞，因来不及摄回已排出的有机分子，重建其正常的渗透浓度和成分，脑细胞因之被脱水而皱缩，可导致永久性神经损伤，脑桥底部最为易损，故又名"中枢性桥脑髓鞘溶解"。最轻者可无症状，重者可表现为一过性神志紊乱、激动不安，可能发生严重的四肢软瘫或痉挛，该征可能损及延髓，后果更为严重。

475. 高钠血症常见原因有哪些？

高钠血症的主要原因是机体摄入水不足、失水大于失钠或钠摄入过量。例如：由于大量渗透性物质从尿中丢失可引起糖尿病患者的多尿；由于垂体外科手术、颅脑骨折、严重头颅外伤后 ADH 缺乏所致的多尿。任何影响肾小管功能的疾病，无论是肾脏本身的还是全身性疾病，也可致肾源性高钠血症。

476. 高钠血症有哪些临床表现？

临床上最常见的一种类型是高钠血症伴有细胞外液量减少，形成高渗状态合并脱水。临床表现为低血压、心率加快、中心静脉压降低、少尿、体温上升。高钠血症导致脑细胞脱水，表现为嗜睡或精神状态改变，可发生昏迷和惊厥。其他的症状和体征可有休克、肌阵挛、肌震颤、肌强直、腱反射过度等。严重的或急性的高钠血症,致脑组织萎缩,脑膜血管撕裂,甚至颅内出血。

477. 高钠血症如何治疗？

（1）首先是尽可能去除病因或针对病因进行治疗。

（2）主要是补水,逐步纠正高钠血症。治疗高钠血症时,切记不要纠正过快,若血浆渗透浓度迅速降低,可导致脑水肿,出现抽搐,造成脑损害,严重者可致死。故多主张血清钠降低的速度以不超过 1～2 mmol/h 为妥。在 48 小时内,降到 150 mmol/L 为止,血清钠不应低于正常。

478. 高钠血症伴有细胞外液容量正常如何治疗？

体内缺水量(L)＝体重(kg)×0.6×(测得血清钠值/140－1)。能口服尽量口服,若不能口服可改用鼻饲方法给予。若两者都不能,则用 5％葡萄糖溶液静脉滴注。补液种类依病因而定,单纯失水者用 5％葡萄糖溶液,必要时给予少量胰岛素,若同时合并有失盐,补液总量的 3/4 可为 5％葡萄糖溶液,另 1/4 为生理盐水。一般以每小时 180 mL 补充所需水为宜,48 小时将所需水补完。

479. 高钠血症伴有细胞外液容量减少如何治疗？

先给予生理盐水纠正血容量,当血容量基本恢复后,再用 5％葡萄糖溶液补充所缺的水,调整血清钠的浓度,使其逐步恢复正常。

480. 高钠血症伴有细胞外液容量增多如何治疗？

在以 5％葡萄糖溶液补水稀释血清钠浓度的同时,辅用袢利尿药,排钠利尿,使血清钠和机体含水量都得到纠正。若患者伴肾衰竭,用透析方法纠正。

481. 钾的生理作用是什么？

（1）细胞代谢：钾为糖代谢过程中某些酶的激动剂。每合成 1 g 糖原需钾 0.15 mmol。

（2）神经肌肉兴奋性和传导性：细胞内外钾离子浓度的比率是形成静息电位的基础。动作电位的产生则依赖于静息电位。

（3）钾是细胞内液的主要渗透分子,并参与酸碱平衡。

482. 机体调节钾的机制？

（1）Na^+，K^+-ATP 酶：Na^+，K^+-ATP 酶以 3∶2 的比率将 Na^+ 泵出细胞外并将 K^+ 泵入细胞内，从而维持细胞内外钠、钾离子的浓度梯度。

（2）儿茶酚胺：肾上腺素能受体激动剂能促使钾进入细胞内。

（3）血糖和胰岛素：血糖升高可刺激胰岛素释放，后者促进钾向细胞内转移。

（4）运动：可促使钾从细胞内转移到细胞外。

（5）肾脏对钾平衡的调节作用：摄入钾的增加将通过各种细胞机制促进肾脏对钾的排泄能力。

483. 肾脏的排钾活动受哪些因素影响？

（1）醛固酮：可刺激远端肾小管分泌钾。

（2）远曲小管内尿流量：若尿流量增大，可将分泌到管腔内的 K^+ 很快冲走。

（3）远曲小管及集合管上皮细胞内的 H^+ 浓度：K^+ 和 H^+ 在与 Na^+ 交换上具有竞争性。

（4）钠的重吸收：当肾小管滤过率明显降低时，Na^+ 在近曲小管几乎完全被重吸收，到达远曲小管的 Na^+ 已很少，Na^+ 与 K^+ 交换无法进行，K^+ 排出减少。

（5）血 HCO_3^- 水平增高，肾排钾增多。

484. 低钾血症的病因是什么？

（1）钾的摄入不足：如神经性厌食及禁食等。

（2）胃肠丢失：呕吐、腹泻、肠瘘、胆瘘会造成大量钾丢失。

（3）肾性钾丢失（如盐皮质激素分泌过多或过多使用利尿药）。

（4）钾从细胞外转移到细胞内，常见于碱中毒、胰岛素治疗。临床上接受保胎治疗的孕妇、用 $β_2$ 受体激动药治疗呼吸系统疾病的患者以及需心血管支持的重症患者均可发生低钾血症。

485. 低钾血症的临床表现是什么？

（1）神经肌肉症状：骨骼肌表现为肌无力，严重者累及呼吸肌，可出现软瘫和呼吸肌麻痹。

（2）心脏症状：由于低钾血症影响心肌细胞的除极和复极进程，所以常有心电图改变。

（3）肾损害：多尿、夜尿和烦渴，这是由于肾小管病变，肾脏浓缩功能明显障碍所致。

(4) 酸碱失衡：低钾血症时可出现代谢性碱中毒,而尿呈酸性这一重要特征。

486. 低钾血症如何治疗？

(1) 病因学的治疗：积极防治原发病。

(2) 缺钾量的评估：一般认为血清 K^+ 低于 3.5 mmol/L 时,体内缺钾量为 300～400 mmol,若血清钾为 2.1 mmol/L,缺钾量为 400～800 mmol。但所补充的钾在细胞内外达到平衡需 15～18 小时,宜边补充边复查,逐步纠正血钾水平。

(3) 补钾的方法：① 口服钾盐：轻度低钾血症,口服钾盐即可。② 静脉滴注补钾：多采用 10% 氯化钾。1 g 氯化钾含钾量为 13 mmol。

487. 补钾的注意事项是什么？

(1) "见尿补钾"。

(2) 补钾速度不宜过快,常规补钾速度不超过 10～40 mmol/h。

(3) 补钾速率如达每小时 10～20 mmol 应严密监测心电图,同时进行血清钾监测。

(4) 顽固性低钾血症往往伴有低镁血症,应同时补镁方可纠正。

(5) 周围静脉补钾浓度不宜超过 6 g/L,速度不宜过快,否则会引起局部静脉疼痛、静脉炎和血栓形成。

488. 高钾血症的病因是什么？

钾摄入过多,肾脏排钾功能下降,大量钾从细胞内转移到细胞外的情况下,均可发生高钾血症。要注意排除血细胞溶解、破坏等所致的假性高钾血症。

489. 高钾血症的临床表现是什么？

(1) 神经肌肉症状：与低钾血症一样可有肌无力。但其发生机制与低钾血症不同。高钾血症使静息电位降低,当降到与阈电位相等或阈电位以下时,细胞不产生动作电位即出现上述症状。

(2) 心脏：出现传导阻滞及各种快速性室性心律失常,严重时能导致心室纤颤和停搏。

(3) 中枢神经系统症状：可出现淡漠、迟钝、嗜睡、昏迷等。

490. 高钾血症如何治疗？

（1）限制钾的摄入。

（2）促进钾的排泄以及向细胞内转移。

（3）拮抗钾的心肌毒性作用。一般认为血 $K^+>6.5\sim7.0$ mmol/L 即为危险水平，对少尿、无尿的患者尤应警惕。临床上治疗高钾血症除要根据心电图及血钾浓度而定外，尚要考虑心脏的稳定性和静脉滴注钙的效应以及钾由血浆进入细胞内再分布的情况而综合制定。

491. 钙在血液中的存在形式有哪些？

（1）与血浆蛋白（主要是白蛋白）结合，占 40%，它不能通过肾小球毛细血管壁。

（2）离子钙（Ca^{2+}），有生理活性，能通过肾小球血管壁，浓度为 $1.0\sim1.25$ mmol/L，占 50%。

（3）非离子钙，与磷酸、硫酸以及枸橼酸形成化合物，约占 10%。

492. 血钙如何调节？

（1）血钙浓度主要受甲状旁腺激素与降钙素的调节，肾脏是效应器官。

（2）甲状旁腺素：有升高血钙和降低血磷的作用。

（3）降钙素：主要降低血钙、血磷。其主要靶器官是骨，对肾也有作用。主要抑制破骨细胞活性，减少溶骨反应。

493. 围术期低钙血症的病因是什么？

（1）甲状旁腺激素缺乏：先天性或获得性甲状旁腺功能减退、手术损伤或切除甲状旁腺。

（2）游离 Ca^{2+} 的减少：大量输入枸橼酸库血、严重碱血症、急性坏死性胰腺炎、EDTA、高镁血症。

（3）甲状旁腺激素功能抑制：严重或急性高磷酸血症、肿瘤坏死、急性肾功能衰竭、横纹肌溶解、纤维性骨炎。

494. 低钙血症的临床表现是什么？

（1）神经肌肉症状，患者有感觉异常，四肢刺痛、发麻，可出现典型的手足搐搦发作，部分患者为隐性搐搦症。

(2) 支气管平滑肌痉挛、喉痉挛、呃逆见于重度低钙血症患者。

(3) 神经精神症状,患者焦虑、烦躁、小儿易激惹。

(4) 心血管系统症状,主要为传导阻滞、心律失常、心电图 Q-T 间期延长、T 波异常,可有窦性心动过速伴心律失常。

495. 低钙血症如何治疗?

(1) 以 10%葡萄糖酸钙或 10%氯化钙 10~20 mL,缓慢静脉推注,必要时可在 1~2 小时后再重复一次。

(2) 若抽搐不止者,可用上述药物的任何一种,取 20 mmol 放入 5%~10% 葡萄糖溶液 500 mL 中,持续滴入。

(3) 若经上述方法补钙效果不好,应考虑低镁血症。静脉滴入硫酸镁予以纠正。

(4) 若抽搐严重,可辅用镇静剂如水合氯醛、苯二氮䓬类等药物。

496. 高钙血症的病因是什么?

(1) 甲状旁腺有关:原发性甲状旁腺功能亢进。

(2) 与维生素 D 有关:家族性低尿钙高血钙症、维生素 D 中毒、1,25-$(OH)_2$ 维生素 D 增多症、肉瘤或其他肉芽肿疾病。

(3) 伴有高度骨质转化:甲状旁腺功能亢进、免疫抑制、噻嗪类利尿药、维生素 A 中毒。

(4) 恶性疾病:转移性硬癌、恶性血液病等。

(5) 伴有肾功能衰竭:严重的继发性甲状旁腺功能亢进、铝中毒、碱乳综合征。

497. 高钙血症的临床表现是什么?

(1) 中枢神经系统改变:高钙血症最初可出现中枢神经系统的改变,如精神错乱、抑郁、反应迟钝、注意力不集中、肌无力。

(2) 胃肠道症状:如恶心、呕吐、腹痛、便秘,同时胰腺炎和消化性溃疡发病率增高。

(3) 肾脏表现:如多尿、肾结石、少尿性肾衰竭。心电图的特征性改变是 Q-T 间期缩短。严重高钙血症(血清钙>4.0 mmol/L)时,T 波增宽,顶端圆钝,有使 Q-T 间期延长的倾向,并可发生心律失常。

498. 高钙血症的主要治疗方案有哪些？

(1) 利尿和给予生理盐水稀释血浆钙浓度。

(2) 给予钠制剂（如磷酸二氢钠盐等），抑制肾脏对钙的重吸收。

(3) 其他措施：如使用降钙素，以及嘱患者下床活动等。与肿瘤相关的高钙血症可以用普卡霉素、糖皮质激素拮抗甲状旁腺素的作用。

499. 高钙血症危象的抢救措施有哪些？

(1) 补液：首选静脉滴注生理盐水，不仅能纠正脱水和扩容，改善肾脏灌注，尚能使肾脏排钠增加的同时促使钙大量排出体外。

(2) 利尿药：可静脉推注呋塞米 40～80 mg，必要时 2～6 小时后重复一次。

(3) 透析：适用于肾衰竭、心力衰竭患者。

在抢救的同时，密切监测电解质、血流动力学指标，并寻找病因和治疗原发病。

500. 镁的生理作用是什么？

镁是细胞内许多酶系统的激活剂，其中镁与三磷腺苷（ATP）结合，形成 Mg^{2+}-ATP，能激活多种参与蛋白质、糖类、脂肪代谢的酶。人体代谢所需的能量由 ATP 提供，有关酶与镁接合后 ATP 才得以产生并提供能量。镁对维持正常细胞膜结构起重要作用。此外 DNA、RNA 和蛋白合成均依赖镁。镁与钙关系密切。它是钙进入细胞，在细胞内发挥作用的重要调节物，因此镁可作为钙的天然拮抗药。

501. 低镁血症的病因是什么？

(1) 镁摄入不足：全凭胃肠外营养，长期饥饿。

(2) 镁丢失过多：① 胃肠道：长期腹泻、胃肠减压、胰腺炎；② 肾脏：利尿剂、乙醇中毒、醛固酮增多症、甲状旁腺功能亢进症。

(3) 镁的重新分布：甲状腺功能亢进；甲状旁腺切除术后的"饿骨综合征"；糖尿病酮症酸中毒纠酸后，急性肾小管酸中毒的恢复期；长期使用肾上腺素类药物，抗利尿激素异常分泌综合征。

502. 低镁血症的临床表现是什么？

(1) 神经肌肉症状和体征：神经叩击试验阳性，束臂加压试验阳性，手足搐搦，全身痉挛，肌纤维震颤。

(2) 精神症状：情感淡漠、抑郁、谵妄、人格改变。

(3) 中枢神经系统症状和体征：头晕、眼颤、咽下困难、手足徐动、腱反射亢进、偏瘫、失语。

(4) 心脏症状和体征：室性心律失常，室上性心律失常，扭转型室速，非特异性 ST-T 改变。

(5) 电解质紊乱：低钾血症，低钙血症。

503. 低镁血症如何治疗？

可用口服镁剂治疗。在麻醉手术过程中，低镁血症患者有增加围术期心律失常的危险，在严密监测电解质水平下静脉滴注 $MgSO_4$ 1 g。治疗急性心律失常时，常用 $MgSO_4$ 8~12 mmol/L(200~300 mg)于 1~5 分钟内静脉注射，同时应监测血压、心律。由于镁对心血管系统和神经系统具有抑制作用，因此在治疗中对于动脉压、深腱反射及血镁浓度的监测都是很重要的。

504. 高镁血症的病因是什么？

(1) 镁摄取及吸收过多：镁制剂：泻药、抗子痫药、含镁抗酸药、高镁透析液，肠管吸收：维生素 D、锂盐，肾小管吸收：甲状腺功能减退、肾上腺功能不全、甲状旁腺功能亢进。

(2) 镁的排出障碍：慢性肾功能不全、尿毒症。

(3) 镁的重分布(从细胞内转移到细胞外)：溶血、酸中毒、急性肝炎、细胞坏死、白血病。

505. 高镁血症的临床表现是什么？

主要是中枢神经及周围神经和心血管系统的抑制，其表现与血镁水平相关。血镁水平>2.0 mmol/L 时血压下降，皮肤潮红。>3.2 mmol/L 时则抑制心脏传导，QRS 波增宽，P-Q 间期延长，自主神经功能障碍，出现恶心、呕吐。在 4.8~6.0 mmol/L 时神志淡漠、昏迷、低通气、深反射受抑制或消失、肌无力及麻痹。>7.2 mmol/L 时可发生完全性传导阻滞及心脏停搏。

506. 高镁血症如何治疗？

高镁血症的治疗包括补液和利尿药的配合使用。确定性的治疗方法为透析。临时逆转镁作用可用钙剂。常用 10% 葡萄糖酸钙 10~20 mL 缓慢静脉推注，能缓解症状。但高镁血症与高钙血症并存应谨慎用钙剂。此情况可见于慢性肾功能不全,也可见于大量吸入海水者。此时应注意分析危及患者生命的症状是高镁血症还是高钙血症所致,从而谨慎处理。

507. 低磷血症的病因是什么？

（1）经肠吸收的磷减少：如酒精中毒、呕吐与腹泻、吸收不良综合征、低磷饮食。

（2）维生素 D 缺乏症。

（3）尿中丢失磷过多：甲状旁腺功能亢进、利尿药、肾小管功能障碍。

（4）磷向细胞内转移：如糖负荷增加、胰岛素应用、碱中毒等。

508. 低磷血症的临床表现是什么？

尿排磷减少,钙及镁排出增加,常伴有高氯性代谢性酸中毒发生。临床症状和体征有：食欲不振、恶心呕吐、胃肠张力降低、心肌收缩力降低,以及继发于肌无力的通气不足等；红细胞内 2,3-DPG 和 ATP 生成减少,使氧离曲线左移,易发生溶血；白细胞功能障碍、骨骼肌萎缩以及神经系统功能紊乱,如肢体麻木、腱反射降低、精神异常等。

509. 低磷血症如何治疗？

磷酸钠、磷酸钾等可从静脉内补充,也可口服增加无机磷。磷酸盐滴注的速率不能太快(24 小时内不超过 0.25 mmol/kg),以避免低钙血症和组织损伤。口服量应小于每天 30 mmol(1 g),以免引起腹泻。同时,避免引起高磷血症。血清磷正常后应测试血清无机磷、离子钙、24 小时尿量以确保各指标均达平衡。

510. 高磷血症的病因及临床表现是什么？

（1）病因：常因组织破坏,细胞崩解所致。中到重度高磷血症常继发于肾功能衰竭而致磷排出能力下降。医源性因素、肝衰竭也可能致高磷血症。

（2）临床表现：当发生急性高磷血症时,常伴有低钙血症,可发生手足抽搐等。当血磷缓慢升高时,可诱发继发性甲状旁腺功能亢进及启动肾脏调节作用,血钙浓度可正常,但其产生的磷酸钙因其溶解度小,在慢性肾衰竭时可出现组织钙化。

511. 高磷血症如何治疗？

主要用能结合磷的抗酸剂(如氢氧化铝凝胶、碳酸钙等)口服。当血磷急剧升高达 3.23 mmol/L(10 mg/dL)以上时,将危及生命,应及时处理。肾衰竭患者可用透析治疗,非肾衰竭患者可输入葡萄糖溶液,同时加用胰岛素和排钠利尿药,以降低血磷。

(王胜　贺克强　张雪兵　冯博)

参考文献

[1] 郭曲练,姚尚龙. 临床麻醉学(第 4 版)[M]. 北京:人民卫生出版社,2016.
[2] 邓小明,姚尚龙,于布为,等. 现代麻醉学(第 5 版)[M]. 北京:人民卫生出版社,2021.
[3] Michael A. Gropper. 米勒麻醉学(第 9 版)[M]. 邓小明,黄宇光,李文志,等译. 北京:北京大学医学出版社,2021.
[4] 王天龙,刘进,熊利泽. 摩根临床麻醉学(第 6 版)[M]. 北京:北京大学医学出版社,2020.
[5] 张野,顾尔伟,张健,等. 麻醉风险与并发症[M]. 合肥:安徽科学技术出版社,2008.
[6] 邓小明,李文志,袁世荧. 危重病医学(第 4 版)[M]. 北京:人民卫生出版社,2016.
[7] 王天龙,李民,冯艺,等. 姚氏麻醉学:问题为中心的病例讨论(第 8 版)[M]. 北京:北京大学医学出版社,2018.
[8] 韩如泉,周建新. Cottrell and Patel 神经外科麻醉学(翻译版)[M]. 北京:人民卫生出版社,2018.
[9] 陈孝平,汪建平,赵继宗,等. 外科学(第 9 版)[M]. 北京:人民卫生出版社,2018.
[10] 葛均波,徐永健,王辰,等. 内科学(第 9 版)[M]. 北京:人民卫生出版社,2018.
[11] 喻田,王国林,俞卫锋,等. 麻醉药理学(第 4 版)[M]. 北京:人民卫生出版社,2016.
[12] 王庭槐,罗自强,沈霖霖,等. 生理学(第 9 版)[M]. 北京:人民卫生出版社,2018.
[13] 刘进,于布为,等. 麻醉学[M]. 北京:人民卫生出版社,2014.
[14] 于永浩,喻文立,刘金柱,等. Stoelting 并存疾病麻醉学(第 6 版)[M]. 北京:科学出版社,2017.
[15] 王英伟,李天佐,等. 临床麻醉学病例解析[M]. 北京:人民卫生出版社,2018.
[16] 王俊科,马虹,张铁铮,等. 麻省总医院临床麻醉手册(第 9 版)[M]. 北京:科学出版社,2018.
[17] 王智敏,高志峰,张鸿飞,等. 麻醉危机处理(第 2 版)[M]. 北京:北京大学医学出版社,2020.
[18] 王建枝,钱睿哲,吴立玲,等. 病理生理学(第 9 版)[M]. 北京:人民卫生出版社,2018.